CLARA'S
SECRET

클라라의 시크릿

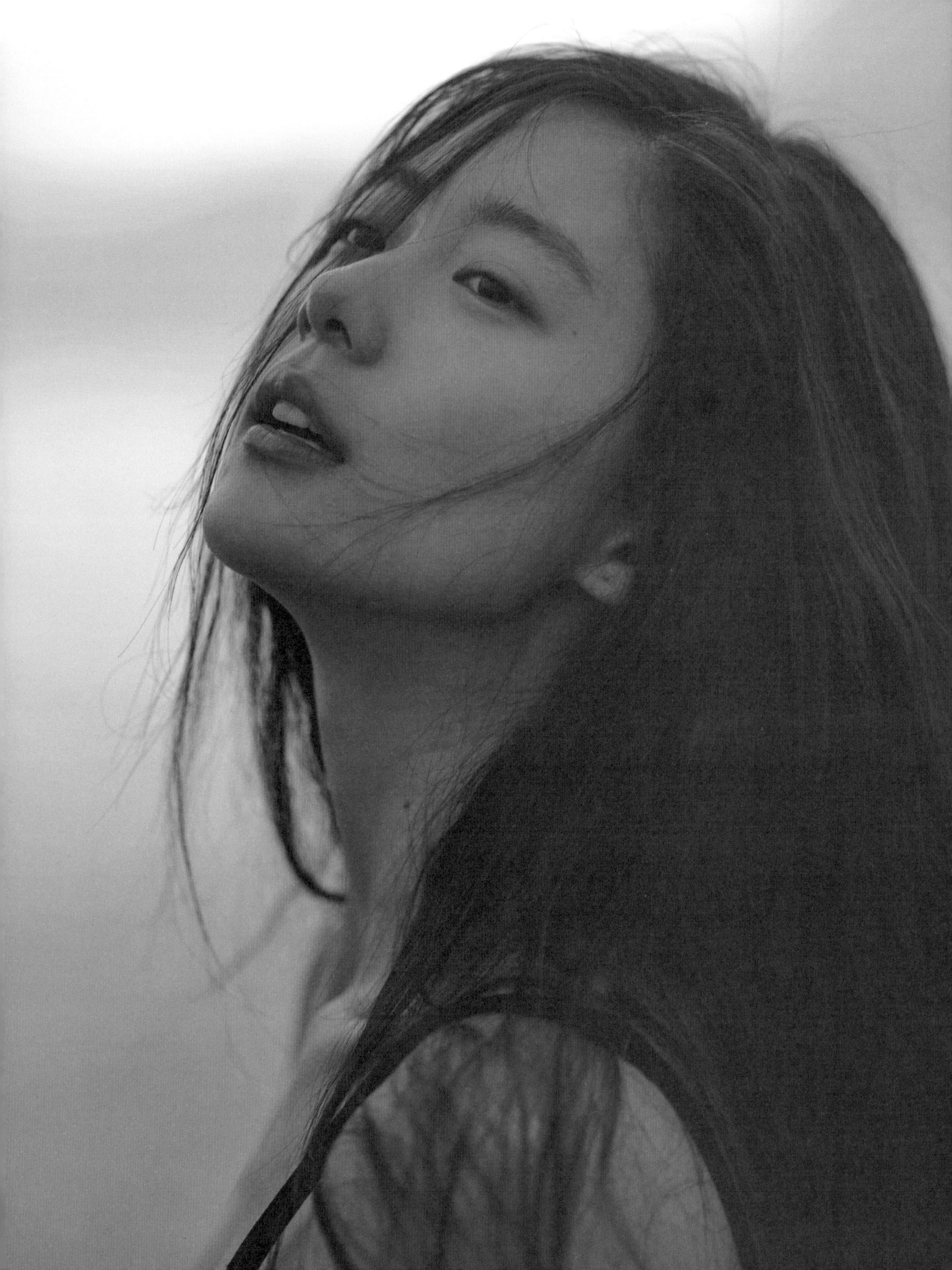

'클라라의 행복 시크릿'을 전합니다!

"당신은 행복한가요?"

스무 살의 나에게 누군가 이런 질문을 했다면, 대답하는 데 시간이 조금 걸렸을 것 같다.

"글쎄요. 행복이…… 뭘까요?"

이렇게 되물었을 것 같기도 하다.

나를, 어느 날 반짝 나타난 샛별 같다고 하는 분들도 있지만 사실 그 빛이 조금 미약했을 뿐 밤하늘 어디에선가 나는 계속 빛나고 있었다.

이제야 조금씩 나만의 빛을 밝히게 되었고, 많은 분들이 알아봐 주고 계시다.

스물을 갓 넘긴 나이에 연예계에 발을 들였고 이제 10년이 다 되어 간다.

그저 이 순간이 감사할 따름이다. 내가 이렇게 행복해도 되나 싶을 정도로 말이다.

많은 시련과 좌절을 딛고 지금까지 내가 달려올 수 있었던, 그리고 지금도 열심히 달리게 하는 힘의 원천은 모두 '행복'이다.

뭘 하면 행복해질까를 고민하던 때가 있었다. 어떤 책을 보면 정답이 있을지 무척이나 궁금했다.

고민에 고민을 거듭한 끝에 얻은 결론이 있었다. '바로 나 자신을 사랑하고 지금 이 시간을 사랑하자는 것!'

연예인이기 때문에 열심히 몸매 관리를 한다고 생각할지도 모른다.

하지만 내가 몸매를 가꾸게 된 건 바로 행복해지고 싶어서 였다. 내 얼굴, 내 몸매, 내 주위 사람.

그리고 지금 흐르고 있는 이 시간 모두를 아끼고 사랑했더니 행복이라는 단어가 내 마음 속에 스며들어 있었다.

스스로에게 자신감이 없다면 그 어떤 화려한 치장을 하고 다른 사람들의 눈을 속여도 결코 진정으로 행복할 수 없다는 걸

나는 잘 알고 있다. 그래서 부족하나마 이 책을 통해서 많은 사람들에게 이런 이야기를 꼭 전해 주고 싶었다.

운동을 했더니 몸매가 달라졌고, 몸매가 달라지니 내가 예뻐 보였고, 내가 예뻐 보이니까 인생이 신나고 즐거워졌다는 것을 말이다.

이 모든 과정을 솔직하게 털어놓고 싶었다. 자신 있게 이야기하고 싶다. 스스로를 사랑해 보라고. 그러면 행복이 따라올 테니…….

이 책을 한 장 한 장 넘기는 여러분도 스스로를 사랑하는 방법을 꼭 찾으시기를 바라는 마음 가득하다.

내가 가장 좋아하는 컬러는 바로 고급스럽고 앤티크한 매력을 풍기는 골드이다. 시간이 지날수록 고풍스러운 매력을 지니며 은은하게

빛나는 골드 컬러처럼 나도 오래도록 잔잔하게 빛나고 싶다. 그러기 위해서 하루하루를 부지런히 그리고 아름답게 살아가려고 한다.

앞으로 클라라의 비밀스런 모습을 만나게 될 여러분도 자신만의 매력적인 컬러를 찾아내어 달콤한 행복을 만끽하기를!

바쁜 와중에도 책이 나올 수 있도록 나를 도와준 모든 분들에게 사랑과 감사를 전하며…….

사랑을 담아. 클라라.

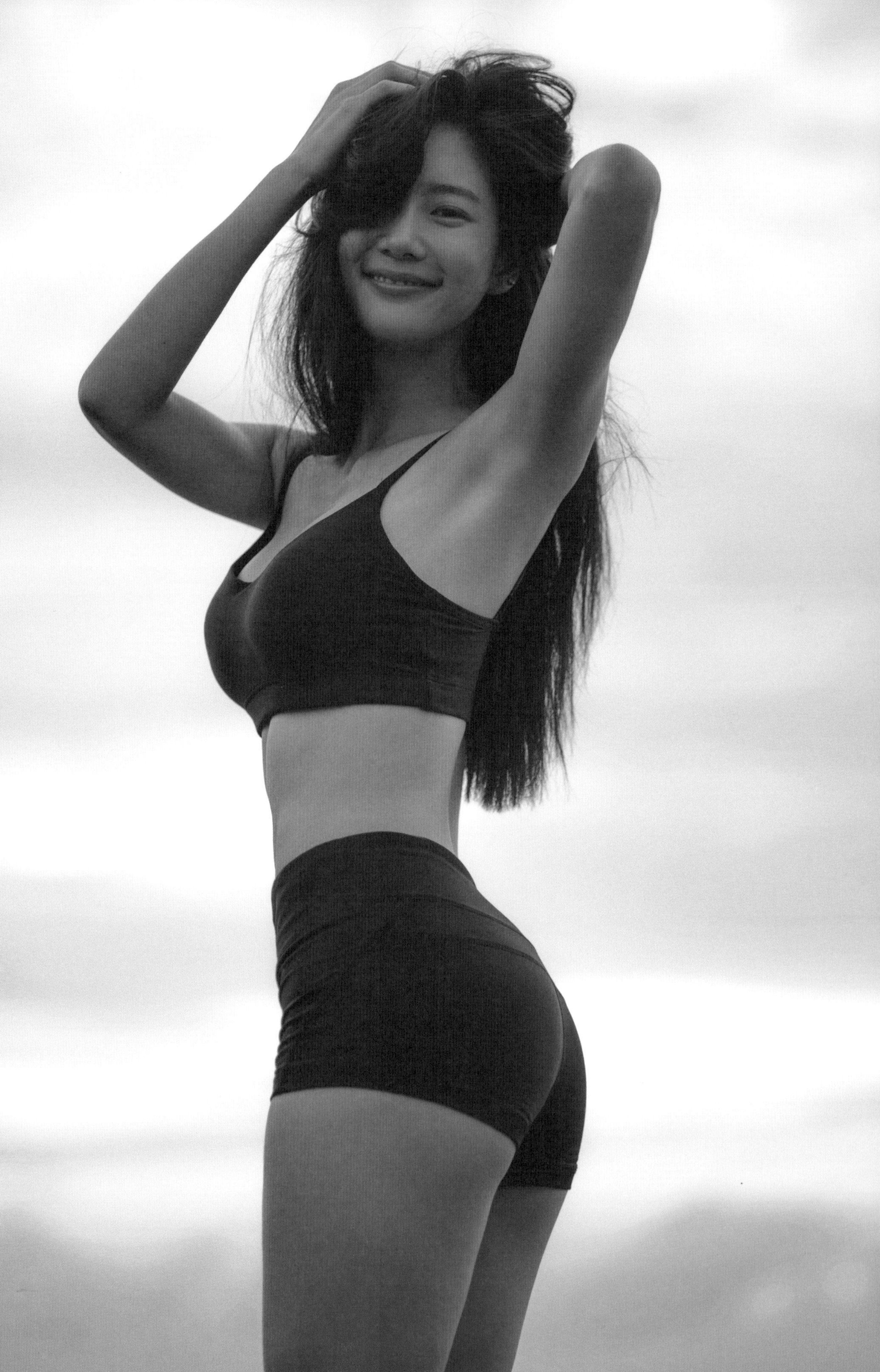

CONTENTS

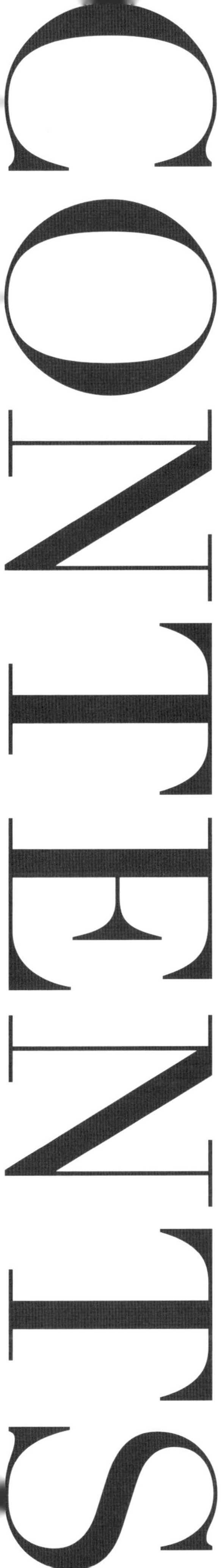

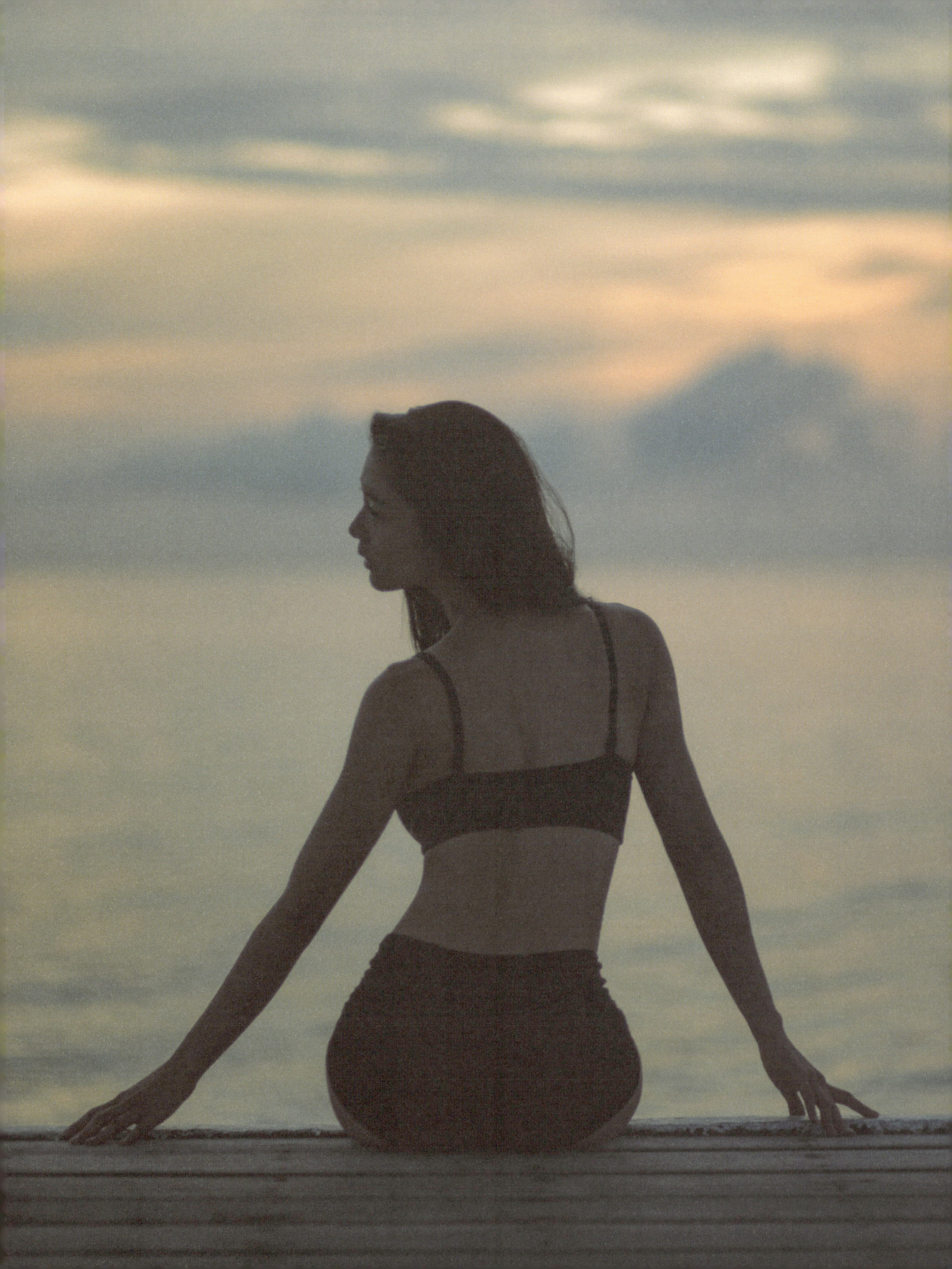

TURN
ING
POINT

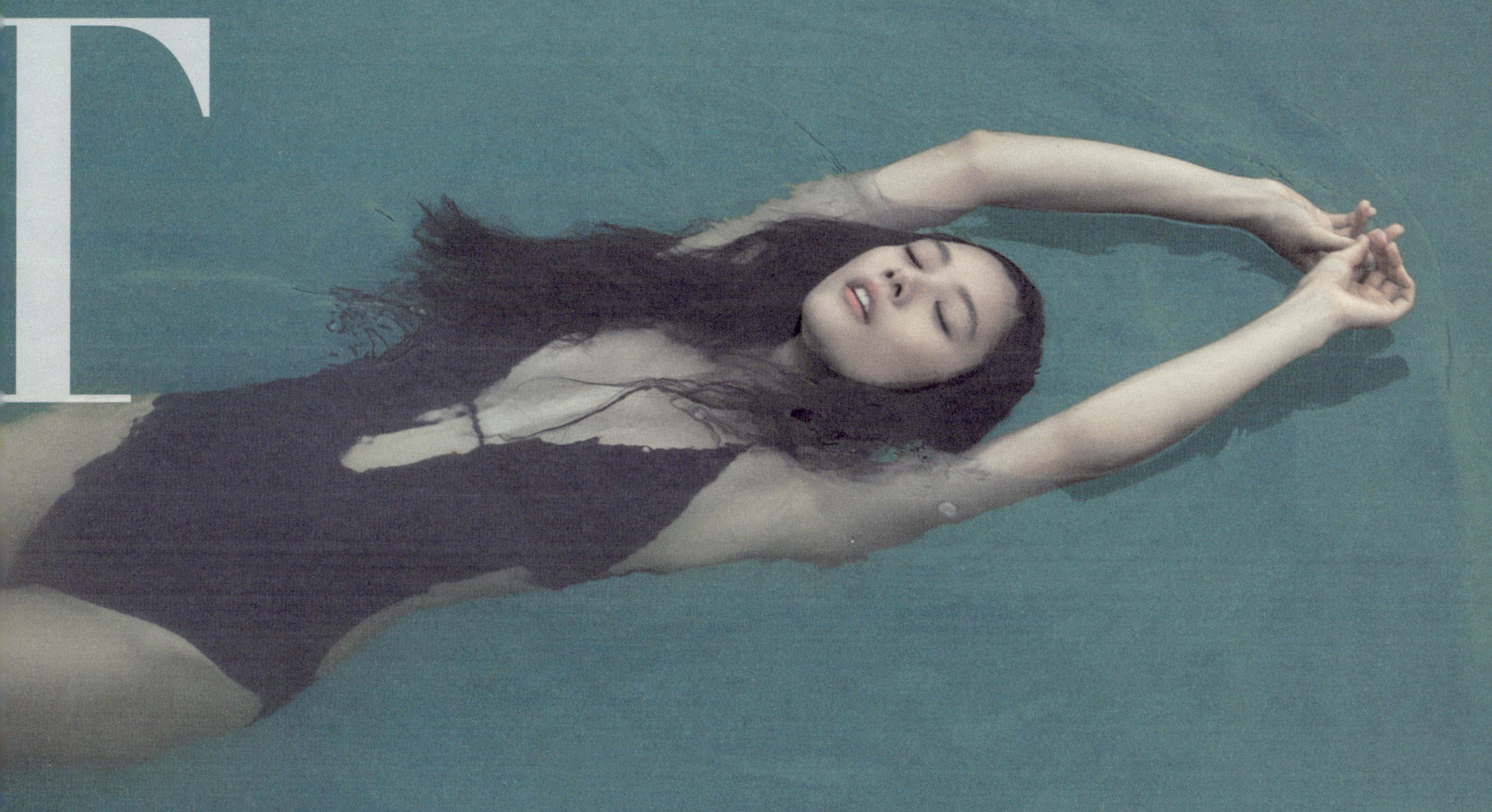

Г
(PART 1)
인생의 봄날은 준비된 자에게 온다

TRANSFOR-MATION #1

클라라 = 레깅스?

"자, 모델이자 배우 클라라의 시구는 어떨까요?" 중계자의 소개가 나오고 라운드에 섰을 때 그 기분을 잊을 수 없다.

지난 8년의 무명시절이 이 순간 시구 하나로 모두 날아갈 것이라고는 예측할 수 없었다.

하지만 왠지 모르게 좋은 예감이 들었다. 많은 관람객들이 나에게 좋은 기운을 실어주는 느낌이랄까.

내 인생은 2013년 5월, 시구를 하기 전과 시구를 한 후로 나뉜다고 해도 과언이 아니다.

2013년 한 해 연예계를 정산하는 많은 기자들은 '올해의 스타'로 나를 꼽고 있었다. 2013 네이버 인물 검색어 1위 등극.

'무'에서 '유'를 창조한 클라라. 2013년 최고의 한 해를 보낸 스타.

그리고 지금 이 순간, 8년의 무명 시절은 잘 기억나지 않는다.

돌이켜 생각해보면 무명 시절은 이 순간을 위해서 달려온 길이었지 어둠의 터널이라고 기억하지 않는다.

하지만 워낙 밝은 성격이라서 몰랐던 내 자신의 모습을 마운드mound에서 발견하게 되었다.

많은 사람들이 나를 향해 환호하고 주목하는 순간 '아, 내가 그동안 많이 외로웠구나'라는 생각을 했다.

그라운드 밖의 사람들이 환호하는 소리를 지금도 잊을 수가 없다. 내 영혼에 밝은 햇살이 내리쬐는 듯한 느낌이랄까.

사랑받는 느낌이었다. 마치 오래도록 이 순간을 위해 달려왔다는 느낌이 들 정도로……

'아, 이게 살아 있는 느낌이구나. 누군가 나를 봐줄 때 느껴지는 따뜻함이 좋구나.' 너무 행복한 순간이었다.

그렇게 나는 대표 사진을 갖게 되었다. 와인드업 포즈로 찍힌 사진.

그 이후로 많은 사진을 참 좋은 작가들이 찍었지만 '클라라'를 대표하는 사진은 와인드업 포즈의 사진이 되었다.

마릴린 먼로에게는 지하철 환풍구 위에서 흰 드레스가 날리는 관능적인 사진이 있다면.

오드리 헵번에게는 〈티파니에서 아침을〉 속 블랙 드레스의 우아한 사진이 있다면.

이제 클라라에게는 와인드업 포즈의 시구 사진이 대표적인 이미지가 되었다.

의도하지 않았지만 정말 마음에 드는 사진이다. 와인드업 포즈는 어떤 포즈도 따라잡을 수 없을 만큼 섹시하다.

내 몸매의 장점을 이렇게 잘 살려주는 포즈가 있을까? S라인을 확실히 살리는 섹시한 포즈.

이제 '시구'하면 '클라라'를 떠올리는 사람들이 많아졌다고 한다.

그건 정말 내게 행운이었다. 돈 주고도 살 수 없는 큰 행운!

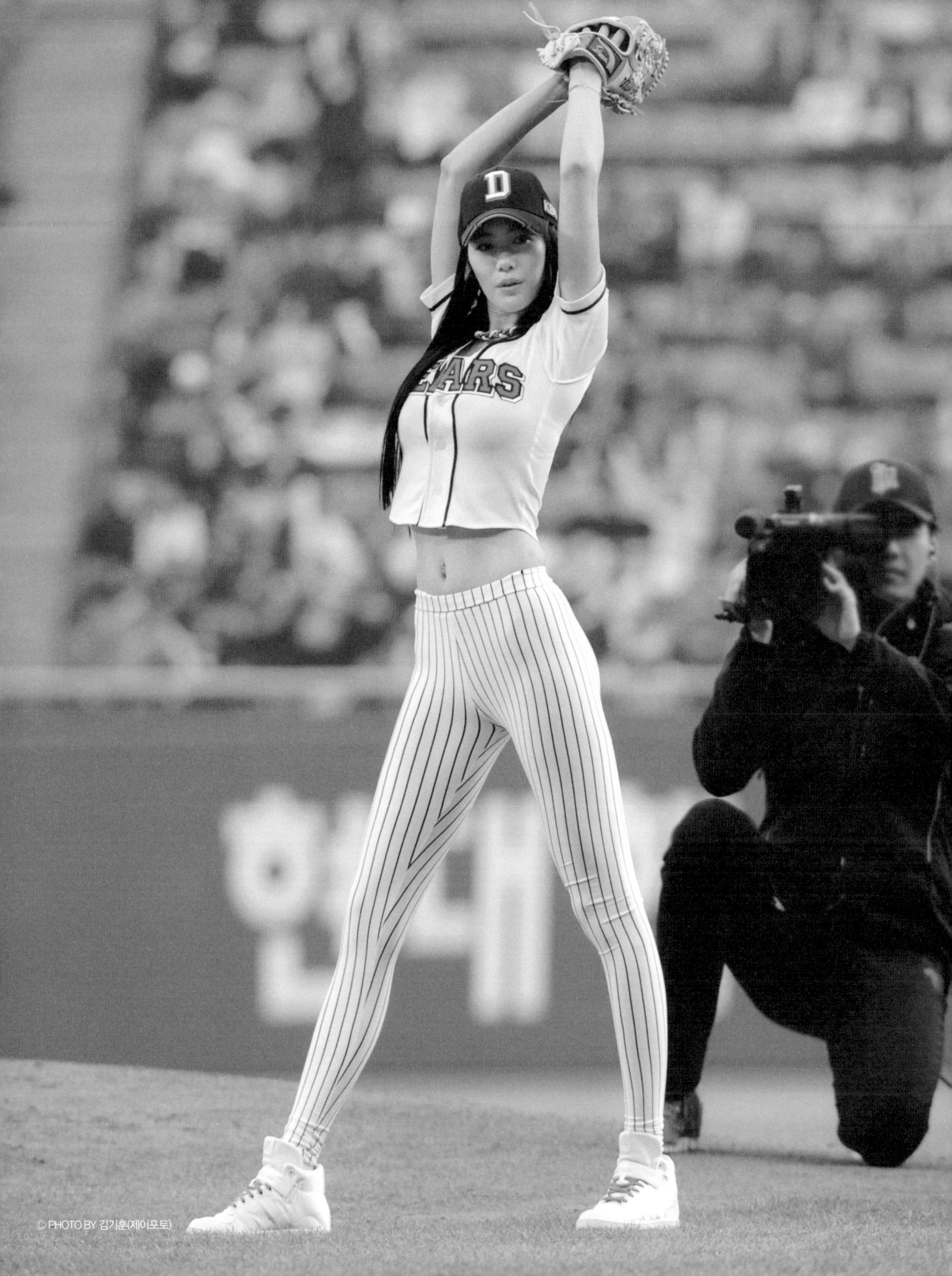
© PHOTO BY 김기훈(제이포토)

I Love leggings

시구를 하면서 유명해진 나의 패션 아이템이 있다. 바로 레깅스!

내가 좋아하는 미국 프로그램 〈빅토리아 시크릿〉의 테마가 야구인 적이 있었다.

그때 모델이 하얀 레깅스를 입은 모습이 건강미 넘치고 좋아 보였다.

그래서 시구 제의를 받고 레깅스를 입겠다고 했다.

운동화를 신어야 하니까 어떻게 하면 다리가 길어 보일까 생각하다가

스트라이프 레깅스면 좋을 것 같았다. 세로로 줄이 있는

흰색 바지를 구해달라고 했고, 그렇게 해서 받은 게 무늬 없는

흰색 스키니와 스트라이프 레깅스. 흰색 스키니는 별로 안 예뻤다.

상의와 어울리지도 않았다. 그렇다고 스트라이프를 입자니

그건 LG의 디자인이었다. 나는 두산 팀의 시구를 해야 하는데 말이다.

3일 전에 시구 제의를 받고 나서 내내 고민을 했다.

결론은 두산 팀을 위해 시구하는 거지만, 두 팀이 구장을 같이 쓰는 만큼

위아래 유니폼을 양 팀 모두를 위해 입어도 되겠다고 생각했다.

정말 좋은 뜻이었다. 레깅스를 고르고 나서부터는 시구 연습과 함께

힙업 운동을 엄청 열심히 했다. 3일 동안 시구 연습과 두 시간씩 힙업 운동만 했다.

정말 멋지게 보여주고 싶었다.

레깅스를 입으려니까 뱃살, 힙업에 신경이 많이 쓰였다.

시구하는 순간에도 엉덩이에 힘을 '빡' 주고 있었다.

정말. 그냥 나온 포즈들은 아니다. 진짜로.

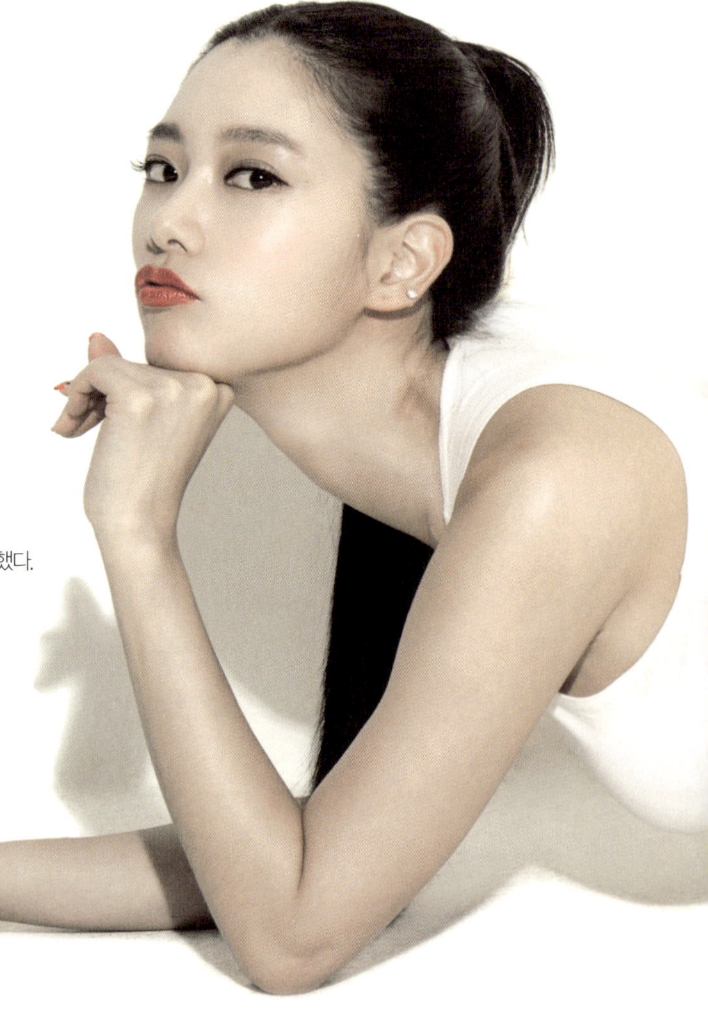

어느 누구도 완벽하진 않아요. 저도 예쁜 부위가 있고, 반면에 운동이 필요한 부위가 있어요.
여기서 중요한 것은 모든 여성은 자기 자신이 가진 매력에 대한 행복감과 자신감이
있어야 된다는 거예요. 세상이 정해놓은 미의 기준에 자기 자신을 끼워 맞추려 하면 안돼요.
-미란다 커-

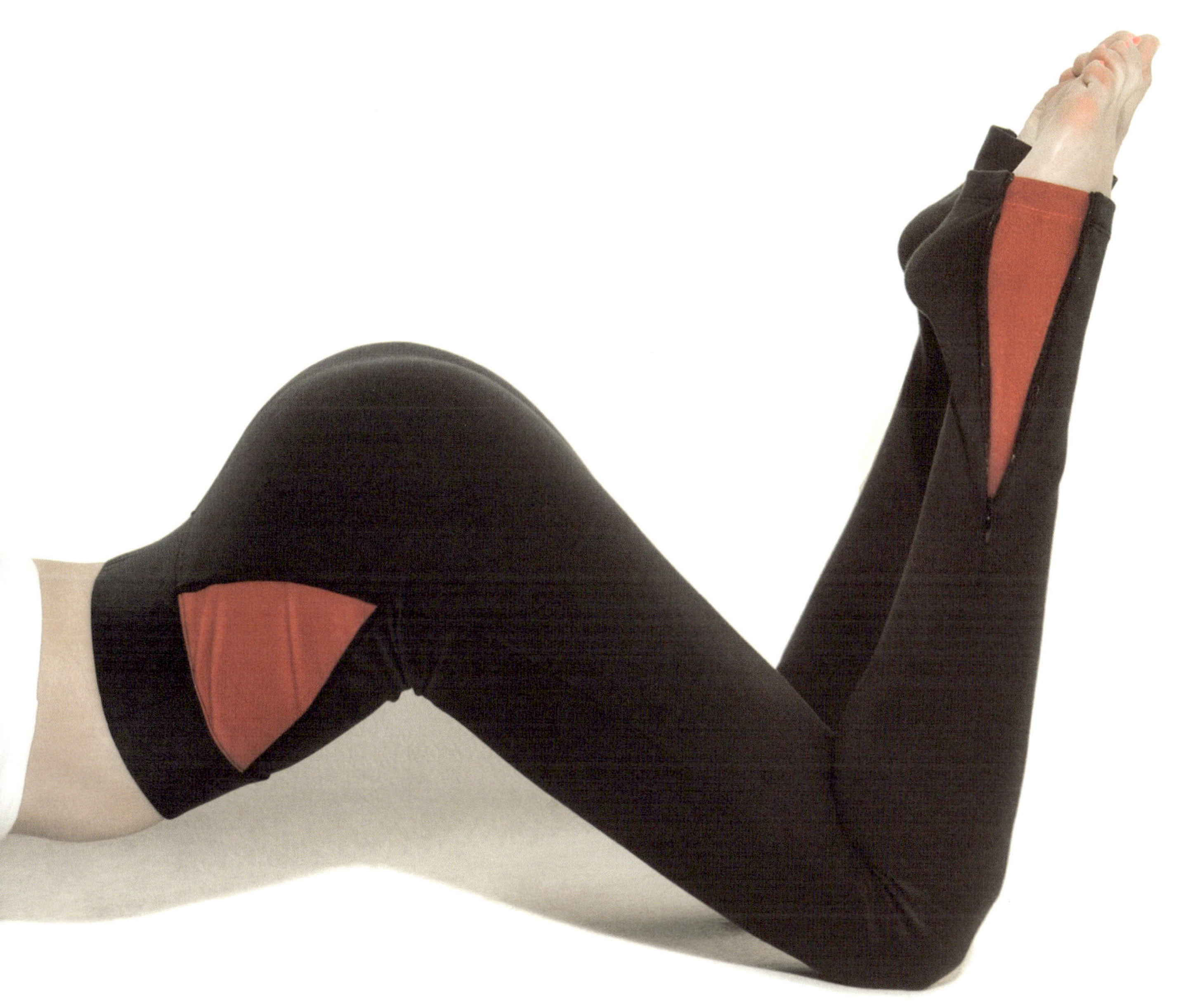

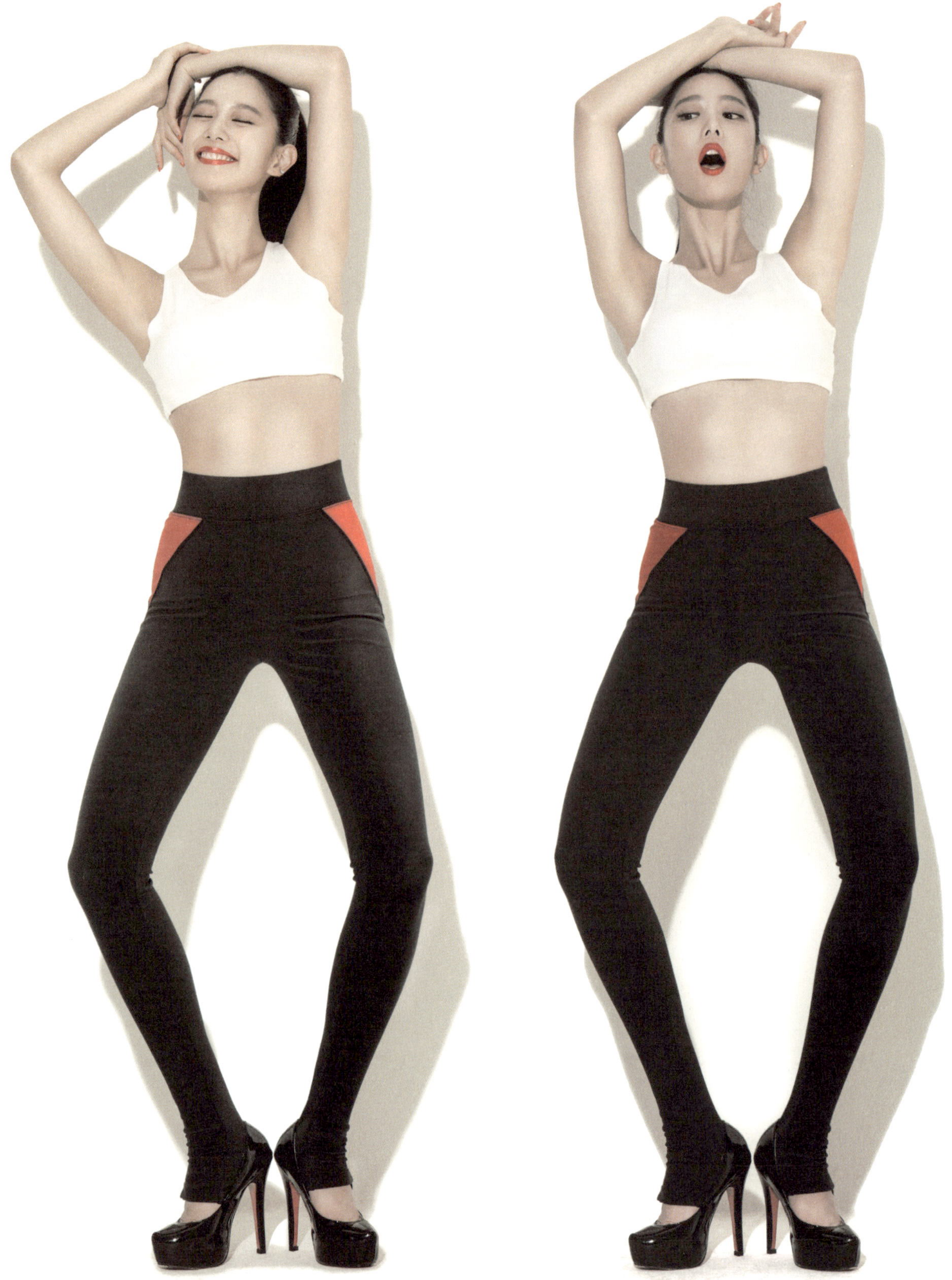

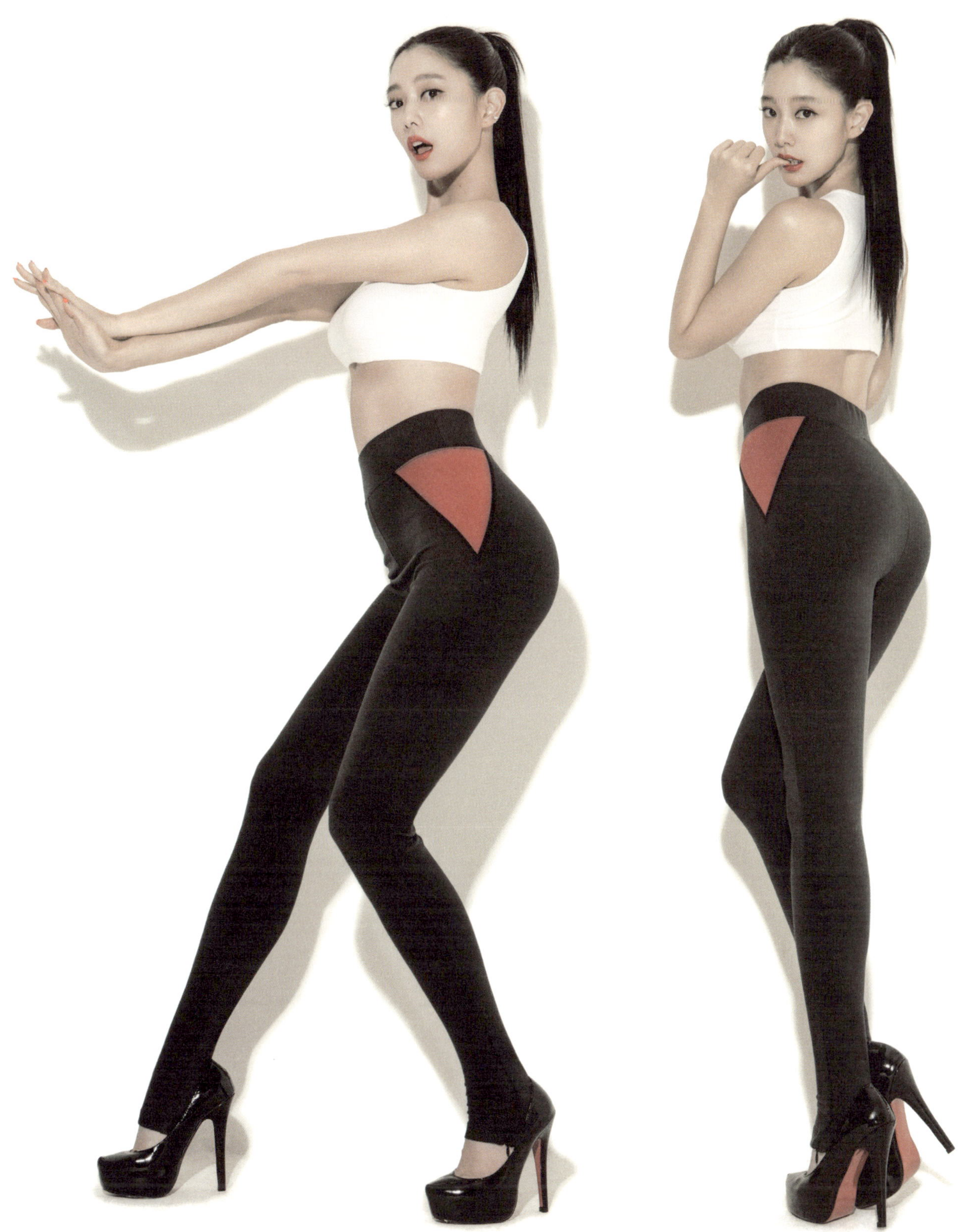

My Name is Clara

시구 이후로 하루하루가 정신없이 펼쳐졌다. 매일 인터넷에는 나와 관련된 뉴스가 수십 페이지 쏟아졌고,

일거수일투족, SNS의 한 마디 한 마디가 이슈화되었다. 정말 어안이 벙벙해졌다.

그때 제일 많이 들었던 질문이 "무명 시절을 어떻게 지냈나요?"였다. 무명? 아, 내가 무명이었나?

나는 나름 일일 드라마에서부터 시트콤, 주말 드라마, 미니시리즈까지 다 해왔는데…….

연기 생활을 꽤 해온 것이다. 하지만 내가 한 작품마다 시청률이 잘 나오지는 않았다.

그런 생각은 한 것 같다. '왜 항상 내가 하는 드라마는 시청률이 안 좋지? 내가 사람들에게 폐를 끼치는 건 아닌가?

왜 사람들은 나를 안 찾아줄까?' 그때마다 내가 부족한 게 뭘까 고민을 하긴 했어도 무명이라서 서러웠다거나

그런 기분은 내 안에 없었다. 늘 일 년만 더하고 그래도 안 되면 그만두자고 생각하며 버텼다.

그렇게 딱 서른 살까지만 해보려고 했다. 그런데 어느 날 돌아보니 20대 후반이 되어 있었다.

'이제 그냥 내 마음대로 한번 다 해보자!'

이렇게 다짐한 것은 내 20대가 얼마 남지 않았다는 자각 때문이었다. 그동안은 내가 너무 미국 스타일이라고 지적을 많이 받았다.

너무 앞서 가면 사람들에게 반감을 산다는 이유로 전 소속사에서는 나의 행동을 하나하나 제어했다.

그런 것에 많이 위축이 되었다. 이십대 후반이 되니 '그래 마지막으로 사람들 의식하지 않고

자유롭게 내 모습을 다 보여주고 그때 그만두자'는 생각을 했다. 그러니까 겁나는 게 없어졌다.

이런 저런 훈수를 놓는 선배님들 말씀은 고마웠지만

나는 선배님들의 말에 갇혀 있을 수만은 없었다. 내 느낌대로 하고 싶었다.

나는 이성민이라는 이름을 접어두고 미국에서 불리던 이름이자 본명인 '클라라'로 이름을 바꿨다.

태어날 때부터 '클라라'였지만 한국에서 활동을 하기 시작하면서 엄마가 작명소에서 받은 이름인 '이성민'으로 활동을 했었다.

그리고 그 이름 아래에서 소속사에서 하라는 대로 하던 인형 같은 나를 이제는 벗어나고 싶었다.

'내가 하고 싶은 대로 해보고 안 되면 후회 없이 그때 포기하면 되지 뭐!'

이름을 클라라로 바꾸고 나서 〈부탁해요 캡틴〉(SBS)에서 수영복 신으로 이름을 조금씩 알리게 되었고,

〈싱글즈〉(MBC every1)를 하면서 진짜 나를 알릴 수 있게 되었다. 그러다 시구 제의가 들어와서 지금에 이르게 되었다.

다시 찾은 이름 클라라! 나는 클라라라는 이름이 좋고, 클라라로 사랑받는 모든 순간이 지금도 너무 감사하다.

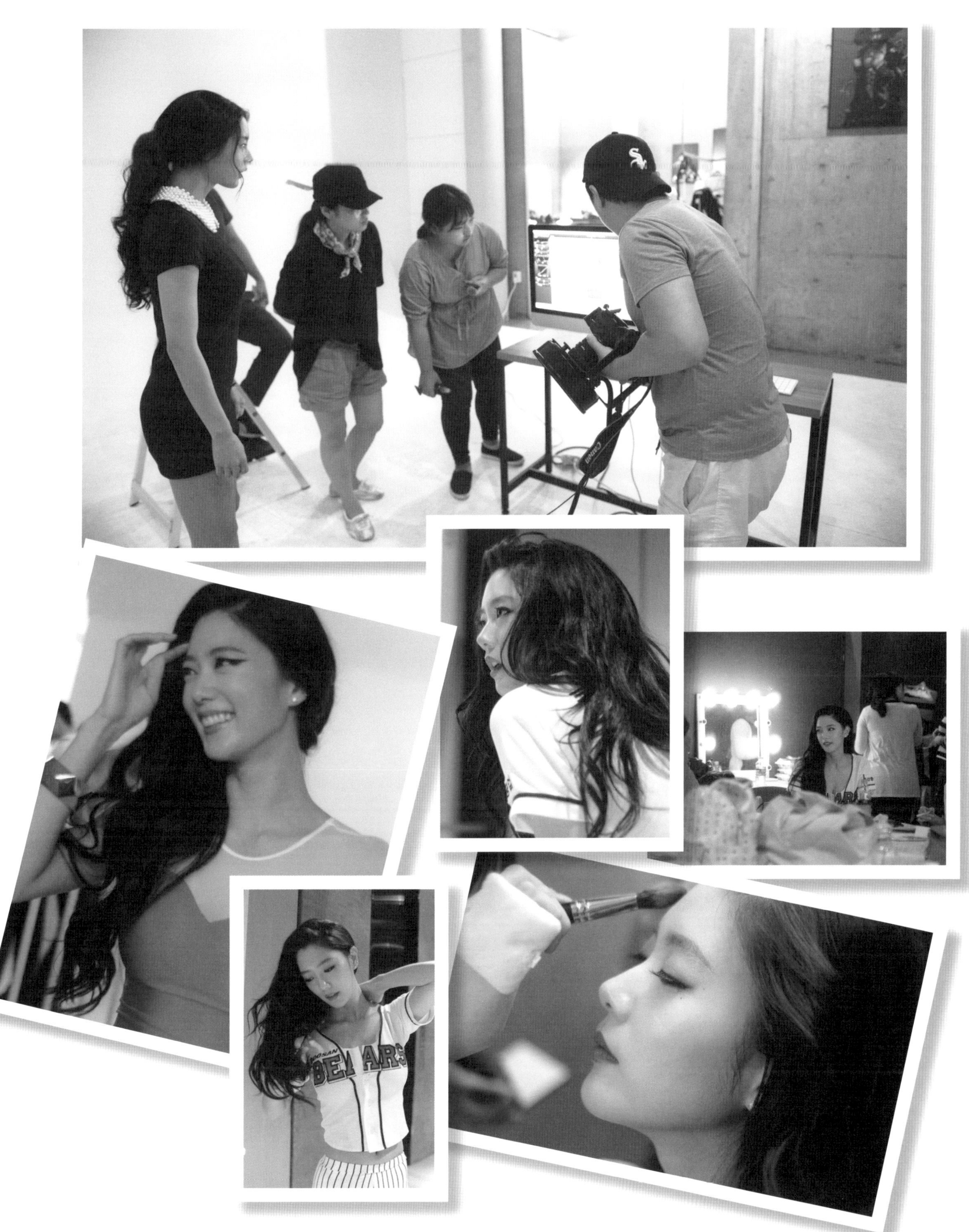

POSITIVE ENERGY #2

Smile, Your smile is the best dress

길었던 무명 시절이었지만 나는 내 시간과 돈을 여행에 투자했다.

여행의 시작은 '나는 왜 캐스팅이 되지 않을까?'라는 우울한 생각으로 시작된 것이지만 여행지만 가면

늘 나를 살아있게 하는 감동들이 기다리고 있었다. 그때 세계 각국의 친구들도 많이 사귀었다.

여행지에서의 사람들은 나의 웃음에 정말 큰 환대를 해준다.

비행기를 타고서도 식당에서도 그리고 길거리에서도 나는 우선 웃고 본다.

어느 날 문득 이런 생각이 들었다. '내가 왜 항상 웃지? 나는 왜 이렇게 긍정적일까?'

생각해보니 그동안 나는 정말 외로웠다. 무남독녀로 혼자 큰 성장 환경도 한몫 했을 거고.

성장기 동안 이 나라 저 나라를 오가며 일찍 외로움, 고독함에 대해서 몸소 체험한 것 같다.

그럴 때 외롭지 않기 위한 시크릿 도구. 바로 웃음이 있다는 걸 나는 이미 알고 있었다.

'웃으면 복이 온다'라는 말이 있지만 내가 체험한 결과. '웃으면 사람들이 온다!'

늘 외로웠던 나는 사람들하고 어떻게 친해져야 하고, 어떻게 해야 사랑받을 수 있는지 일찍이 터득한 것 같다.

나는 외동딸이기도 하고 아버지가 코리아나 활동으로 세계적인 활동이 많으셨기 때문에 부모님과 너무 오랜 시간 떨어져 살았다.

스물여덟 인생에서 부모님과 함께 산 게 3년밖에 되지 않는다.

할머니. 이모. 삼촌. 외숙모 등 모든 친척들의 손에서 자랐더니 어릴 때부터 자립심이 자연스럽게 길러졌다.

웃음은 세계 공용어이기도 하다. 나는 초등학교 6학년 2학기에 미국으로 유학을 갔다.

처음엔 영어를 못해서 너무 힘들었다. 영어를 한 마디도 할 줄 몰랐으니 말이다.

그런데 다행히 한국인 선생님이 계셔서 처음엔 적응을 하기 쉬웠다.

말이 통하지 않는 친구들 사이에서 쉬는 시간에는 늘 외톨이였다.

내게 웃음은 이렇게 외톨이가 되기 싫은 어린 시절부터 입고 있던 매우 익숙한 옷과도 같다.

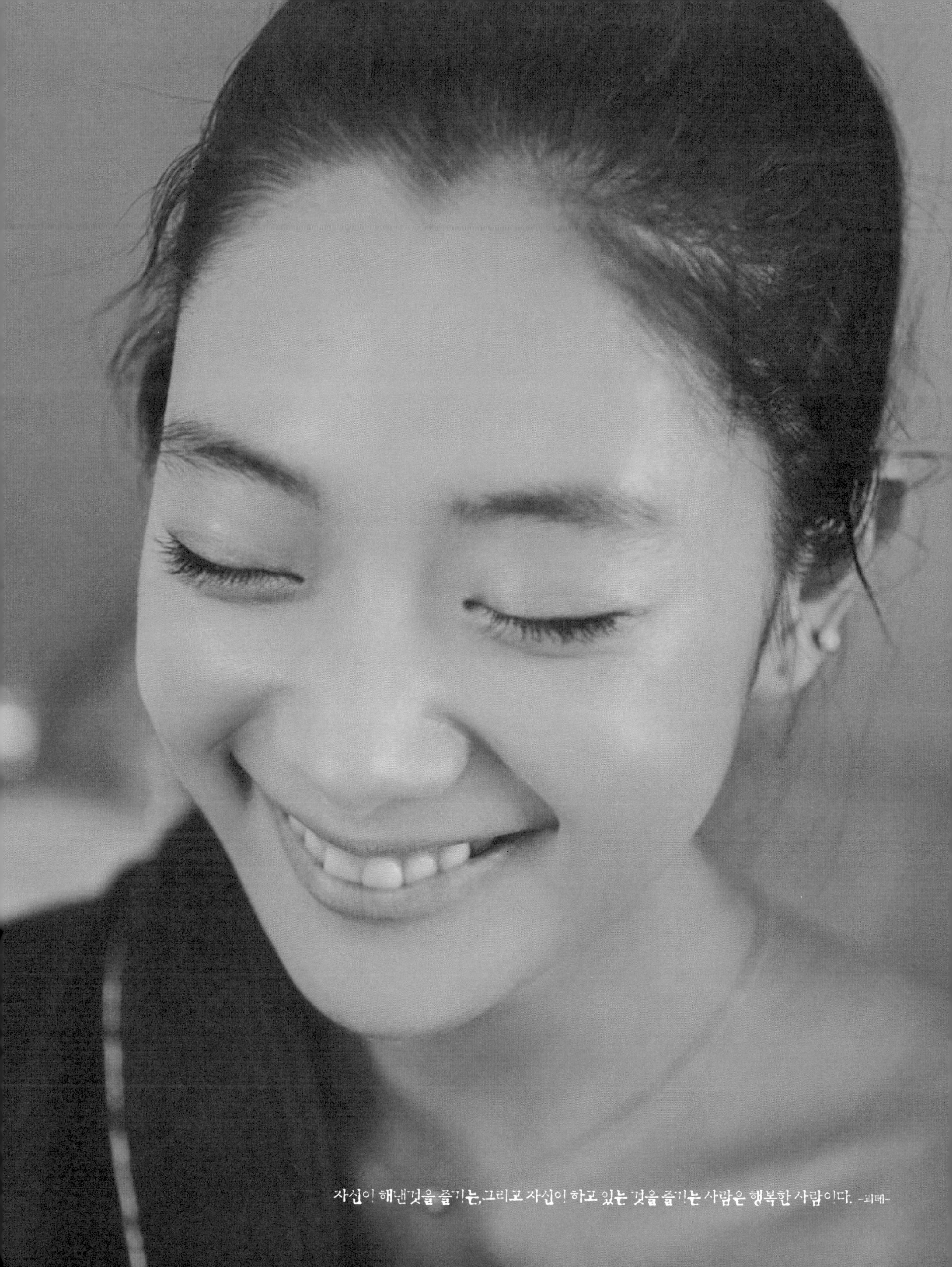
자신이 해낸 것을 즐기는, 그리고 자신이 하고 있는 것을 즐기는 사람은 행복한 사람이다. -괴테-

오늘보다 더 나은 내일을 생각하라!

"클라라는 우울할 때 어떻게 하나요?" 이런 질문을 많이 받는다. "입꼬리를 올려요."

나는 당연히 그렇게 말했다. 정말이다. 우울하다 싶으면 입꼬리를 올려보라. 그러면 웃음이 난다. 그리고 행복해진다.

우울한데 어떻게 그럴 수 있냐고? 아니다. 우울할 때도 입꼬리를 올리면 웃을 일이 생겨난다.

나는 이미 지나간 일은 후회하지 않는 성격이다. 과거는 과거일 뿐…….

이미 지난 일로 스트레스를 받거나 얽매이고 싶지 않다. 생각해보니 부모님 성격이 그렇다. 쿨한 성격도 선천적인가?

한 번 지나간 일은 쓸데없이 기억하지 않으려고 하다 보니 기억력이 조금 안 좋다.

그래서 연애할 때는 상대를 섭섭하게 하는 일도 생기는 것 같다. 사소한 일이든 중요한 일이든 너무 기억을 못 하니까 애인들은

조금 싫어하더라. 하지만 친구들은 이런 나를 보고 '강철 멘탈'이라고 부른다. "클라라, 정말 아무렇지도 않아?"

연예인 활동을 하다 보면 정말 많은 오해들이 쌓이게 되는데 그때마다 나보다 친구들이 더 걱정한다.

그런데 정말 친구들에게 나는 입꼬리를 올리면서 말한다. "나는 정말로 괜. 찮. 아〜!"

그리고 좋았던 기억. 내가 꿈꾸는 미래를 그려본다. 미국에서 사춘기를 보낸 지역에 바다가 있었다.

나는 바다가 좋다. 엄마랑 바다를 보면서 걷고 뛰고 이야기하던 기억을 떠올리고 또한 그러고 있는 미래의 나를 상상해본다.

미국의 드넓은 바다가 아니라도 상관없다. 부산국제영화제 때문에 방문하게 된 부산 바다도 너무 좋았다.

그곳에 작은 집을 갖고 싶다고 생각할 만큼……. 힘든 일이 있을 때 나는 상상한다.

'이 일을 견디고 나면 나는 엄마랑 푸른 해변을 거닐고 있을 거야.'

굳이 속 끓이지 않는다. 스트레스를 담아두는 일은 노노! 피부 세포에도 너무너무 안 좋다.

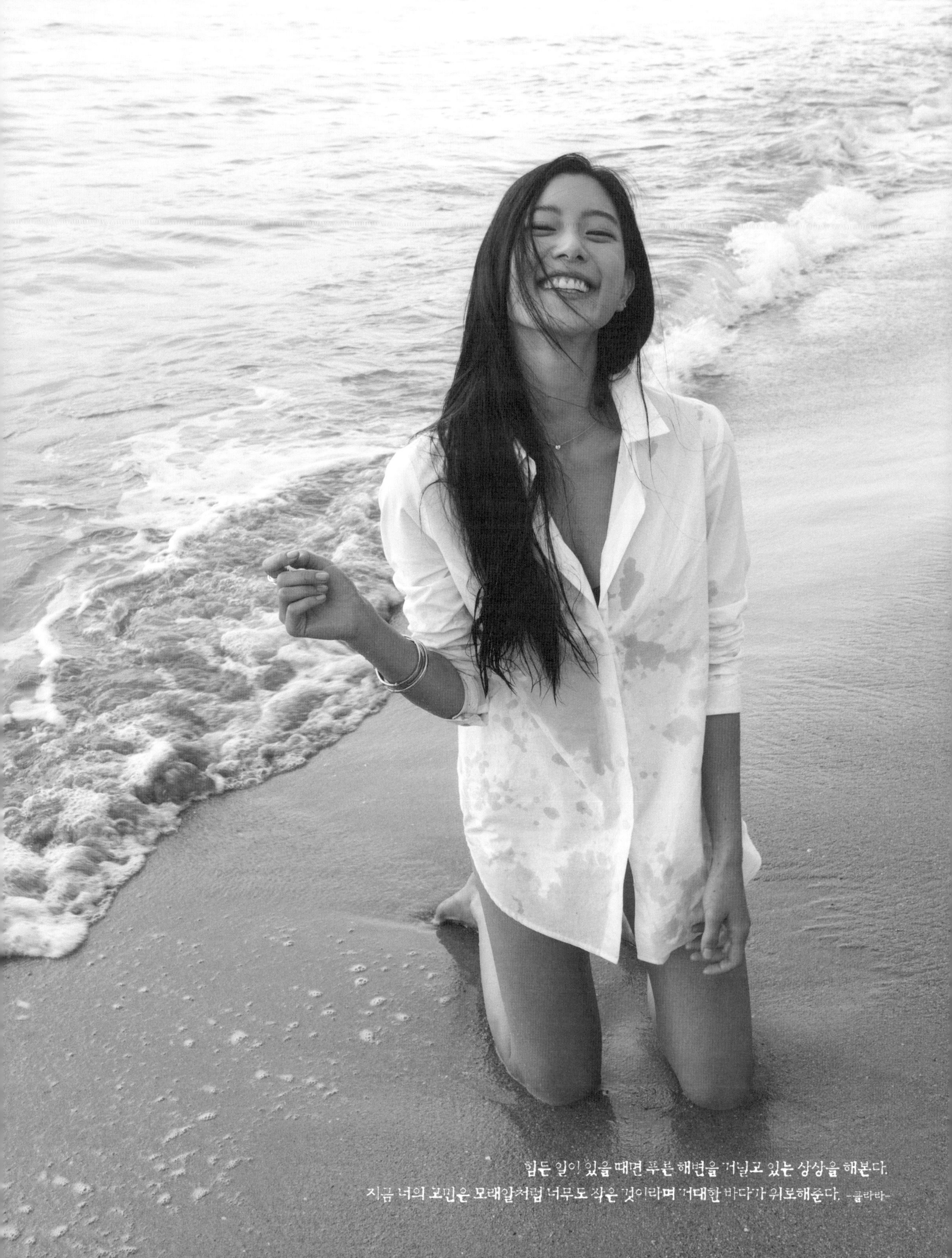
힘든 일이 있을 때면 푸른 해변을 거닐고 있는 상상을 해본다.
지금 너의 고민은 모래알처럼 너무도 작은 것이라며 거대한 바다가 위로해준다. -글라라-

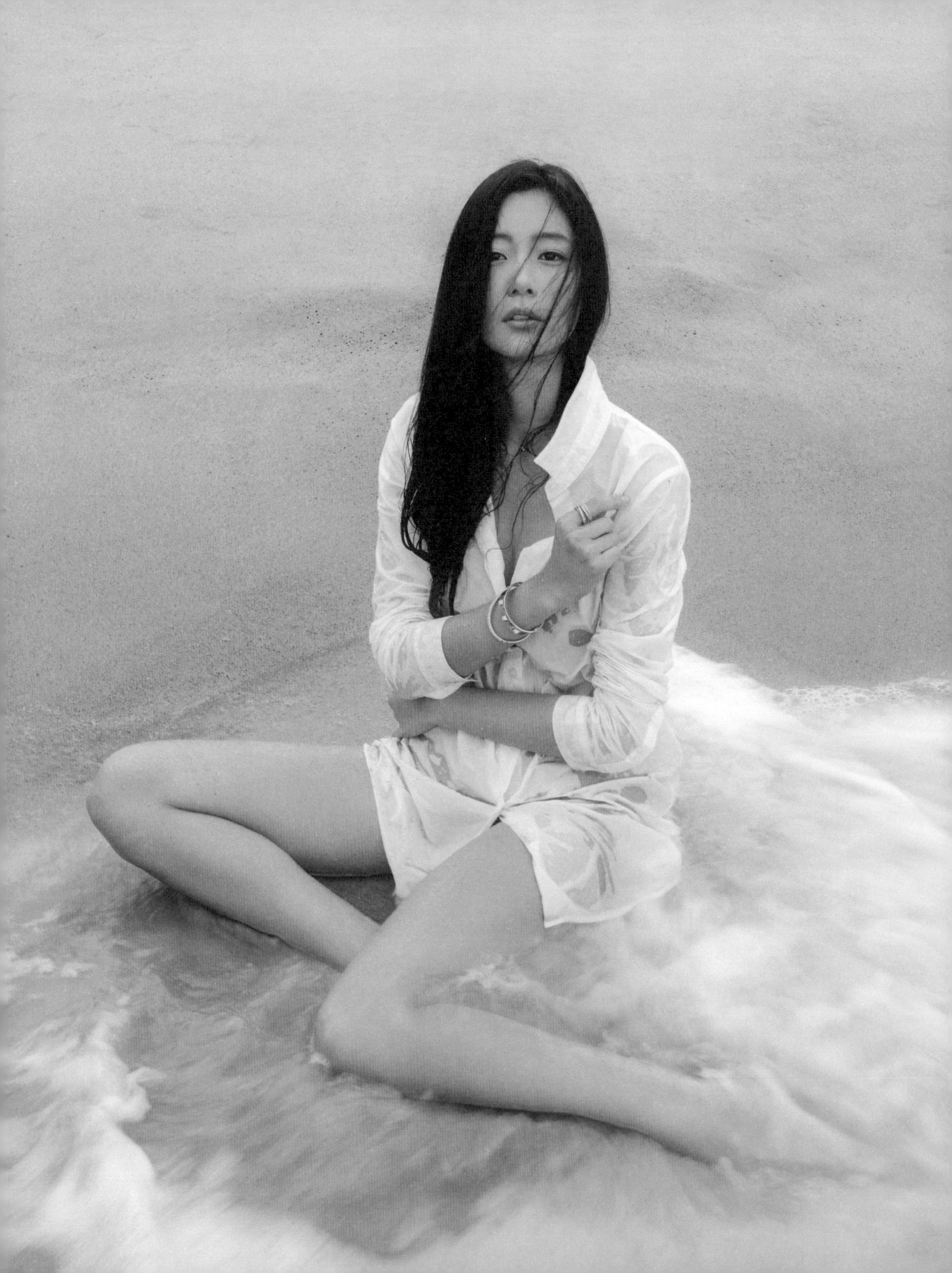

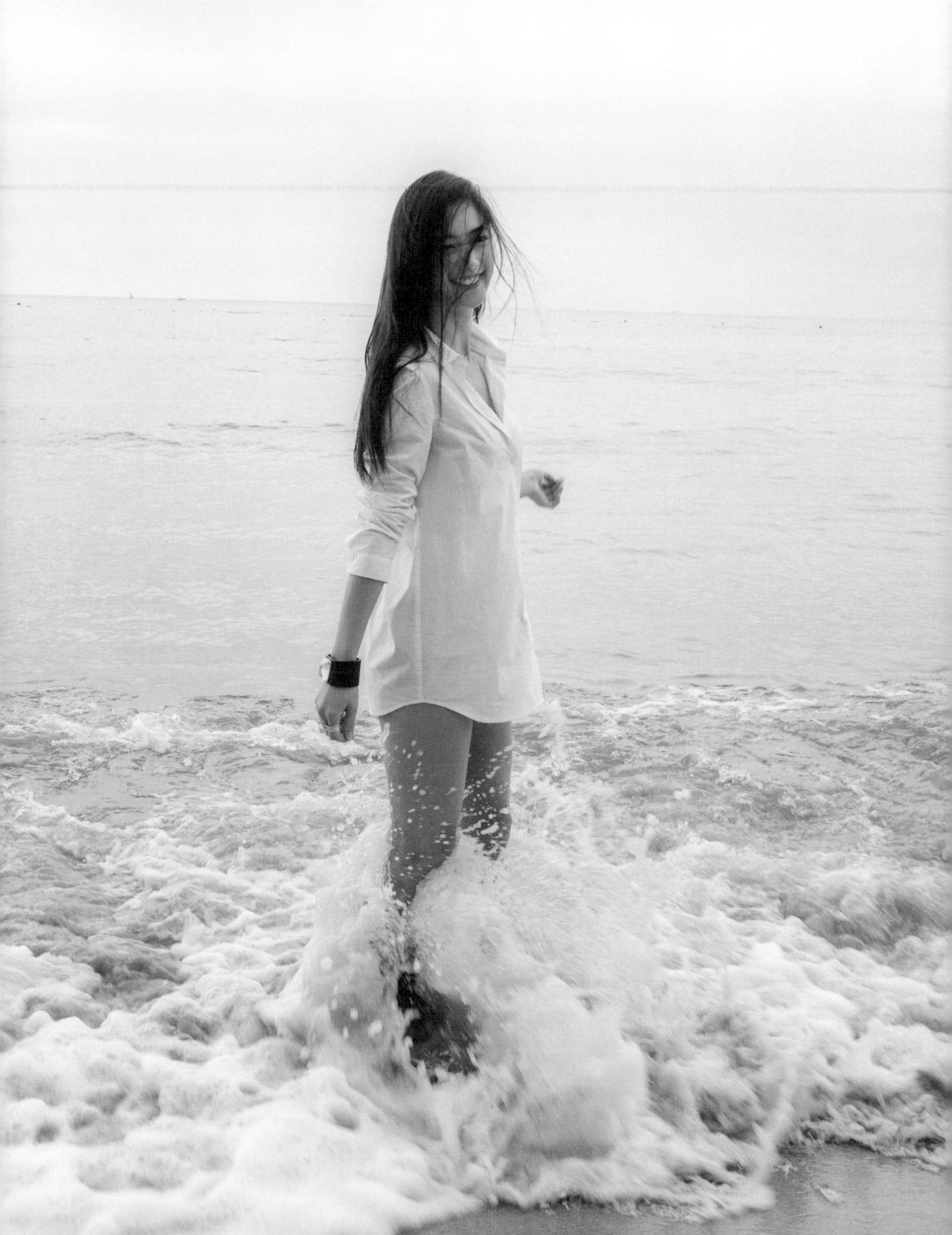

Thank You Card!

"클라라! 혹시 그분 알아요?" "그 곳 알아요?" "이거 어떻게 할까요?"

이런 말을 들으면 나는 그 즉시 대답하거나 내가 아는 선 안에서 바로 해결하려고 노력한다.

"어, 그거 한번 알아볼게." "생각해볼게." 이렇게 말하지 않는다. 왜? 성격이 그리 급하냐고?

노! 그렇지 않으면 십중팔구 잊어버리고 마는 나 자신 때문이다. 내가 기억력이 나빠서 '나중에'라고 하면 까먹을 게 분명하다.

사람들은 나의 실행력을 모두 놀라워한다. 내가 도움을 줄 수 있는 일은 그 즉시로 해결한다. 미루지 않는다.

그렇게 하다 보니 정말 빨리 빨리 피드백이 온다고 함께 하는 사람들은 좋아한다.

그리고 나는 사람들에게 먼저 다가가고, 그 사람에 대해서 계속 질문을 먼저 하고,

내가 먼저 전화번호를 묻고, 꾸준히 안부를 묻는다. 먼저 친절하고 친근하게 다가가서 손해 보는 경우는 없다.

그리고 그 사람이 내 도움을 필요로 할 때 즉시 해결을 해준다.

누군가는 추진력이 강하다고 하는데 나는 그렇게 하는 게 마음이 편하다.

무엇보다 사람이 가장 큰 힘이 된다는 것을 나는 무수한 경험을 통해서 알았다.

내게 소중한 인연으로 온 사람들을 위해 준비하는 나만의 작은 의례가 있다면 바로 Thank You Card를 쓰는 것이다.

Thank You Card란? 뭔가 도움을 받았을 때 손으로 직접 쓴 작은 카드를 작은 선물과 함께 보내는 것이다.

이렇게 도움받은 사람들에게 바로 땡큐를 알리면 그 사람은 나를 잊는 법이 없다.

요즘은 문자나 이메일로 많이 표현을 하지만 나는 Thank You Card만은 손글씨로 직접 써서 보낸다.

마음이 전달되는 기분이랄까? 이것은 감사한 마음을 내 마음에 저장하는 좋은 힐링 취미가 되기도 한다.

Thank
you

CLARA의 Secret
독자 여러분께 ♡

사랑을 담아...

XOXO CLARA

CLARA'S HABBITS #3

타고나는 사람은 없어요. 노력해서 만드는 거지!

"클라라 목선은 타고났군요. 클라라 S라인도 타고났군요."

이런 이야기를 사람들이 할 때마다 나는 말한다. "타고난 것도 있지만요, 제가 노력해서 만든 거예요!"

물론 과거엔 나도 노력하지 않았다. '관리'의 중요성을 미처 깨닫지 못했다.

그러던 어느 날이었다. 내 몸이 하루하루 달라지는 게 느껴졌다. 팔뚝은 늘어지고, 거울을 볼 때 안 예뻐 보였다.

그러니 자신감도 사라지게 되었다. 그때까지 나는 운동을 열심히 하지 않았다.

그렇다. 20대 초반까지는 타고난 것으로 어느 정도 커버할 수 있는 아름다움도 20대 후반부터는 노력을 요한다.

무엇보다 나는 예쁜 옷을 예쁘게 입고 싶은 마음으로 운동을 시작했다.

하지만 나는 스스로 어떻게 해야 하는지 몰랐고, 그래서 트레이너의 도움을 먼저 받았다.

운동을 시작하자마자 빅토리아 시크릿의 좋아하는 모델들 사진을 핸드폰에 저장하고 매일 봤다.

그들에게 자극받고 그들의 장점을 살려 내 몸매에 적용하려고 노력하고 또 노력했다.

그러니까 목이 길어지고 허리가 들어갔다. 복근이 만들어졌고 등 근육도 만들어졌다.

하나 하나 몸을 만들어가는 재미에 빠지자 운동을 멈출 수가 없었다.

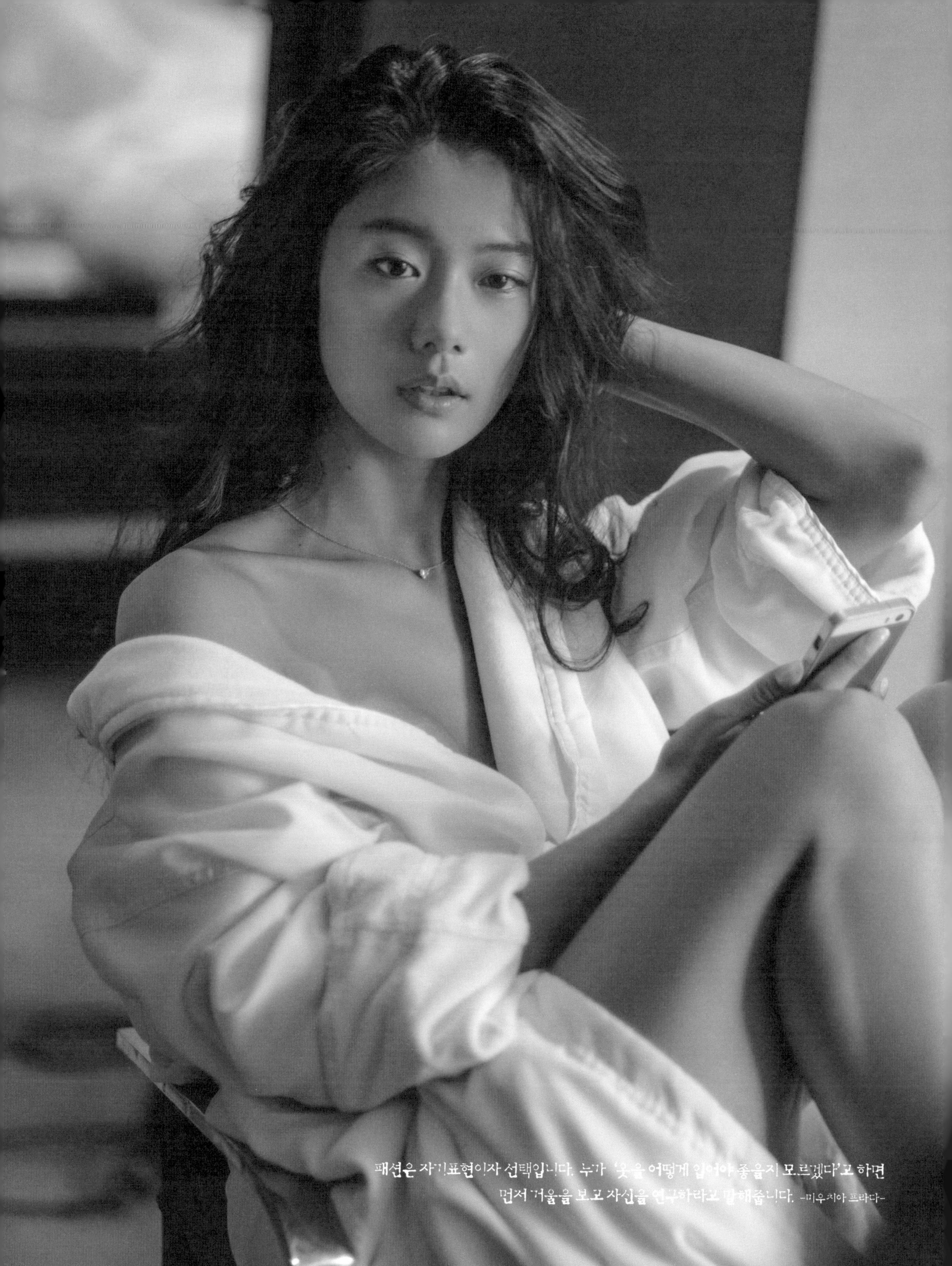
패션은 자기표현이자 선택입니다. 누가 '옷을 어떻게 입어야 좋을지 모르겠다'고 하면
먼저 '거울을 보고 자신을 연구하라고 말해줍니다. -미우치아 프라다-

Fashion! Passion!

나는 고등학교 때부터 옷 사는 게 너무 좋았다. 아르바이트를 꽤 일찍 시작한 편인데 그 돈을 옷 사는 데 다 썼다.

유치원생 과외, 햄버거집·카페·레스토랑·버블티 음료 매장 서빙, 옷가게 직원 등

고등학교 때부터 이미 나는 옷을 사기 위해 돈을 벌었다고 해도 과언이 아니다.

패션에 돈을 다 쓴다고 해서 꼭 비싼 것만 고집하지도 않았다. 세일할 때를 기다리는 것!

사고 싶은 걸 눈여겨 봐뒀다가 세일할 때 낚아채는 월척의 기분이란. 쇼핑을 좋아하는 사람들은 대부분 잘 이해할 것이다.

10년이 지났지만 아직도 그때 산 옷을 입는다. 패션은 돌고 도니까.

학창시절부터 자연스럽게 패션에 관심을 가졌고 패션 전공으로 대학을 가게 되었다.

패션을 전공할 기본 자질은 조금 있다고 생각했다. 학창시절에 그림 그리는 걸 좋아했으니까.

영어가 짧아 놀 친구들이 없을 때, 눈앞에 보이는 모든 것을 스케치북에 그렸다.

돌이켜보면 난 항상 무언가를 그리고 있는 학생이었다. 그림을 그리면 시간 가는 줄을 몰랐다.

타고난 소질이 있는지는 잘 모르겠지만, 그리는 걸 좋아했다는 것만은 분명했다.

자신만의 스타일을 찾아라!

내가 좋아하는 패션 디자이너 중 한 명은 이자벨 마랑이다.

프랑스 패션 디자이너지만 그녀의 옷은 뉴욕, 파리, 런던의 스트리트 패션 파파라치 컷에 오르며 대단한 화제를 모으고 있다.

셀 수도 없이 많은 거물급 스타들, 유명 디자이너들, 멋진 하이패션 매거진의 에디터들에게

무조건적인 사랑을 받고 있는 요즘 패션계의 대세라고 할 수 있다.

H&M과의 콜라보레이션 디자인으로 얼마 전 큰 바람을 일으키기도 했다.

이자벨 마랑의 멋진 옷들이 사랑받는 이유는 바로 다른 패션 디자이너들과 달리 그녀의 뮤즈가 바로 그녀 자신이라는 점이다.

진정한 패션이란 개인의 철학이 녹아 있는 것이 아닐까?

자신만이 가질 수 있는 개성을 지닌 시그니처 룩은 누구든 다들 분명히 있을 것이다.

패션은 내가 누구인가를 드러내주는 표현 중 하나다.

그러므로 자신만의 스타일을 만들기 위해선 자신의 개성을 잃어버리지 않는 것이 중요하다.

CREATING OPPORTUNITIES #4

열정의 세계로의 초대!

땀을 쏟으면서 클럽 댄스를 추고 났더니 상쾌하다. 겨울이지만 후끈하다.

간혹 나는 이렇게 클럽에서 춤추는 것을 좋아한다.

지난 겨울에는 하우스룰즈의 피처링 작업 때문에 더욱 춤을 많이 췄다.

일렉 음악의 대가 하우스룰즈의 신곡 〈Invitation〉에 내가 피처링을 하게 된 것은 아주 큰 행운이자 좋은 경험이었다.

듣자마자 혼이 쏙 빠지게 좋은 음악이었다. 티저 영상도 너무 나답게 나와서 즐거웠던 작업이었다.

80년대 레트로 패션과 세련된 유머가 곁들여진 안무였다.

영상은 일본의 거장 아티스트 소리야마 하지메의 1985년도 일러스트 작품을 오마주로 차용한 것으로

박재범의 〈좋아〉 뮤직비디오에서 나와도 인연이 닿았던 지누야 감독이 메가폰을 잡았다.

포인트 안무는 80년대 최고의 댄스가수 박남정의 'ㄱㄴ춤'을 모티프로 선보여 눈길을 사로잡았다.

독특한 팀 구성과 음악성을 무기로 가요계에 막강한 영향력을 행사한 일렉트로닉 그룹 하우스룰즈와의

콜라보레이션 작업은 아주 우연히 이뤄졌다. 내 팬 사인회 때 하우스룰즈를 처음 만났다.

오래 줄을 서서 기다리는 팬 분들에게 미안해서 기다리는 동안 신나게 즐기시라고 DJ를 섭외했었고

그분이 바로 하우스룰즈였다. 그때는 하우스룰즈를 잘 몰랐을 때였다. 알고 보니 엄청 유명한 분이었다.

우연히 말을 건넸다.

"제가 큰 도움을 받았으니까요, 다음에 혹시 도움이 필요하면 말씀해주세요."

그랬더니 돌아오는 답이 이랬다.

"그럼 혹시 제 노래 피처링 해주실 수 있나요?"

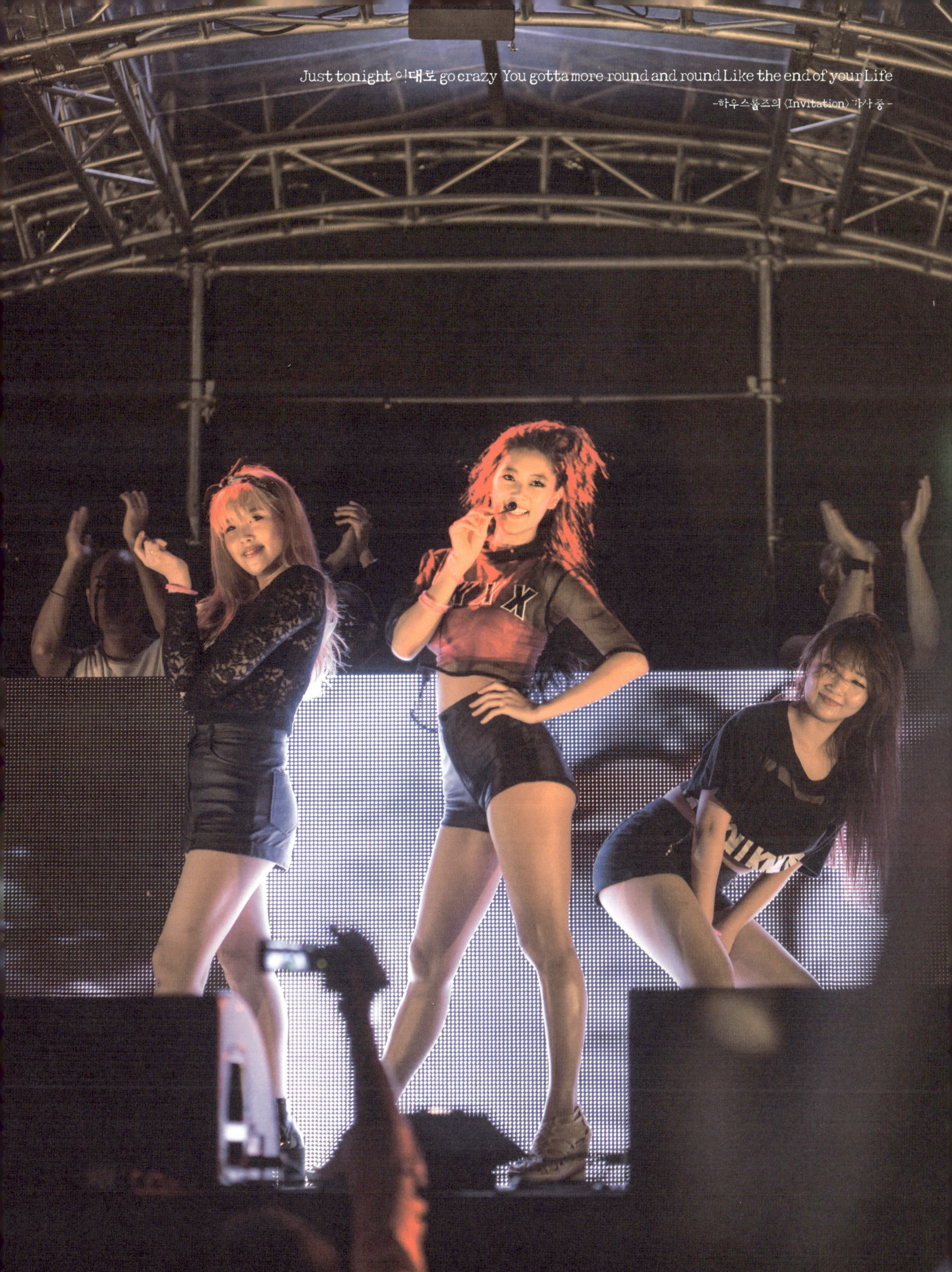
Just tonight 이대로 go crazy You gotta more round and round Like the end of your Life
-하우스룰즈의 〈Invitation〉 가사 중 -

즐거운 에너지를 나누다

사실 난 노래를 잘 못한다. 아니 정말 노래를 하고 싶었지만 주변에서 다 말렸다. 하지만 무대에 서는 꿈을 포기할 수는 없었다.

시구 때 그런 느낌을 받았다. 무대만이 줄 수 있는 희열. 몇만 명 있는 야구장이 처음에는 무서웠지만 라운드에 서는 순간 희열을 느꼈다.

정말 기분이 업되고 행복했다. 관중의 환호성을 다시 듣고 싶었다.

그런 나에게 하우스룰즈와의 피처링 작업은 너무나 즐거웠다. 우리 둘 만남의 주요 접합점이 그것이었다.

따지고 보면 공통점이 하나도 없을 듯한 둘이 즐거운 에너지라는 공통의 관심사에 집중하였고,

즐거운 파티와 패션, 세련된 유머로 무장한 신곡 〈Invitation〉을 탄생시켰다.

녹음을 앞두고 가이드 음원을 샤워하면서, 차 안에서, 침대에서 하루 종일 계속 들었다.

얼마나 들었으면 내 주변의 매니저, 회사 사람들, 코디네이터도 따라 부를 정도로 듣고 또 들었다.

부활의 정동하 오빠를 만나서 보컬 연습도 했다. 입을 크게 벌리고 가사를 전달해야 한다는 것을.

노래도 연기라는 것을 오빠에게서 배웠다. 녹음할 때 매우 떨리고 혼미했는데 오빠 덕분에 빨리 끝났다.

그의 보컬 리드 실력은 정말 굿이었다. 그리고 매일 매일 안무 연습을 했다. 가장 바쁜 시즌이었지만 스케줄이 밤 9시에 끝나도

연습실로 달려갔다. 댄스실의 분위기도 정말 좋았다. 댄스를 향한 사람들의 열정이 지친 나에게 새로운 에너지를 채워줬다.

생각해보면 그렇다. 나는 참 인복이 많다. 일복, 돈복, 재복……. 세상에 많은 복이 있지만 가장 행복한 복이 인복일 것이다.

〈Invitation〉 작업도 사인회에서 인연을 맺었던 것을 한 번에 끝내지 않았기에 할 수 있었던 작업이었으니 말이다.

나의 멘토 중에 한 사람이 배우 조달환 씨다. 내 연기 선생님! 다른 선생님들은 내가 연기하는 스타일을 보고 한국적이지 않다.

발음이 좋지 않다. 목소리가 좋지 않다 지적을 많이 했는데 조달환 선배님은 내 단점을 매력으로 봐주셨다.

자신감을 심어주고 연기의 폭을 넓혀주고, 긍정적인 마인드를 심어줬다. 오랜만에 만나도 정말 반가운 사람이다.

나는 많은 사람들을 만나면서 세상에는 나쁜 사람보다 좋은 사람이 훨씬 많다는 것을 경험했다.

아마 내가 만난 사람들. 그 사람들의 배려와 호의와 지도가 없었다면 클라라는 지금 여기 없을 것이다. 어떤 일도 못 했을 것이다.

오늘 누구를 만났는가? 그 사람이 곧 당신에게 아주 큰 행운을 가져다줄지도 모를 사람이라는 것을 기억하길 바란다.

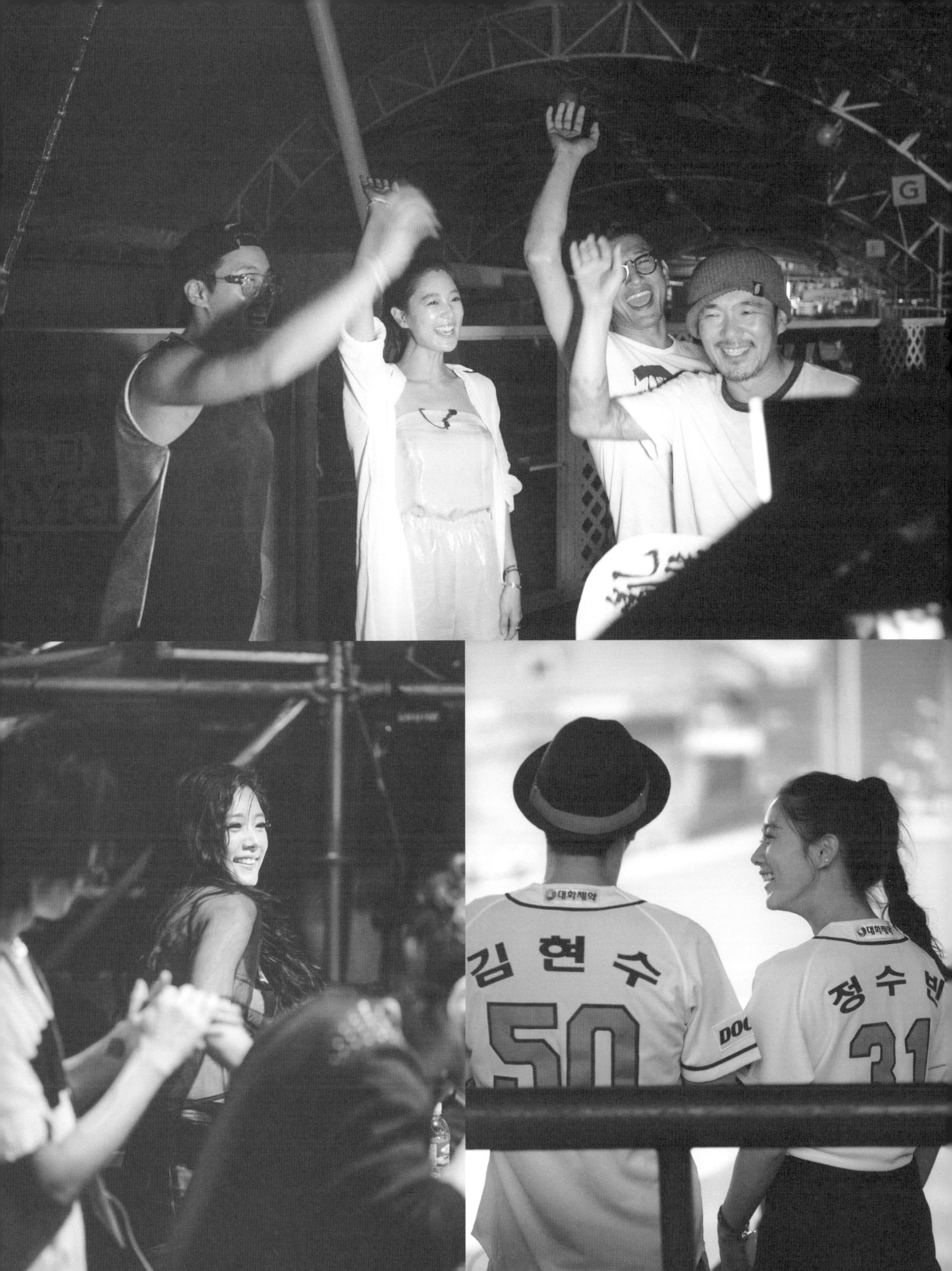
대화제약
김현수
50
DOO
대화제약
정수빈
31

LIVING WITH PASSION #5

나에겐 선물 같았던 한 해

'2013년 네이버 인기 검색어 1위, 클라라!'

2013년 한 해를 정리하며 내 발걸음의 흔적을 국내 최대 포털 사이트가 말해주고 있다.

정말 1년 전에는 이런 인기를 예측할 수가 없었다. 나는 늘 소망했었다. 많은 사람들의 관심을……. 드디어 꿈이 이뤄진 것이다.

PC, 모바일 부분 모두 내가 인기 검색어로 오른 2013년. 고맙고 행복한 한 해였다.

많은 여성지와 연예 정보프로그램에서 '클라라 대세'를 타이틀로 세워 취재를 했고 나는 하루에 두 시간 정도밖에

못 자면서 일분일초를 다투는 스케줄을 병행해야 했다. 하지만 하나도 피곤하지 않고 늘 에너지가 넘쳤다.

참으로 원했던 시간이기 때문이었다.

2013년 출연했던 프로그램도 모두 나에게 소중하다. 우선 On Style 〈클라라의 LIKE A VIRGIN〉은 다시 또 출연하고

싶을 정도로 있는 그대로의 나를 담아주었다. tvN 〈SNL 코리아〉에서는 내가 하고 싶던 콘셉트의 연기를 보일 수 있었다.

SBS 〈화신—마음을 지배하는 자〉는 생방송이라 떨렸지만 마음껏 내 생각을 표출할 수 있었다.

이어지는 광고 모델 출연도 하나같이 마음에 들었다. 스포츠 브랜드 '스케쳐스' 광고로

나는 내 이름이 들어간 레깅스 상품을 얻을 수 있었다. 참 숨 가쁘게 달려온 한 해였다.

하지만 2013년 새해가 밝았을 때까지만 해도 나는 이런 스페셜하고 판타스틱한 일이 내 앞에 놓일 거라고 예측하지 못했다.

딱 1년만 더 노력해보고 아니면 배우 활동을 접자고 다짐하고 버텼던 하루하루가 이렇게 원하던 인기를 가져다준 것이다.

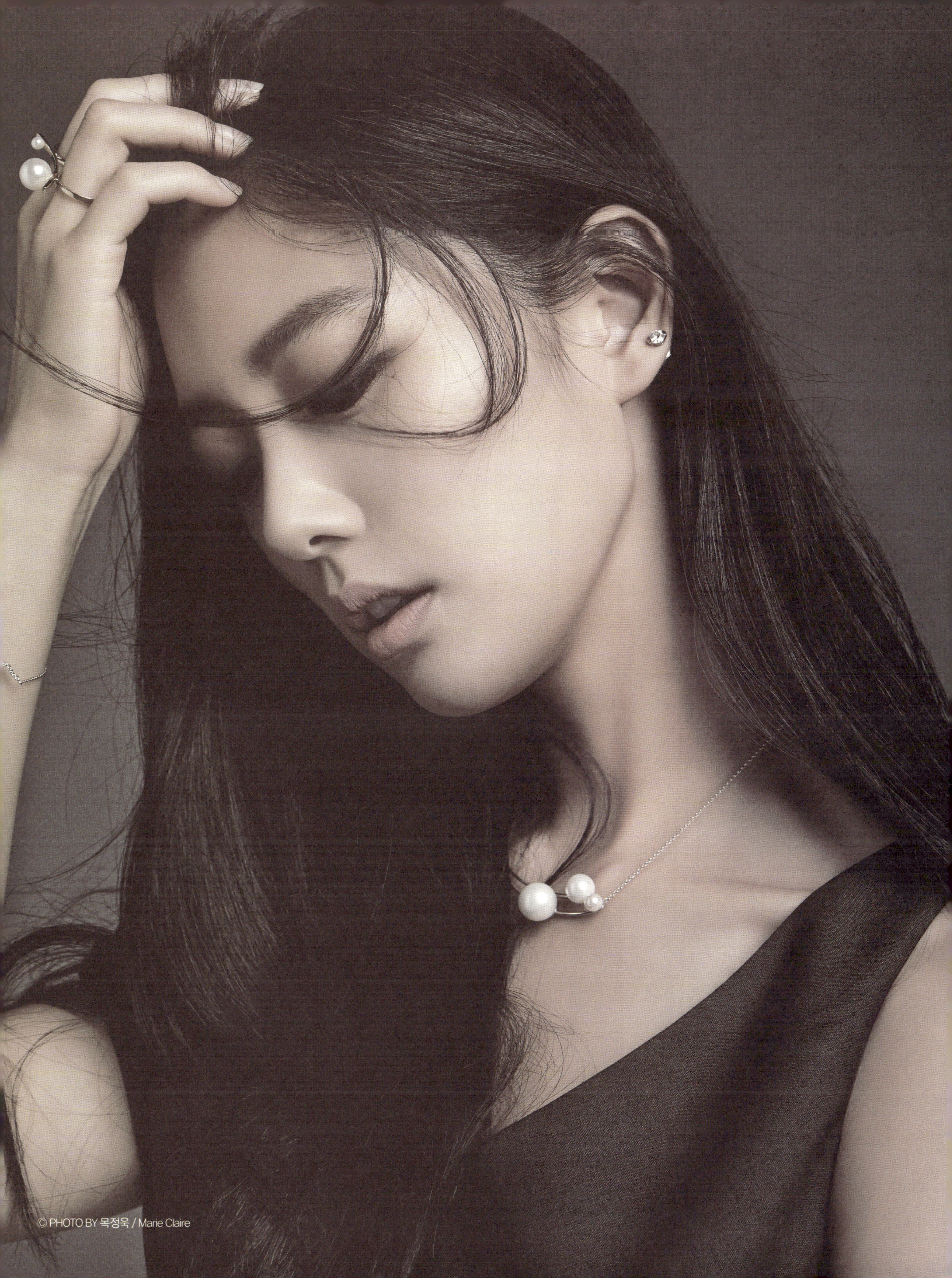

© PHOTO BY 목정욱 / Marie Claire

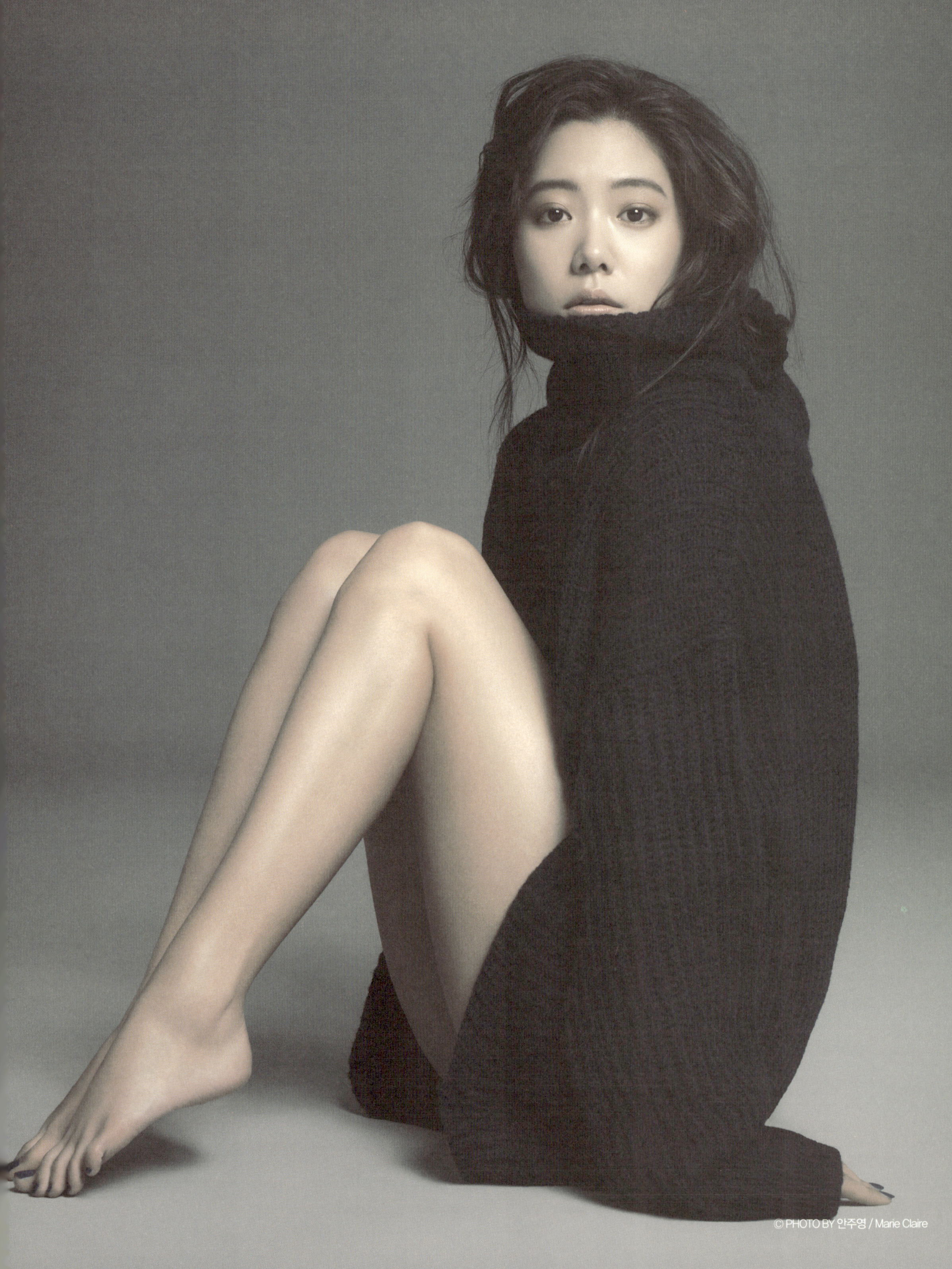

© PHOTO BY 안주영 / Marie Claire

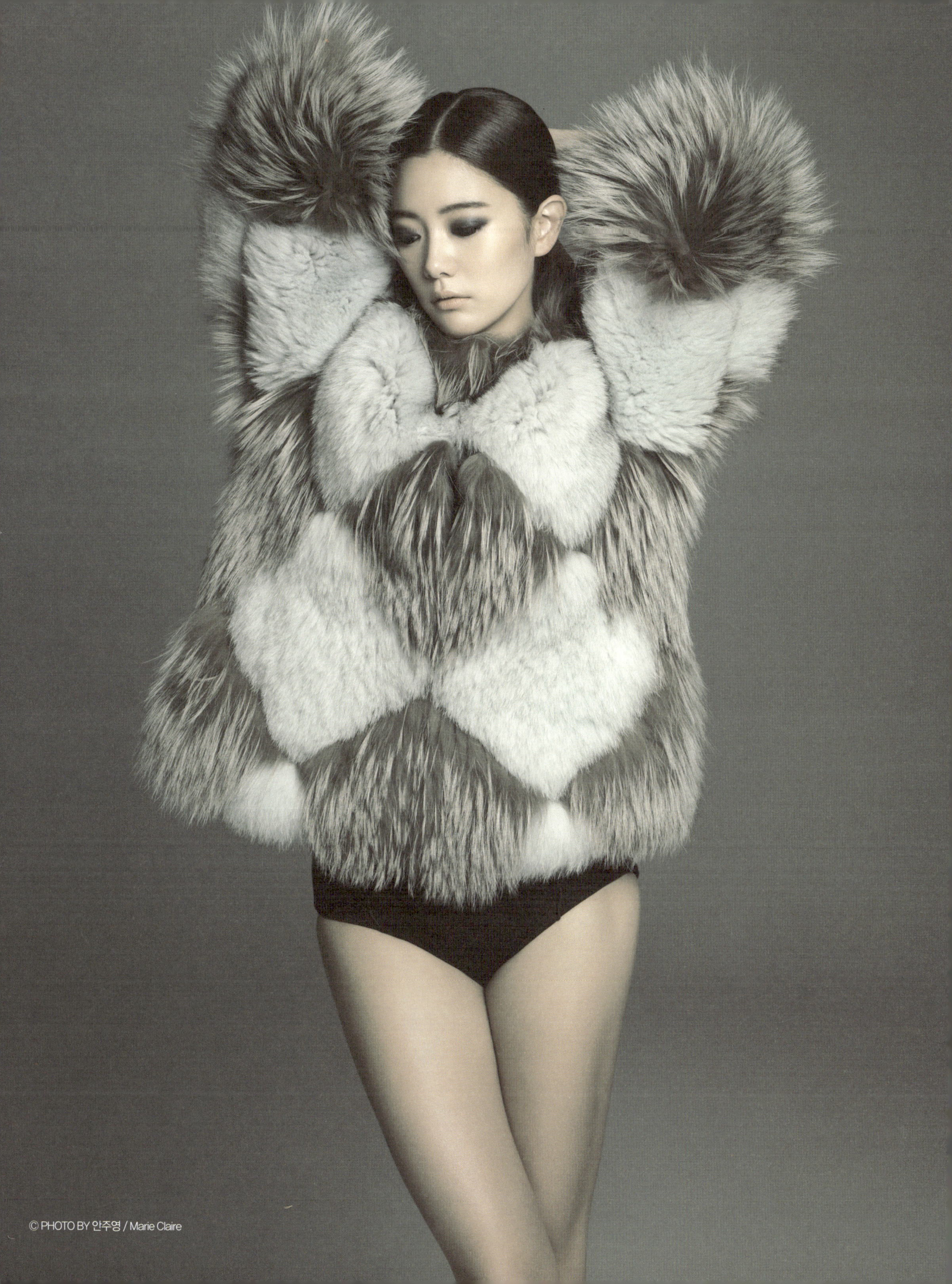

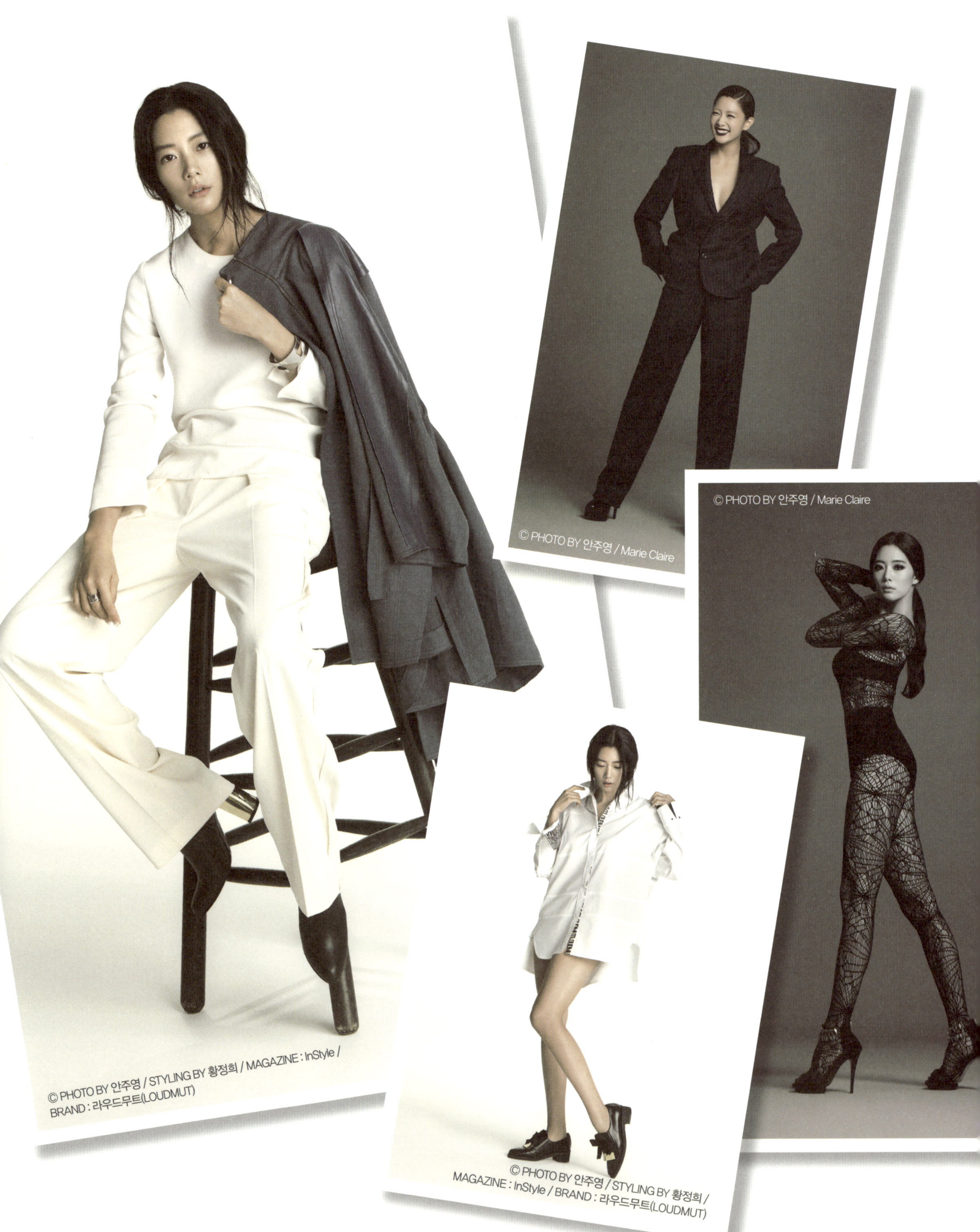

© PHOTO BY 안주영 / STYLING BY 황정희 / MAGAZINE : InStyle /
BRAND : 라우드무트(LOUDMUT)

© PHOTO BY 안주영 / Marie Claire

© PHOTO BY 안주영 / Marie Claire

© PHOTO BY 안주영 / STYLING BY 황정희 /
MAGAZINE : InStyle / BRAND : 라우드무트(LOUDMUT)

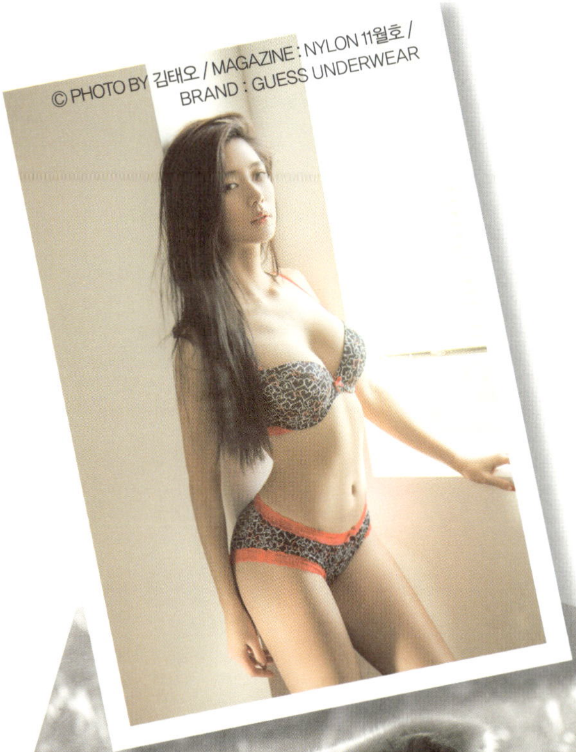

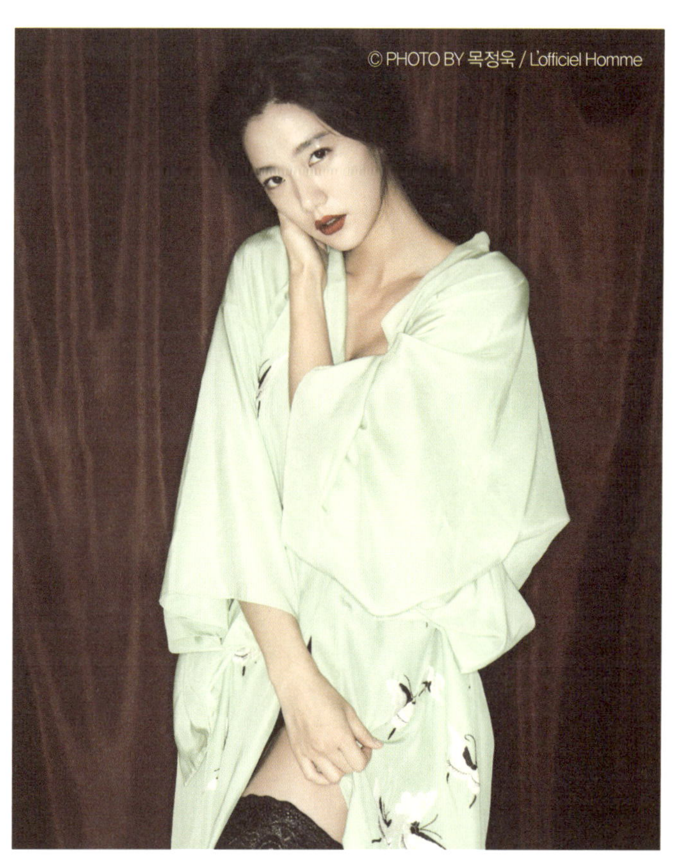
© PHOTO BY 목정욱 / L'officiel Homme

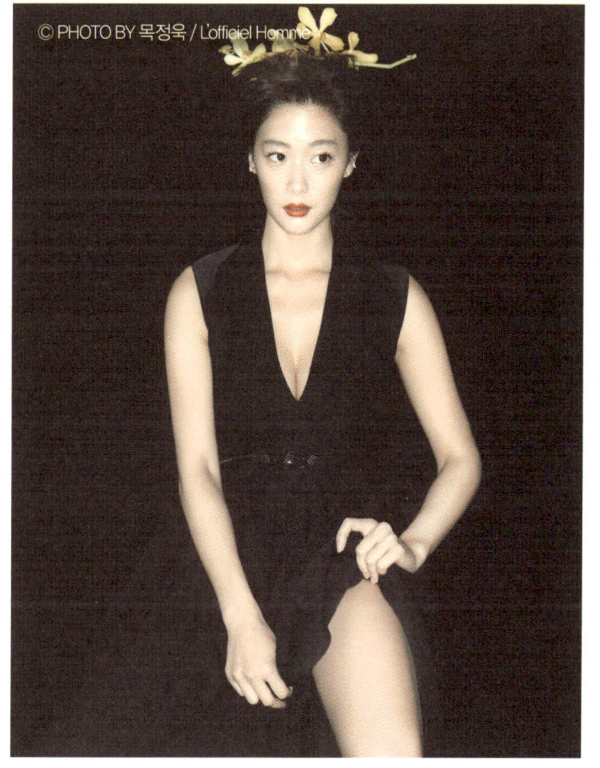
© PHOTO BY 목정욱 / L'officiel Homme

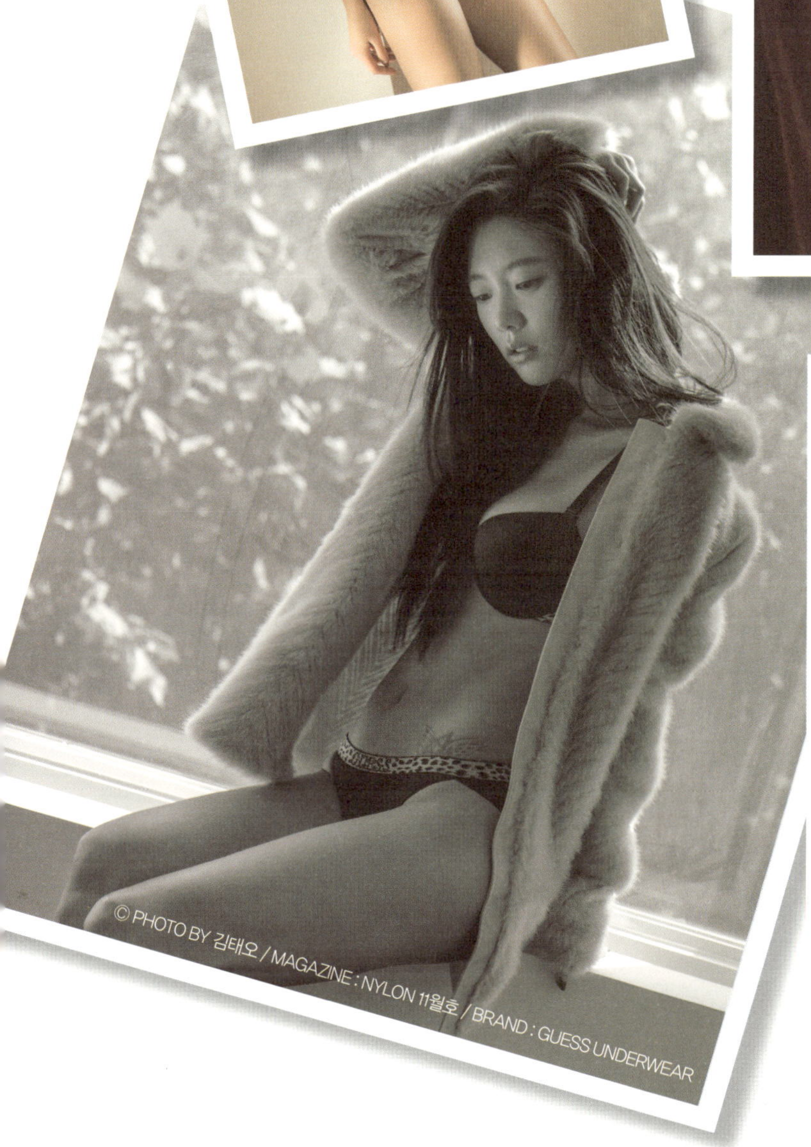

© PHOTO BY 김태오 / MAGAZINE : NYLON 11월호 /
BRAND : GUESS UNDERWEAR

© PHOTO BY 김태오 / MAGAZINE : NYLON 11월호 / BRAND : GUESS UNDERWEAR

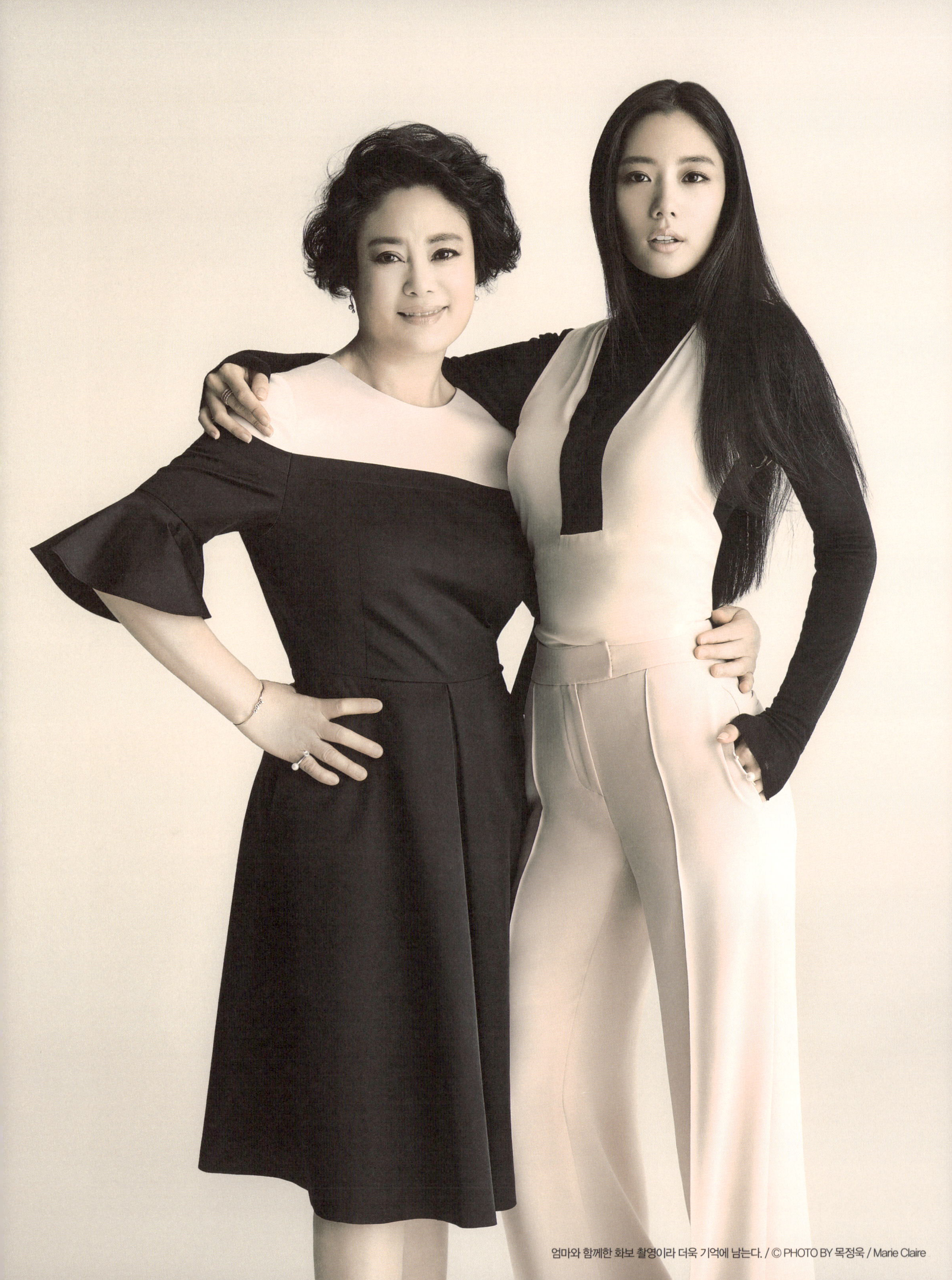

엄마와 함께한 화보 촬영이라 더욱 기억에 남는다. / © PHOTO BY 목정욱 / Marie Claire

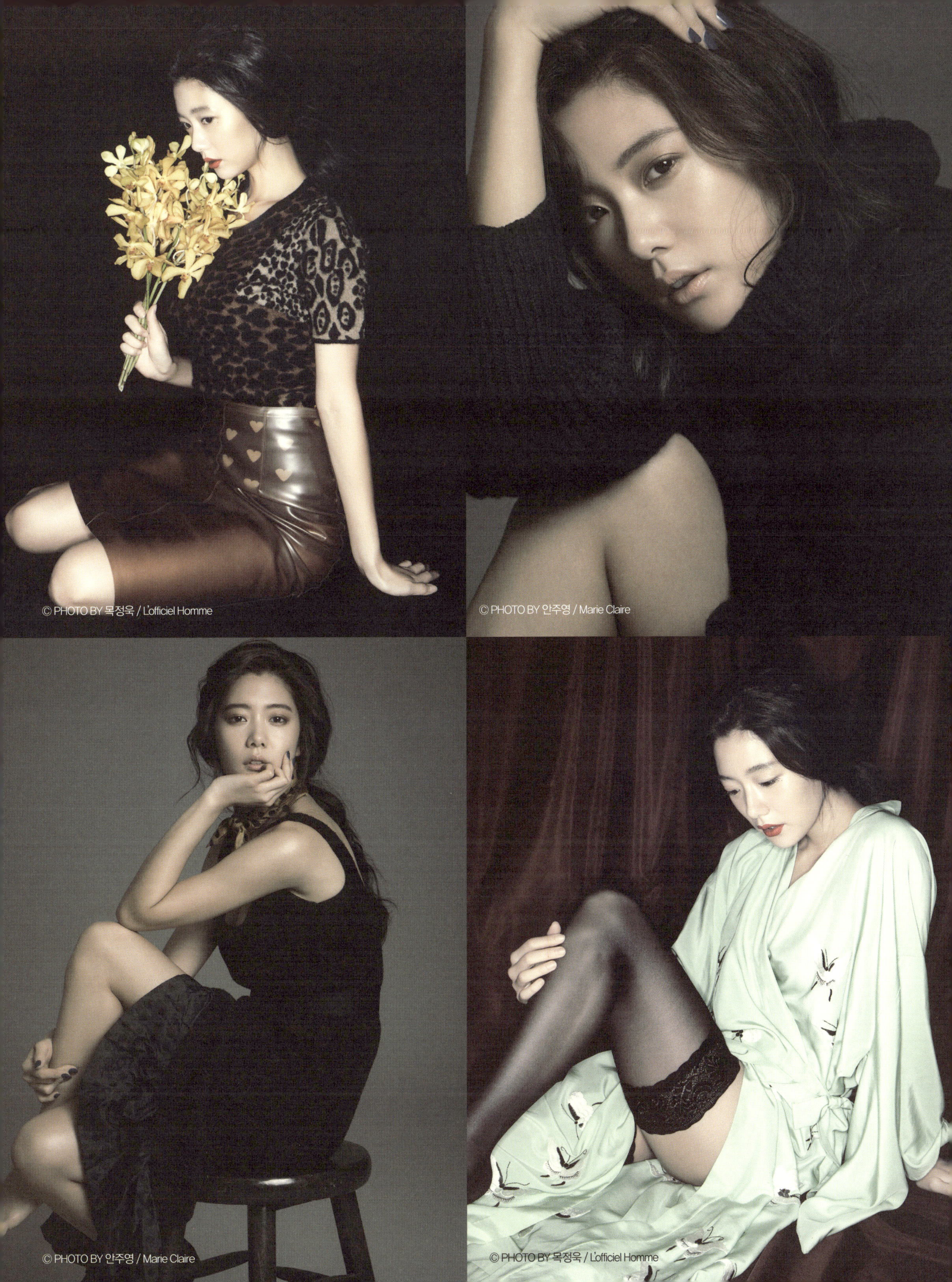
© PHOTO BY 목정욱 / L'officiel Homme
© PHOTO BY 안주영 / Marie Claire
© PHOTO BY 안주영 / Marie Claire
© PHOTO BY 목정욱 / L'officiel Homme

원하는 대로~ 바라는 대로~ 생각한 대로~ 준비한 대로!

〈무한도전〉에 나온 처진 달팽이의 노래를 듣는 순간 갑자기 마음이 찌릿했다.
〈말하는 대로〉의 가사는 이랬다.

"사실은 한 번도 미친 듯 그렇게/ 달려든 적이 없었다는 것을/ 생각해봤지 일으켜 세웠지/
내 자신을/ 말하는 대로 말하는 대로/ 될 수 있단 걸 눈으로 본 순간/ 믿어보기로 했지/
맘먹은 대로 생각한 대로/ 할 수 있단 걸 알게 된 순간/ 고갤 끄덕였지."

나만 이렇게 어둠의 터널을 건너고 있는 것은 아니구나. 위안을 주는 그런 노래였다.
나는 요즘도 이 노래를 들으면 포기하고 싶었던 무명의 시절이 떠오른다.
하지만 넋 놓고 그냥 '왜 난 안되지?' 이렇게 생각하고 노력을 하지 않았다면 지금 이렇게 많은 사람들에게 회자되지도,
책을 낼 수 있지도 않았을 것이다. 정말 지금 생각하면 캄캄한 어둠의 터널 한가운데서도
나는 그걸 '무명'이라고 생각하지도 '어둠'이라고 생각하지도 않았다.
'언젠간 되겠지? 그때를 위해 열심히 준비해야지.' 이렇게 정말 낙천적으로 생각하고 스타가 되기를 꿈꾸며 준비했다.
어떻게 그럴 수 있냐고 불안하지 않았냐고 물어보는 이들이 종종 있다. 불안하지는 않았다.
워낙 어렸을 때부터 혼자 그런 외로움과 싸워왔기 때문에 익숙한 몸부림이었다.
그리고 절망하기에는 나는 아직 무궁무진한 가능성이 있었고 나 자신을 믿었다.
여행도 가고 외국어도 배우고 쇼핑도 하고 외국 친구들과도 사귀고 이렇게 나만의 방식으로
배우가 되기 위한 준비를 하며 시간을 견뎠다.
만약 지금 어둠 속에 있다고 생각하는 분들이 있다면 토닥이면서 이야기해주고 싶다.
'걱정하지 말아요. 다 잘 될 거예요. 원하는 대로 바라는 대로 되기 위해 지금은 준비 운동 단계예요!'

꿈을 위한 기본자세, 자신의 단점을 인정하라!

내가 어떤 방식으로 배우가 되기 위해 준비해왔는지 궁금할 것이다.

나는 미국에서 〈빅토리아 시크릿〉을 주야장천 봤다. 그리고 그들의 몸매와 걸음걸이, 스타일을 따라하려고

많은 노력을 했다. 하지만 한계점이 분명 있었다. 빅토리아 시크릿의 모델은 모두 키가 180cm 이상이었다.

나는? 키 168cm이다. 미국에서는 중간도 못 되는 키로 배우와 모델을 꿈꾸는 일은 분명 좌절과 상실을 안고

시작하는 게임이었다. 그렇지만 그녀들보다 다리가 짧은 것을 탓하지 않았다.

탓해봤자 소용없는 일이었다. 대신 저들처럼 보일 수 있게 내 몸매를 만들 수는 있겠다 싶었다.

그때부터 다리가 길어 보이는 스타일을 연구했다. 나는 그들처럼 보일 수 있다는 것을 믿었다.

우선 옆구리가 잘록해 보여야 다리가 길어 보인다. 그래서 옆구리를 잘록하게 만들기 위해 엄청난 노력을 했다.

신경을 참 많이 썼다. 그리고 힙업이 되어야 다리가 길어 보인다. 다리가 길어 보여야 키가 커 보이기 때문에 힙업 운동도 열심히 했다.

그리고 자세가 올바르게 되어야 키가 커 보인다. 쇄골 라인이 예뻐야 목도 길고 키도 커 보인다.

마지막으로 하이힐은 기본이다. 상의는 짧게 입고, 하의는 양말과 신발까지 컬러를 똑같이 맞춰야

다리가 더 길어 보이는 효과가 나타난다.

키 180cm에 다리가 내 가슴까지 오는 빅토리아 시크릿 모델들의 타고난 길이에 열등감을 느꼈다면

아마 난 절대로 배우가 되지 못했을 것이다. 나는 그들과 다른 신체 조건을 빨리 파악했고 인정했다.

그리고 신체적 단점을 메우기 위해 부단한 노력을 했다.

스타일에서부터 자세, 그리고 다리가 길어 보이는 각종 운동과 관리까지.

내가 레깅스로 아이디어를 내고 어필할 수 있었던 것은 짧은 동양인의 다리를 가진 나에 머물러 있지 않았던 결과다.

단점은 빨리 캐치하고 받아들여라. 그리고 보완해보라.

예뻐지는 비결은 개인마다 다 다른 방법으로 다양하게 열려 있다.

DREAM LIST #6

8년의 기간, 꿈의 노트

나의 20대. 지난 8년간 모아 놓은 꿈의 노트가 있다.

매일매일 나는 배우로 많은 사람들의 사랑을 받을 날을 꿈꾸면서 준비했다.

하지만 스물다섯 살이 넘었을 때부터는 매해마다 포기를 해야 하나 고민도 되었다.

그때마다 든 생각은 '여기까지 왔는데 아깝지 않아? 더 해보자'였다.

나는 좌절의 마음이 불쑥 치솟을 때마다 데뷔하는 신인의 심정으로 연기 연습을 더 많이 했다.

기본적으로 남 탓하는 성격이 아니기 때문이다. 내가 오디션에 합격하지 못했다면

'아직 뭔가 부족한가 보다. 나를 더 업그레이드해야겠다.'

이렇게 다짐을 했지 원망의 마음을 품지는 않았다.

나는 우선 그런 마음을 가지면 내가 늙는 느낌이라 싫었다. 그리고 더 노력해야 하는 것이 맞았다.

오디션을 가도 스태프들에게 더 살갑게 대했다.

내가 업그레이드돼야 날 찾겠구나 싶어서 운동을 시작했다. 그리고 일본어, 중국어도 배웠다.

부족한 나를 채우고 가다듬다가 지칠 때 내가 선택했던 에너지 보충 방법은 바로 여행이었다.

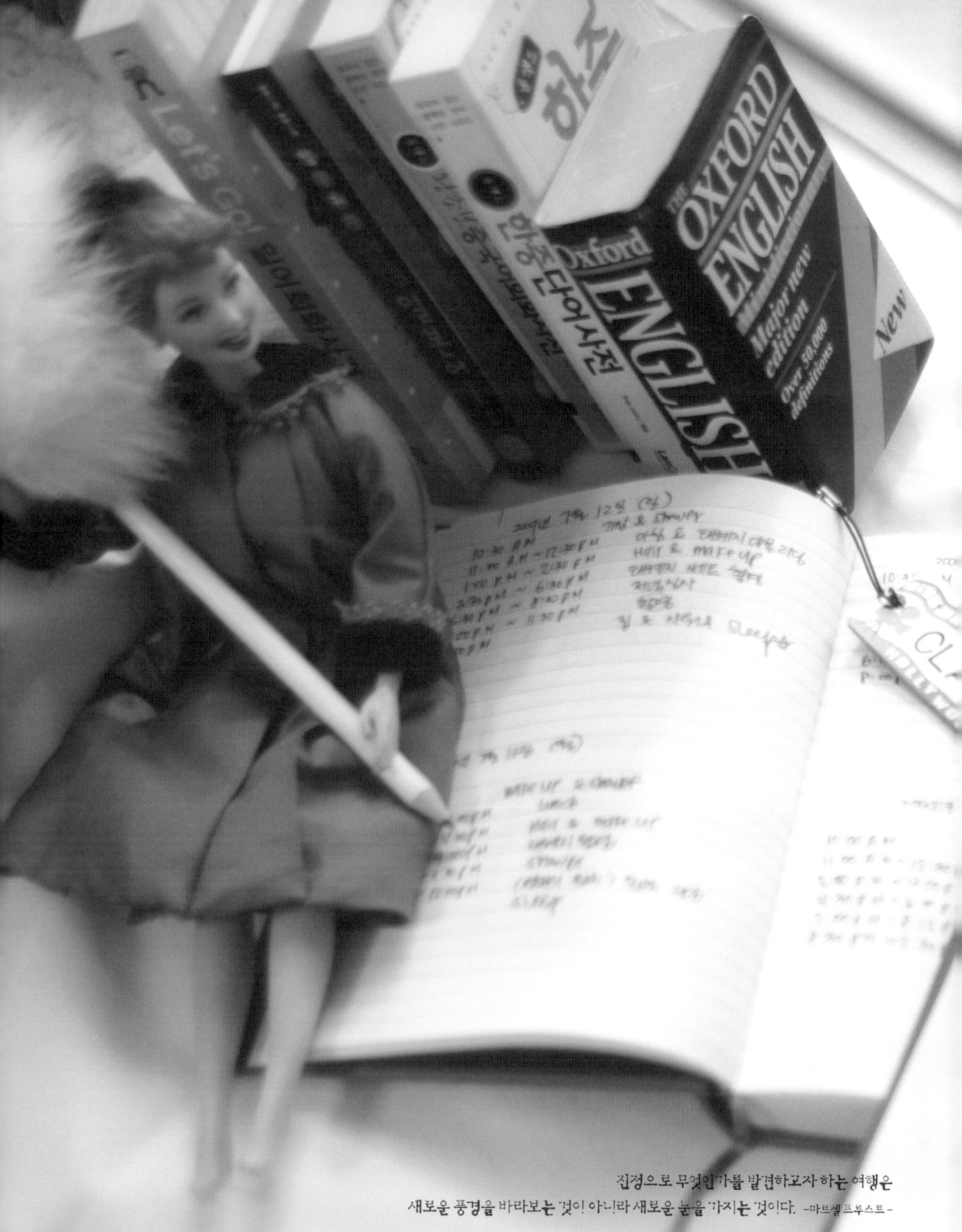
진정으로 무엇인가를 발견하고자 하는 여행은
새로운 풍경을 바라보는 것이 아니라 새로운 눈을 가지는 것이다. -마르셀 프루스트-

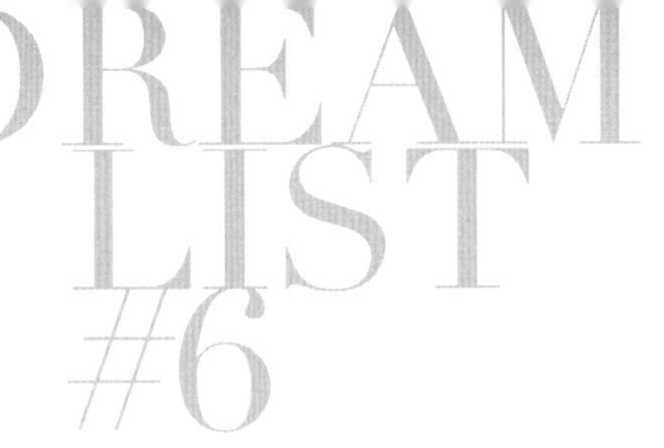

여행, 새로운 나를 발견하는 시간!

클라라에게 여행이란?
일상의 영양 크림 같은 시간!

클라라에게 꿈이란?
없으면 움직이지 않는 자동차의 기름 같은 것!
여행을 통해 꿈을 키우고 꿈을 꾼다.

나는 시간이 날 때마다 여행을 다녔다. 여행에서 만나는 사람들은 나에게 좋은 스승이 되어주었다.

여행지에서 만나는 풍경은 마치 동화 속으로 들어간 느낌을 준다.

여행을 통해서 각국 사람들의 말투, 제스처, 표정을 본다. 그건 연기할 때 표현력을 넓히는 데 도움이 됐다.

타국의 음식을 통해서 그 나라의 문화를 배우기도 한다. 그때는 힘들 때마다 캐리어를 끌고 세계 각국을 누볐던 방황의 시간이라

생각했는데 지금 돌이켜 보면 그때의 시간이 지금의 나에게 도움이 되고 있구나 하는 생각이 든다.

나는 여행을 다니면서 각 나라의 컬렉션 북을 산다. 파리, 뉴욕 컬렉션 등 각 도시에 가면 그 나라 모델들의

스트리트 패션 북이 따로 있다. 그걸 사 와서 보면서 나만의 스타일을 찾았다. 그리고 모델들이 하는 포즈들도 따라 해봤다.

각국의 모델들은 스트리트 컷에서도 포즈가 남달랐다. 그들의 포즈와 스타일링 방법을 그렇게 배웠다.

여행도 하고 현지 모델들의 핫한 아이템과 표정들을 배울 수 있었으니 일석이조였다.

예를 들면 빅토리아 시크릿 모델들의 광고 속 포즈를 보면 속옷이나 잠옷을 입고 S라인을 강조하는 포즈가 많다.

나는 그것들을 따라해봤다. 그리고 그들이 어떻게 운동하고 관리하는지도 눈여겨보고 따라하곤 했다.

정말 누누이 말하지만 노력하면 많은 부분이 개선된다.

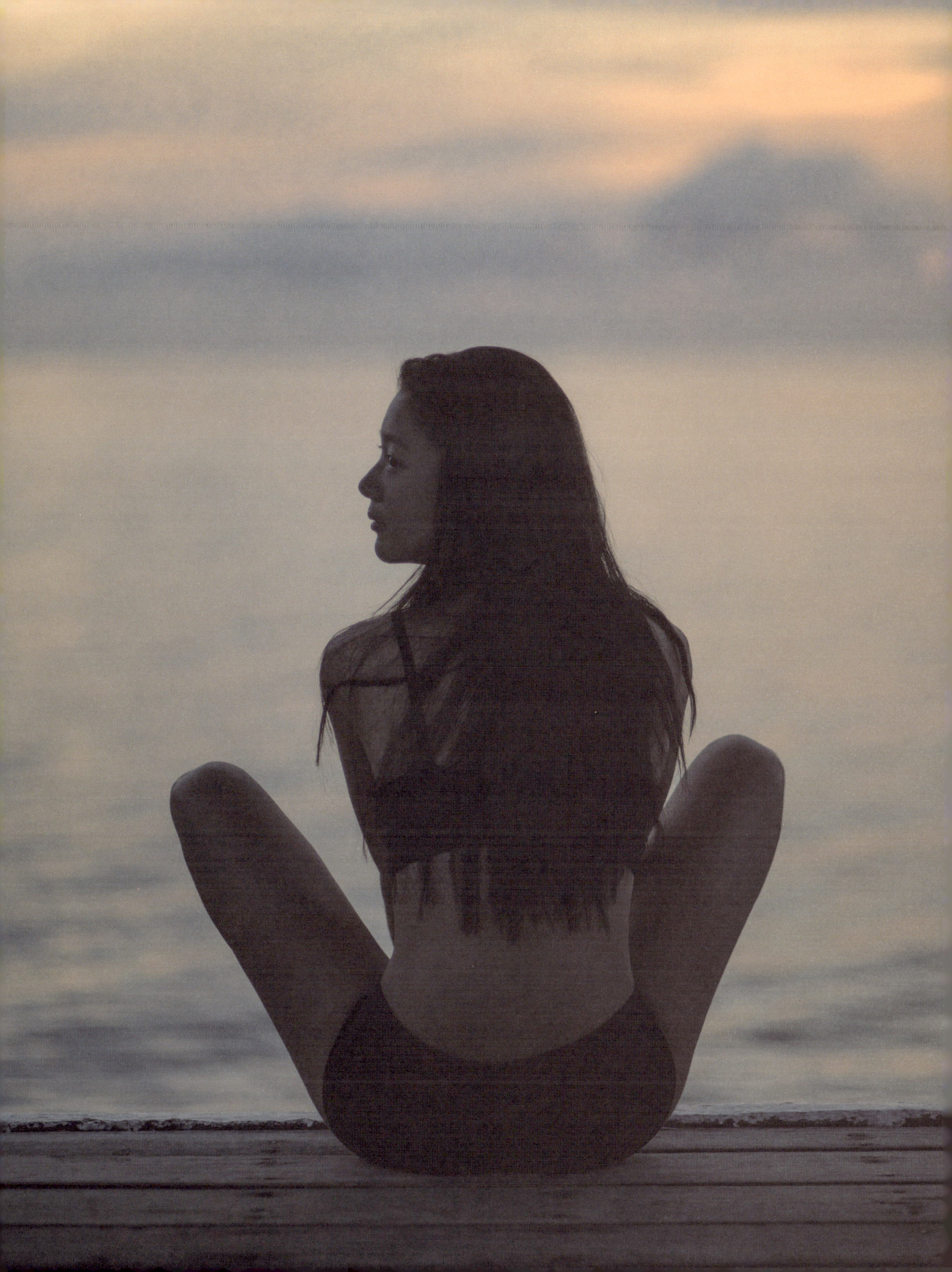

또 다른 꿈의 노트

"꿈속에 사는 느낌일 것 같아요."

2013년 엘리베이터를 타고 올라가듯 수직 상승한 나의 유명세를 보고 많은 사람들이 말을 한다.

정말 꿈속을 걷고 있는 느낌이 들긴 들었다. 하지만 이내 나는 다른 꿈을 꾸면서 현실에 안주하지 않고 있다.

나의 또 다른 꿈은 바로 '글로벌 클라라'가 되는 것이다. 할리우드에 이름을 알리고 싶기도 하고

나의 다양한 해외 경험을 바탕으로 해외에서 활동을 하고 싶기도 하다.

그렇다면 내가 어떤 준비를 해야 할까? 이렇게 생각하니 이제껏 그래왔던 것처럼 사람을 통하는 것이 제일 빠른

방법인 듯 했다. 요즘은 〈엑스맨〉, 〈러시아워〉 시리즈의 브렛 라트너 감독과 친분이 있어서 작품을 의논하고 있다.

그분의 소개로 아메리칸 어패럴 브랜드의 창립자를 만나기도 했다.

촬영은 내가 좋아하는 호텔식 하얀 시트에서 편안하게 진행되었다. 그런데 미국과 한국의 반응이 너무 달랐다.

미국에서 '아메리칸 어패럴' 광고를 찍었다고 하면 정말 대단하다고 하는데(그것도 창립자가 직접 캐스팅한 거라면 더욱!)

한국에서는 잘 몰라줘서 조금 상처도 입었지만 나는 미국 진출을 포기할 수 없었다.

아메리칸 어패럴 광고는 미국에 진출할 수 있는 계기가 되었다.

미국에 전광판을 세우자는 이야기가 나왔고 동시에 서울의 명동 매장에도 걸자는 제의가 들어왔다.

이렇게 나는 조금씩 세계로 무대를 한 걸음 한 걸음 옮겨 나갈 계획이다. 영화 출연도 고려 중이다.

잡지 촬영도 줄줄이 들어왔다. 미국 잡지 중에 〈MODE〉, 〈MOVE〉 매거진에 아시안 처음으로 커버 촬영을 했다.

〈MOVE〉는 유명 스포츠인들에게 모두 배달되는 잡지라 나한테 하나의 프로필이 되는 거고, 이 잡지 표지모델로 많은 일이 또 생길 것 같다.

그리고 미국 패션&라이프스타일 매거진 〈MODE〉와는 또 한 번 인연을 맺게 됐다.

'2014 세계에서 가장 아름다운 여성 100인(Mode Lifestyle Magazine's 100 Most Beautiful Women in the World 2014 List)'을

10월에 발표했는데 내가 랭킹 2위로 선정된 것! 세계 미녀 2위라니 믿기지 않는다.

어쩌면 할리우드를 향한 진출은 이미 시작된 거라고 생각해도 무관할 것 같다.

참 미국에서도 시구 제의가 있었다. 드웨인 존슨과 짝을 이뤄서 시구 시타를 추진하는 이야기들. 정말 설레고 흥분된다.

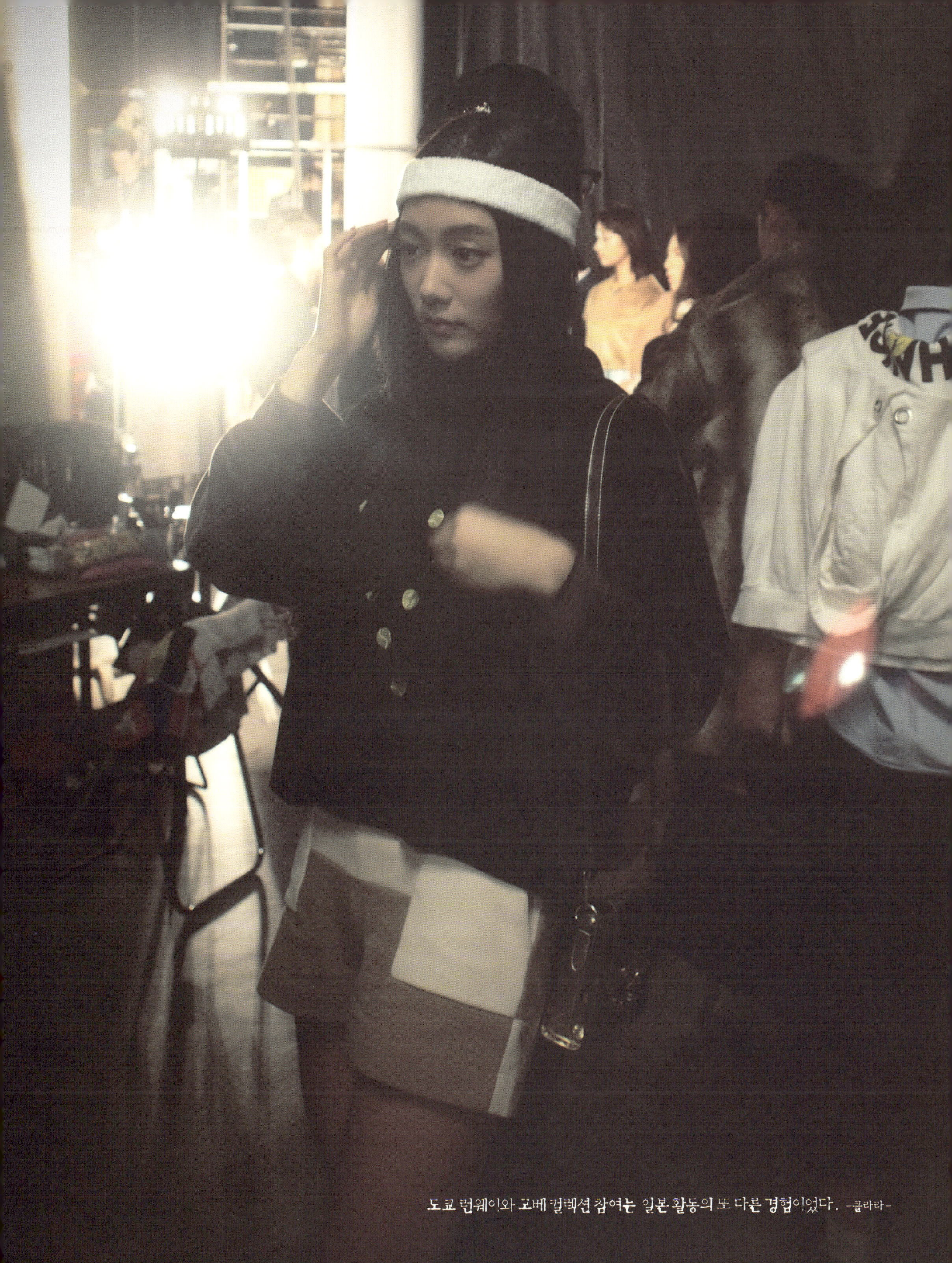
도쿄 런웨이와 고베 컬렉션 참여는 일본 활동의 또 다른 경험이었다. -클라라-

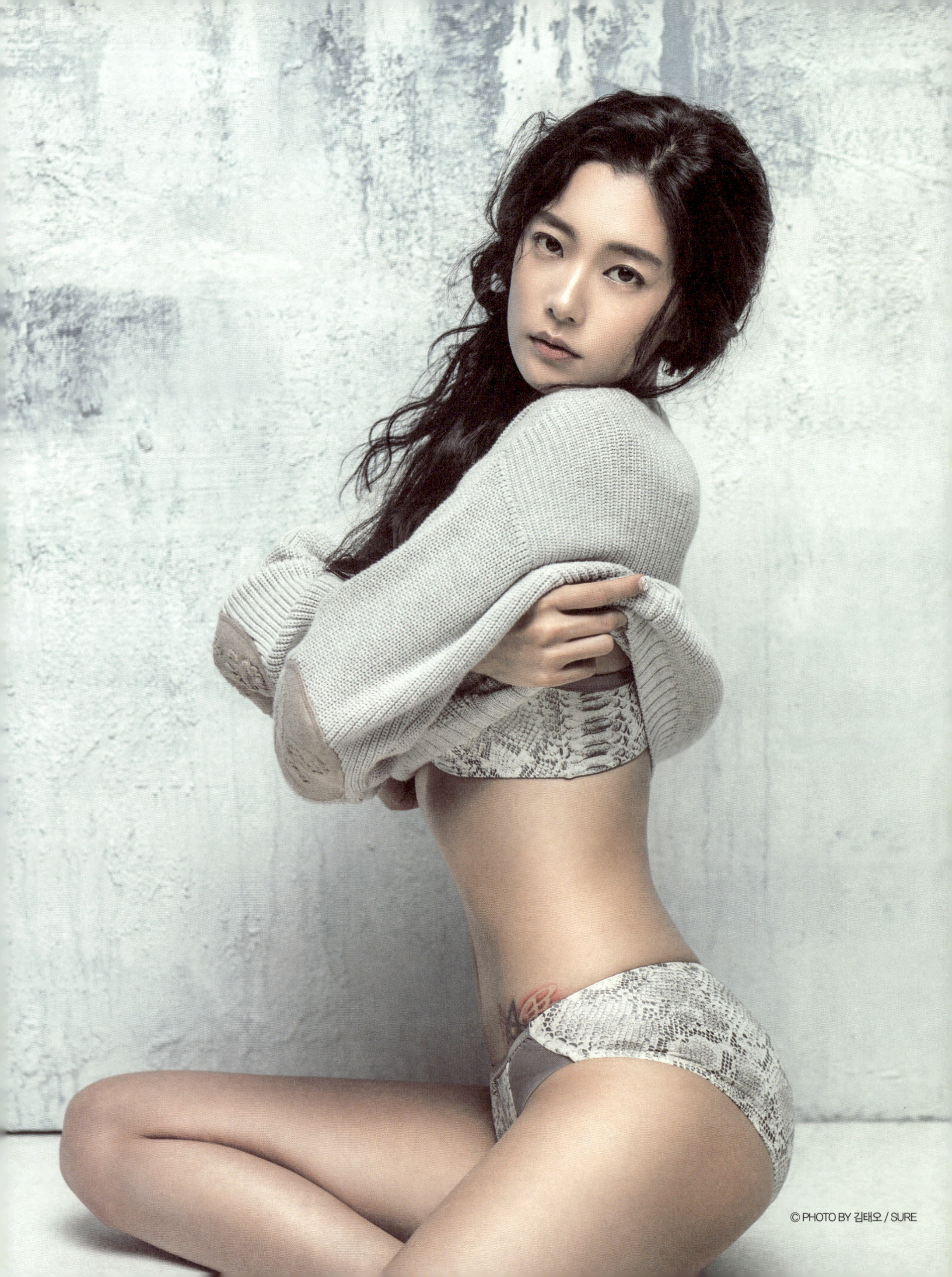
© PHOTO BY 김태오 / SURE

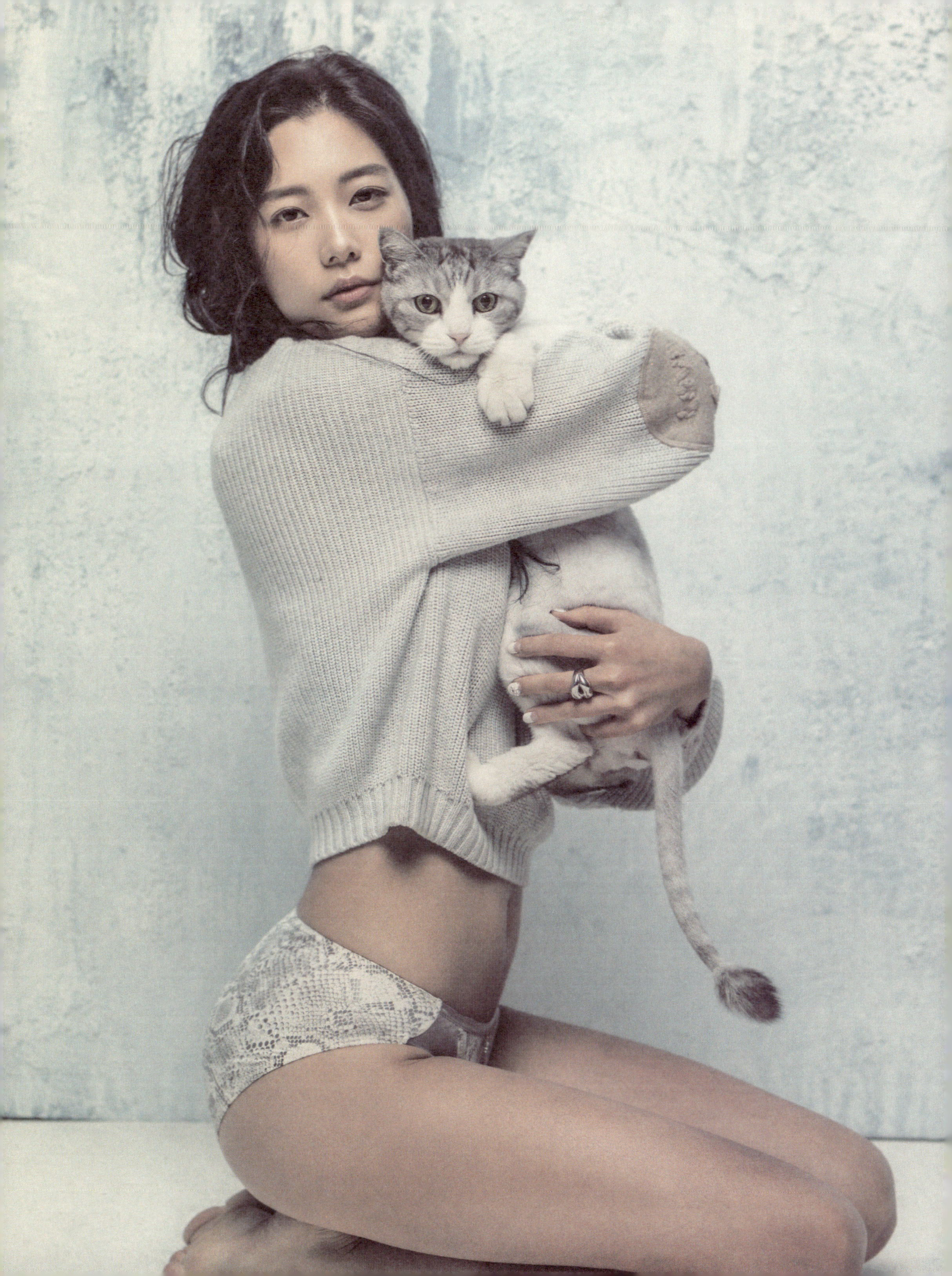

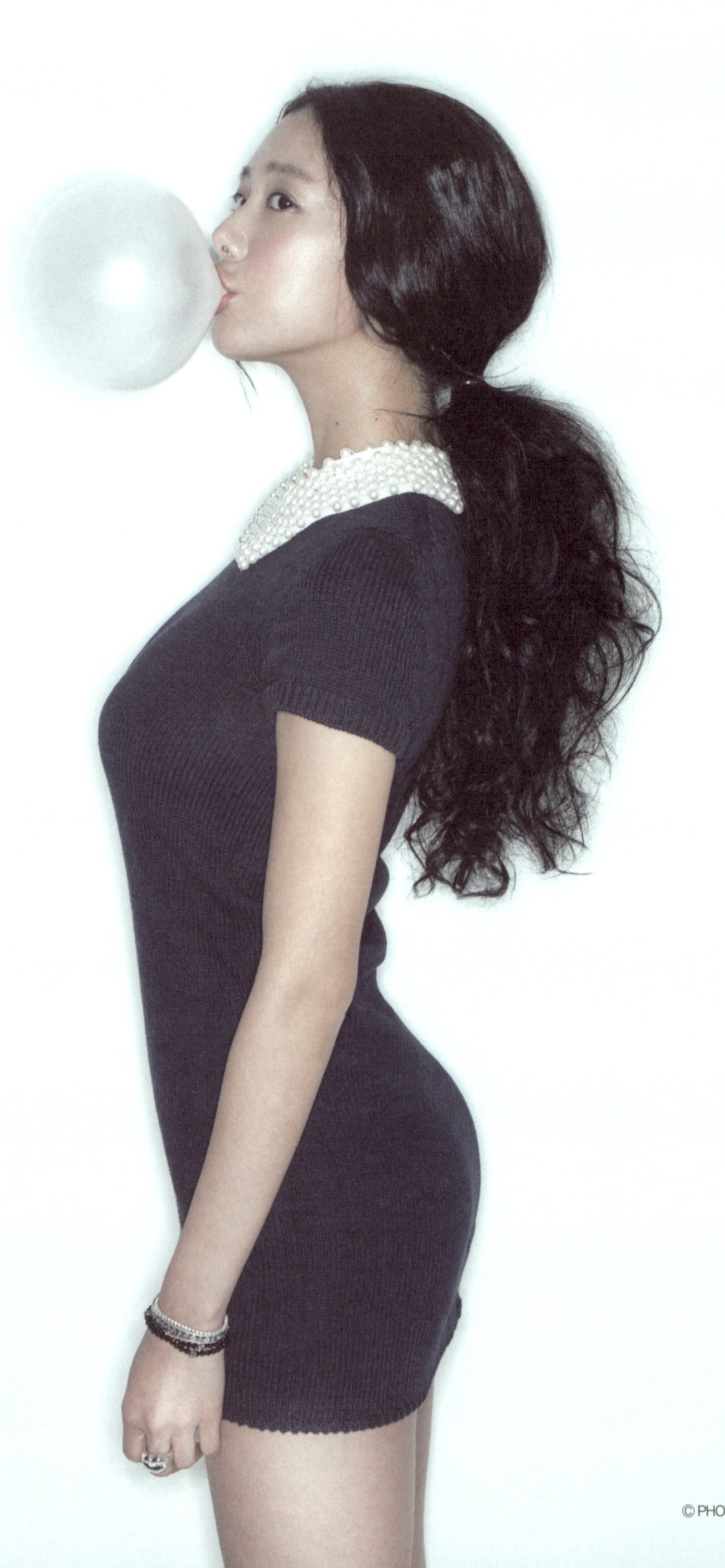

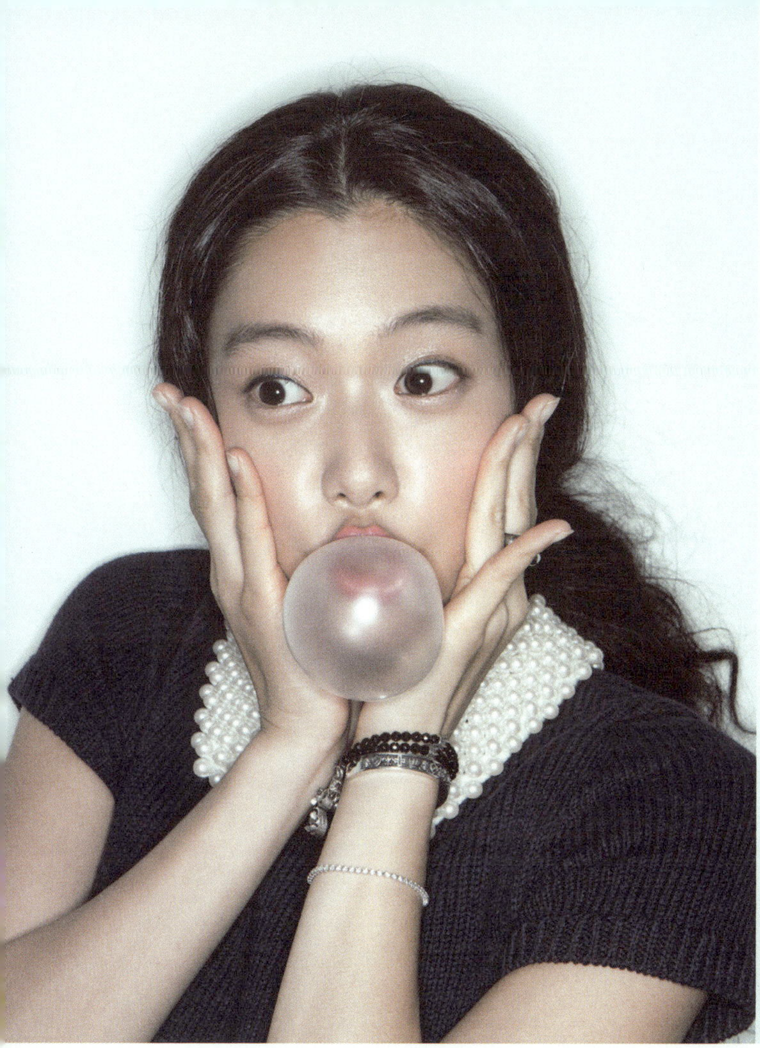

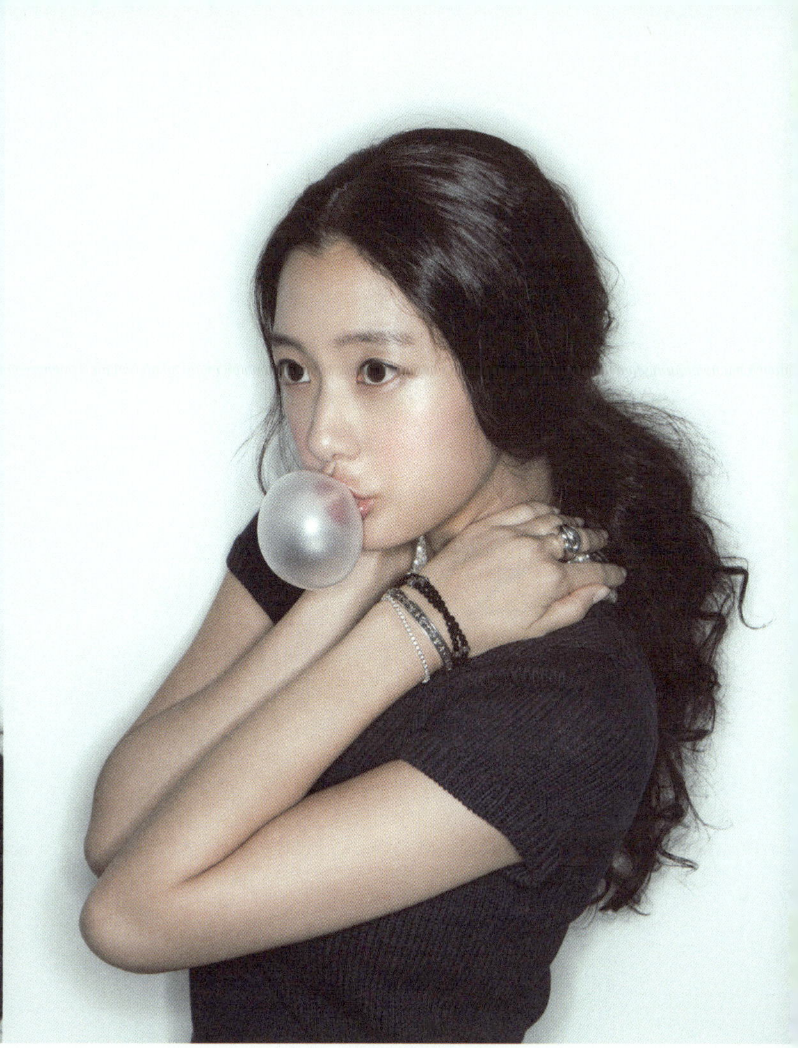

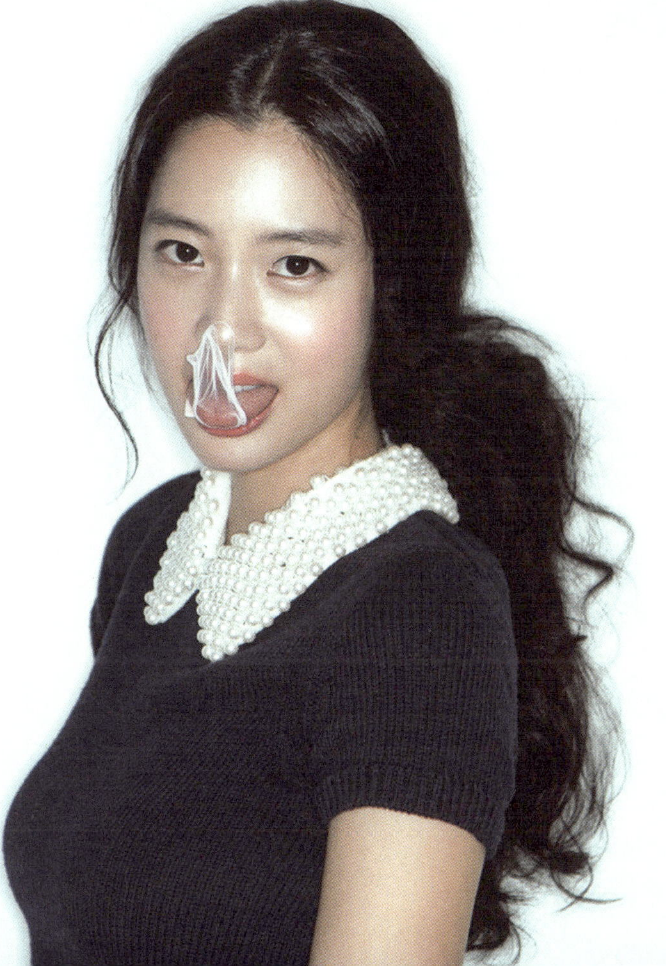
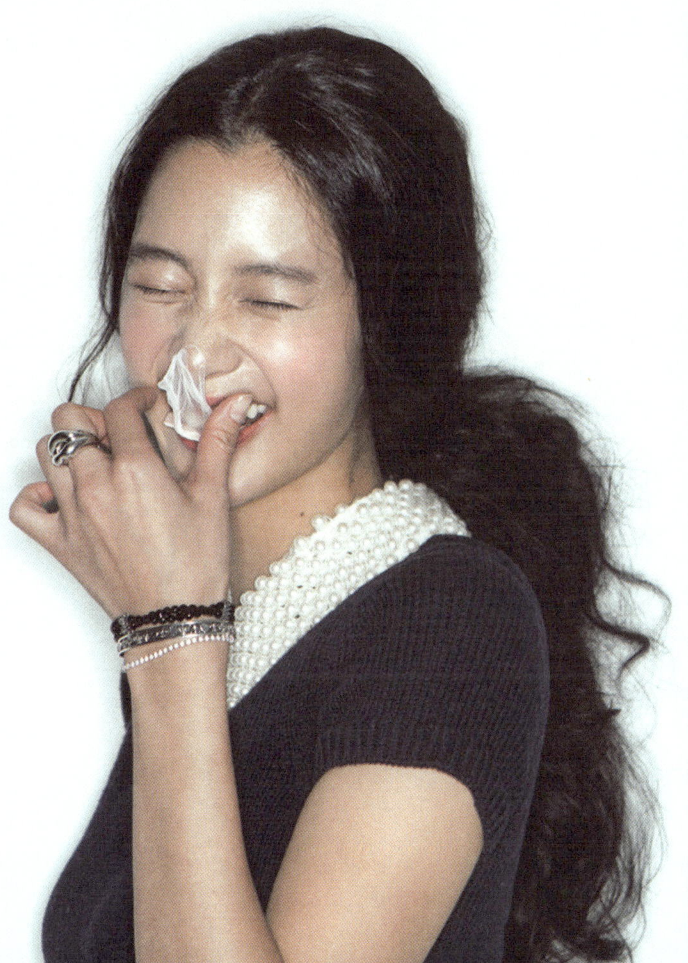

TURNING POINT #7

레드 카펫 위 아름다운 뒷모습은 여배우의 특권!

오늘은 레드 카펫을 밟는 날. 한 걸음 한 걸음이 조심스럽다.

우아한 레드 카펫 위의 여배우들은 몇 걸음을 위해 며칠을 긴장하고 준비한다.

화려한 스포트라이트와 불꽃 놀이의 클라이맥스 같은 카메라 플래시 세례. 자신이 고른 완벽한 드레스와 주얼리.

공을 들인 메이크업과 헤어스타일로 아름다움을 마음껏 발산시킬 수 있는 곳. 레드카펫!

내가 공을 들인 오늘의 포인트는 뒤태다.

드레스 사이로 비치는 등과 허리를 가로지르는 아름다운 곡선을 만들기 위해 등 근육 운동을 꽤나 열심히 했다.

여성의 아름다운 등 라인은 다른 부위의 노출보다 훨씬 우아하고 고급스러운 섹시미를 강조할 수 있다.

드레스를 입을 일이 많지 않아서 상관없을 것 같은 이야기라고 생각하면 오산이다.

이 은은한 뒤태 라인은 헐렁한 티셔츠 한 장을 입었을 때도 원피스나 오피스룩의 실크 블라우스로도 연출 가능한 포인트다.

잘 연출하면 정말 섹시해 보인다. 그래서 내가 웨이트 트레이닝을 할 때 빠지지 않고 하는 것이 등 운동이다.

등 라인이 살아야 몸이 길어 보이고 균형이 잡혀 보인다.

복근 라인도 힙 라인도 등이 굽어 있거나 등 라인이 살아나지 않으면 다 죽어 보인다.

나는 몇 년간 이 등 라인을 위해 노력했다. 그리 어려운 운동은 아닌데 꾸준히 하면 확실히 효과가 있다.

디스크 예방에도 으뜸이다.

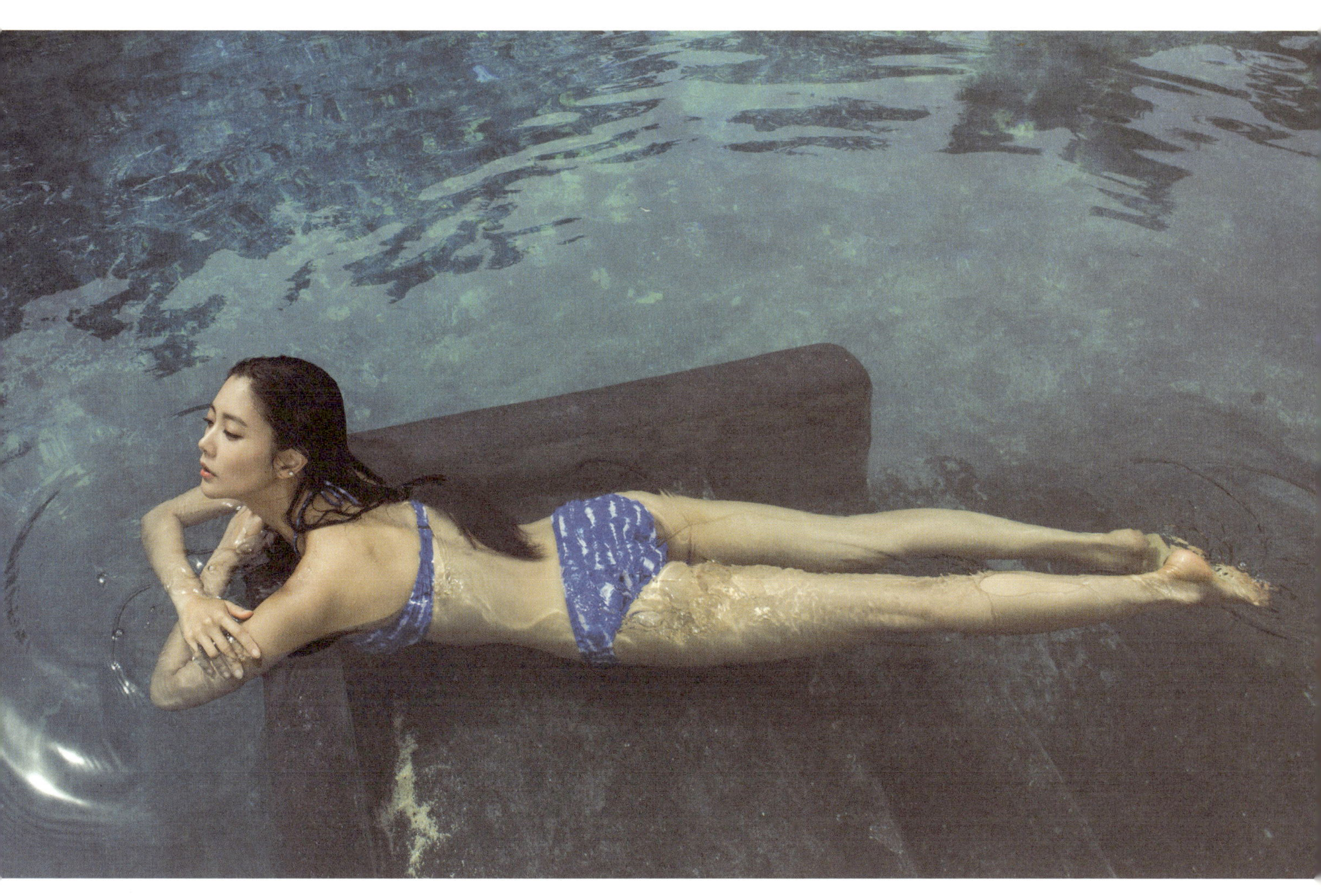

더 나이 들기 전에 도전해보고 싶은 누드!

어느 날 거울을 보니 몸이 예전처럼 탱탱하지 않다는 게 느껴졌다. 팔뚝 살이 늘어지고 엉덩이도 펑퍼짐해졌다.

그걸 커버하기 위해서 커다란 티셔츠를 입었다. 자신이 없었으니까. 그러다가 안 되겠다 싶어서 운동을 시작했다.

나는 체중이 항상 비슷하고 살찐 적이 없다고 생각했는데 옛날 사진을 우연히 보게 되었다.

얼굴은 동글동글 어깨는 떡벌! 이게 나인가? 아, 내가 이렇게 살찐 적도 있었구나.

미국의 중고등학교는 체육 활동이 매우 활발하다. 나는 그곳에서 각양각색의 스포츠를 배웠다.

농구, 배구, 트랙 달리기, 무용 등 학교에서 기본적인 운동으로 체력을 다지는 것이 성적에도 반영되었기에 굉장히 열심히 했다.

발레를 오랫동안 배워서 몸이 비교적 유연한 편이었지만 지금처럼 몸매에 신경을 쓰지는 않았다.

발레를 하다 보니 워밍업 동작 자체가 운동이 됐던 것 같다. 십대 때는 웨이트 트레이닝을 좋아하지 않았다.

하지만 어느 날 웨이트 운동을 하지 않으면 몸이 더 퍼지겠구나 싶었다.

그래서 한국에 들어와 시작하게 된 것이 지금까지 꾸준하게 하는 웨이트 트레이닝이다.

효과는 운동을 시작하고 바로 나타났다. 힙 업이 되었고 등 근육이 곧아졌으며 팔뚝이 가늘어졌다.

그렇게 몸이 변하는 것을 보니 더욱 열심히 관리를 하게 되었고 어느 순간 거울을 보면서 이런 생각을 했다.

'아, 누드 한번 찍고 싶다. 더 나이 들기 전에!'

정말 생각해보면 오늘이 내 남은 평생 중에 가장 젊었을 때이다. 젊음은 젊음 자체로 싱그럽고, 한 해 한 해가 다르게 몸이 변하는 걸

느끼면서 젊은 시절의 예쁜 내 모습을 사진으로 남기고 싶은 욕망이 자꾸 자라났다.

그래서 더욱 열심히 운동을 하게 되었다. 운동을 하기 전에는 화려한 옷을 많이 샀다. 나를 돋보이게 하려면

그런 옷이 필요하다고 생각했다. 그런데 지금은 오히려 단순하고 장식이 많지 않은 옷을 사게 된다.

무늬가 없는 티셔츠나 탑, 레깅스 같은 옷은 단순한 디자인으로 몸을 그대로 드러나게 한다. 하지만 운동을 하면서 깨닫게 된 것 하나.

화려하고 블링한 주얼리보다 더욱 나를 돋보이게 해주는 건 잘 관리된 아름다운 몸매였다.

몸매가 아름다우면 흰 티셔츠에 청바지만 입어도 더욱 아름답고 섹시해보인다는 것을 깨달았다.

그러니 누드는 얼마나 아름다운 패션일까? 이렇듯 나는 운동을 통해서 시각이나 취향도 바뀐 것 같다.

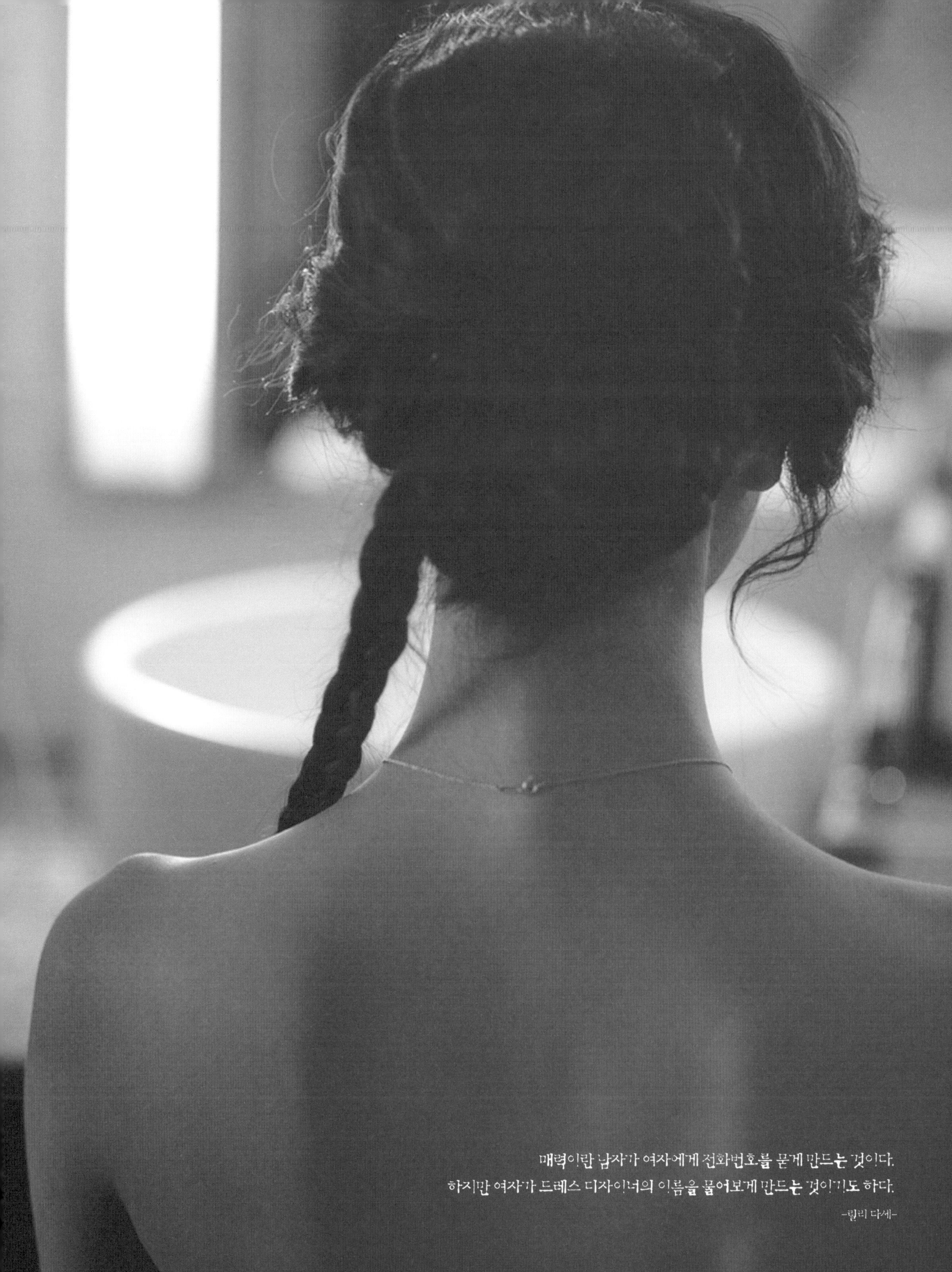

매력이란 남자가 여자에게 전화번호를 묻게 만드는 것이다.
하지만 여자가 드레스 디자이너의 이름을 물어보게 만드는 것이기도 하다.
-릴리 다세-

나는야 거울 공주!

우리 집에는 전신 거울이 군데군데 놓여 있다. 나는 집에 들어오자마자 모든 옷을 다 벗는다. 속옷까지 모두!

그렇게 누드로 전신 거울을 본다.

내 몸을 자주 확인해야 내 몸 어디에 셀룰라이트가 더 커졌고, 어디에 근육이 죽었는지 매일 확인할 수 있다.

평소에는 핸드폰 뒤에 달린 거울을 활용한다. 몇 번이고 거울을 보면서 내 표정을 관리하고 메이크업을 확인한다.

아침에 거울보고 자기 전에 거울보고……

거울을 보지 않는 여성이 있다면 나처럼 자주자주 보라고는 권하지 못하겠지만

그래도 거울은 수시로 봐주는 습관을 들이길 권한다. 습관이 되면 그리 어려운 일도 아니다.

정말 닿기 쉬운 곳에 손거울 하나 놓고 자신의 표정과 상태를 매 순간 체크해보라.

자신을 훨씬 더 잘 알게 되기도 하고 컨디션 조절도 잘 된다.

오늘도 호텔처럼 하얀 시트의 뽀송한 내 침대에서 하루를 마감한다.

거울을 보면서 사랑하는 사람들, 오늘 하루 고마운 사람들을 떠올리면서 행복한 잠을 청한다.

"클라라! 오늘 하루도 수고 많았어." 거울 속의 나에게 말을 전해준다.

자신을 사랑하는 사람만이 타인도 진정으로 사랑할 수 있다는 말!

정말 맞는 말인 것 같다. 사랑을 담아 굿 나잇~!

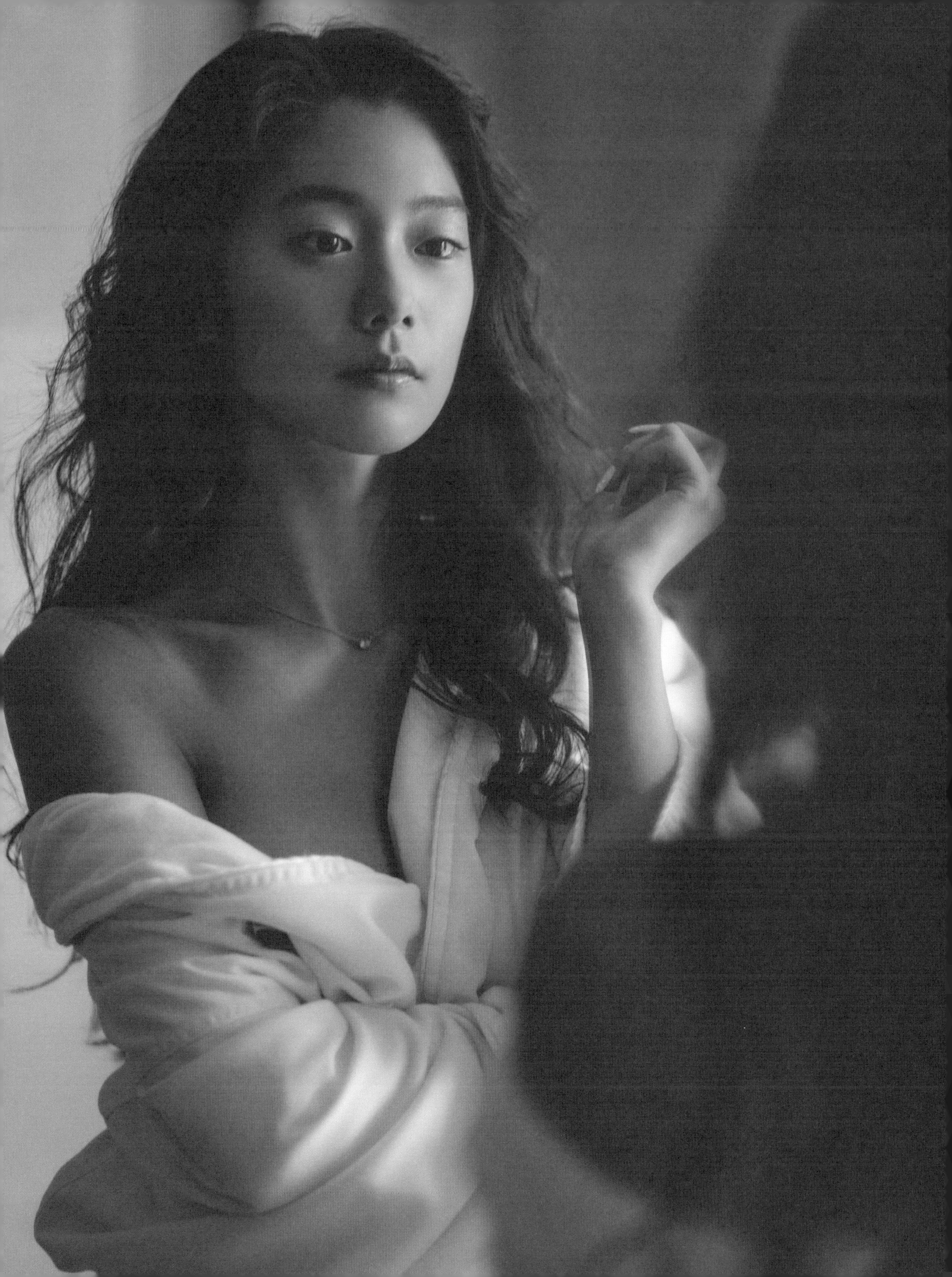

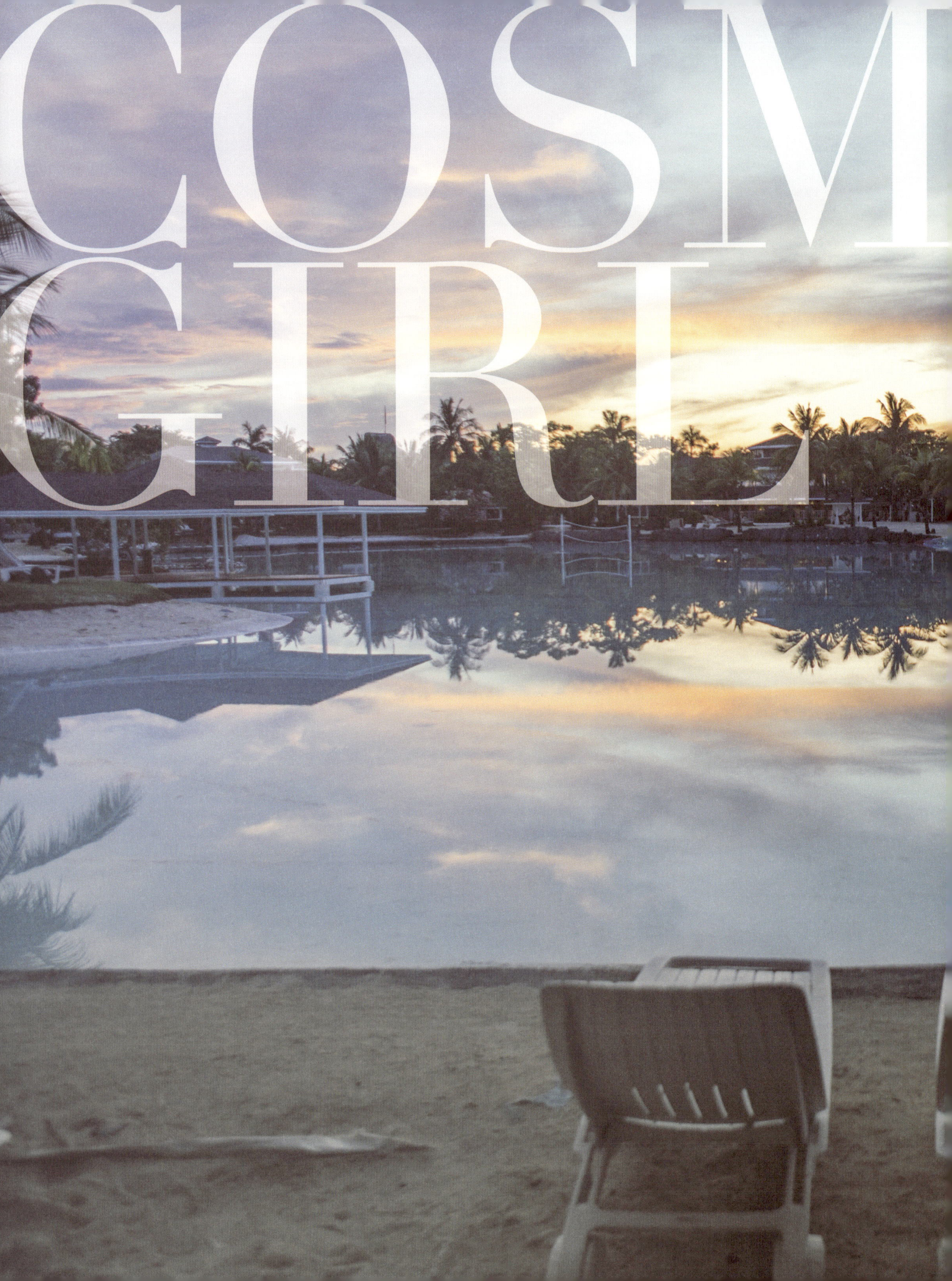

COSM
GIRL

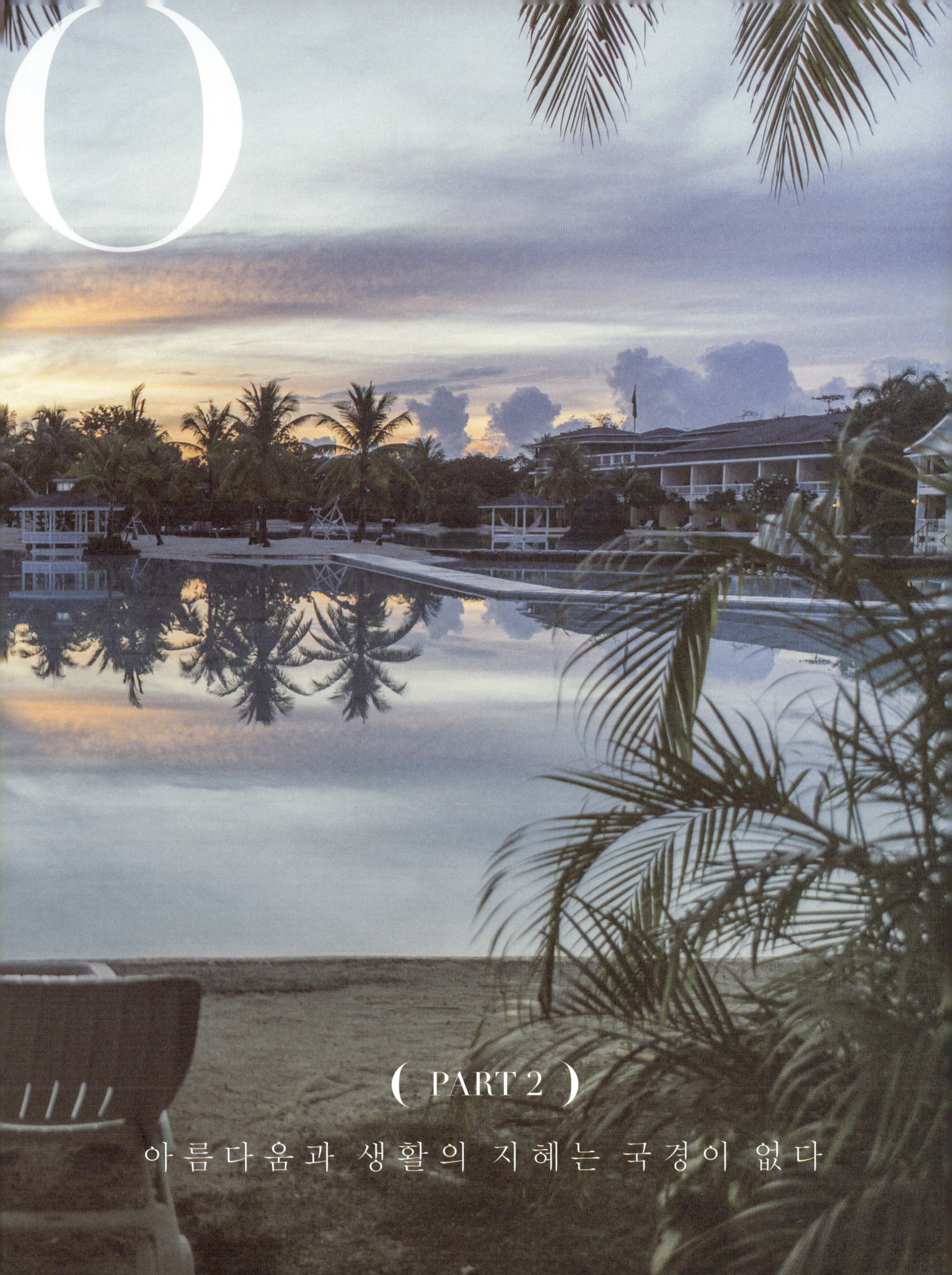

(PART 2)
아름다움과 생활의 지혜는 국경이 없다

LIFE OF A COSMO GIRL #1

We Are The World~

"라라! 나 정말 너랑 가고 싶은 곳을 발견했어. 올래?"

싱가포르에 있는 친한 친구 A에게서 연락이 왔다. 시간만 난다면 난 망설이지 않고 비행기 표를 끊는 편이다.

해외라고 생각하면 아주 먼 것 같지만 사실 지구촌 어디든 비행기를 타고 가면 하루 안에 도착한다.

그만큼 정말 편한 세상이다. 그리고 내 친구가 나를 보고 싶어 할 때 내가 시간이 되어 같이 놀 수 있는 기회가 어디 흔한가?

어쩌면 20대에나 가능한 일이라고 생각한다. 그렇게 국경을 초월해서 이곳저곳을 다녔으므로 나는 해외에 친구들이 많다.

매사에 오픈 마인드로 사람을 대한 것이 친구를 글로벌하게 사귀는 데 가장 큰 도움이 되었다.

"하이. 너 이 옷 정말 예쁘다!" 이렇게 인사를 걸어오는 해외 친구들에게 나는 아주 자세하게 설명을 해준다.

"이 옷? 뉴욕에서 땡스기빙데이(Thanksgiving Day) 세일할 때 산 거야.

뉴욕 스트리트에 가면 내가 잘 가는 가게가 있는데……."

몇 번 스트리트의 가게에서 언제 가면 세일한 가격으로 살 수 있는지 상세하게 알려준다.

그러면 그들은 눈을 동그랗게 뜨고 매우 호기심 어린 눈으로 나를 바라본다.

아름다운 것을 알아보는 눈은 국경을 초월해서 동일한가 보다.

수많은 친구들이 한눈에 알아본다. 몸매를 예뻐 보이게 만드는 옷과 그 코디법을.

그러면 나는 되도록 친절하게 그들에게 정보를 주면 되는 것이다.

물론 정보를 얻을 때도 있다. 심지어 어떤 코르셋을 입었고. 이런 코르셋은 어디에 가면 살 수 있는지.

입으면 왜 좋은지……. 아주 사소하지만 아무나 잘 알려주지 않는 것들을 공유한다.

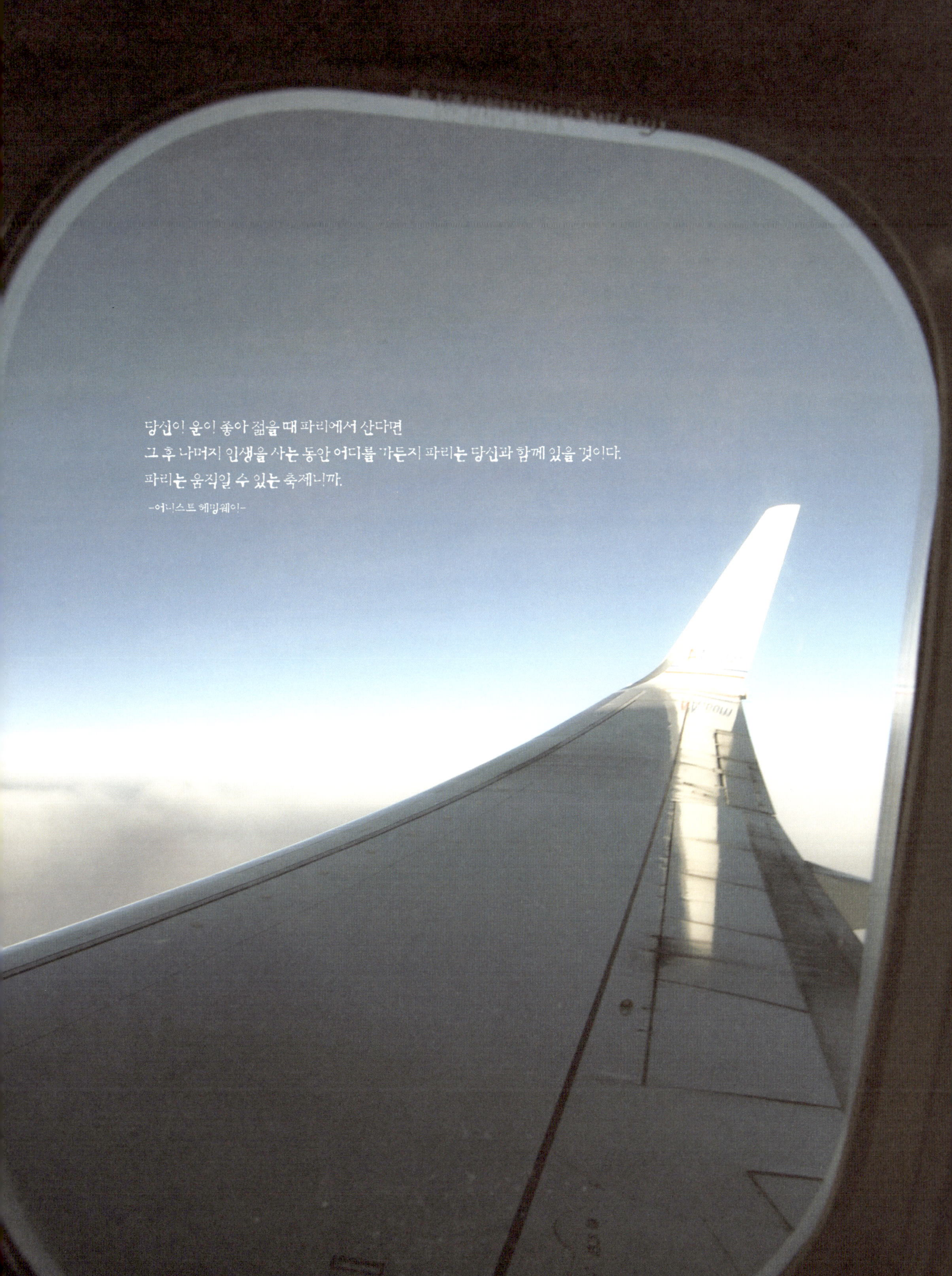

당신이 운이 좋아 젊을 때 파리에서 산다면
그 후 나머지 인생을 사는 동안 어디를 가든지 파리는 당신과 함께 있을 것이다.
파리는 움직일 수 있는 축제니까.
-어니스트 헤밍웨이-

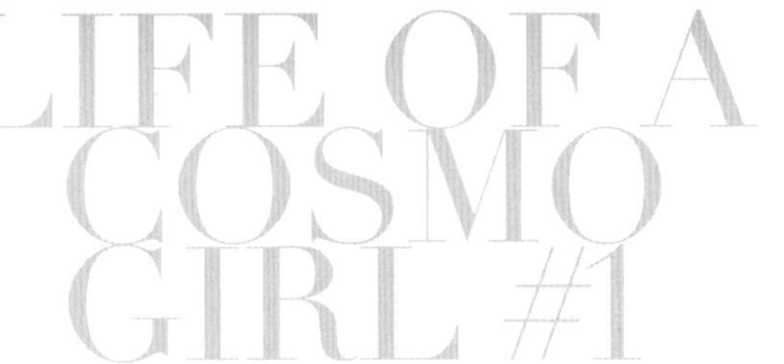

나 혼자라도 행복한 여행

여행을 떠나온 사람들은 한눈에 동지애가 생기기도 한다.

한번은 암스테르담에서 홀로 머물게 된 적이 있었다. 항공사의 착오로 비행기가 연착되어 같은 비행기의 탑승객들

모두 비행기를 기다리고 있었다. 나는 다른 건 혼자서 잘만 하는데 유독 밥은 혼자서 잘 먹질 못한다.

그런데 항공사가 제공해준 호텔에 갔더니 나처럼 비행기를 놓친 사람들이 식당에서 밥을 먹고 있었다.

나처럼 혼자인 사람도 많았고 가족, 연인이 함께인 경우도 많았지만 같은 비행기를 기다린다는 것만으로도

마치 가족인 것 같은 마음이 들었다. 그때 사람들하고 이야기를 나누면서 친해지고 같이 밥도 먹고 그랬다.

그리고 암스테르담에 도착. 해외에서 혼자 돌아다닌다는 것은 설레기도 하지만 약간은 두려운 일이기도 하다.

하지만 암스테르담 사람들은 친절해서 모든 게 기분이 좋았다. 사람이 친절하니까 나라가 아름다워보였다.

도시의 매력에 흠뻑 빠졌던 그 여행을 잊지 못한다. 길을 하염없이 걷다가 비가 오는데도 젖고 있는 줄도 몰랐던 여행의 기분.

하필 그날이 휴일이어서 모든 상점이 문을 닫았는데도 거리를 구경하느라 흠뻑 빠져서 모든 걸 잊어버렸다.

결국 튤립 달린 우산 하나를 달랑 사서 숙소로 돌아왔다.

내가 혼자서 하는 여행을 두렵게 느끼지 않게 된 것은 이처럼 암스테르담의 행복한 기억이 큰 몫을 했다.

비가 오는 줄도 모르고 혼자 풍경에 흠뻑 취했던 그 걸음들 이후로 나는 혼자 하는 여행에 자신이 붙었다.

양팔을 뻗으면 건물 사이가 손끝에 닿던 로마의 미로 같은 골목도, 눈을 어디에 두어야 할지 모를 만큼

지저분했던 파리의 지하철도, 런던의 무거운 날씨도, 나 혼자니까 마냥 괜찮았다.

동행이 있었다면 미로 같은 골목에서 길을 잃을지도 모른다고 호들갑을 떨었거나.

파리의 지하철이 지저분하다고 투덜거릴 수도 있었겠지만 혼자였던 나는 그 풍경을 오롯이 즐길 수 있었다.

로마 주택가 골목에 걸려 있던 형형색색의 빨래들은 그네들 삶의 빛깔과 다르지 않았으며.

다소 어수선했던 파리의 지하철은 역설적이게도 나를 자유롭게 했다.

여행의 반이 날씨라던가? 런던의 잿빛 하늘은 나의 미국 억양과는 다른 영국식 영어와 너무 잘 어울렸고.

울듯이 잔뜩 찌푸린 구름마저 꽤나 섹시해보였다.

그런 소소한 느낌들이 좋아서 나는 혼자 트렁크를 싸는 횟수가 많아졌다.

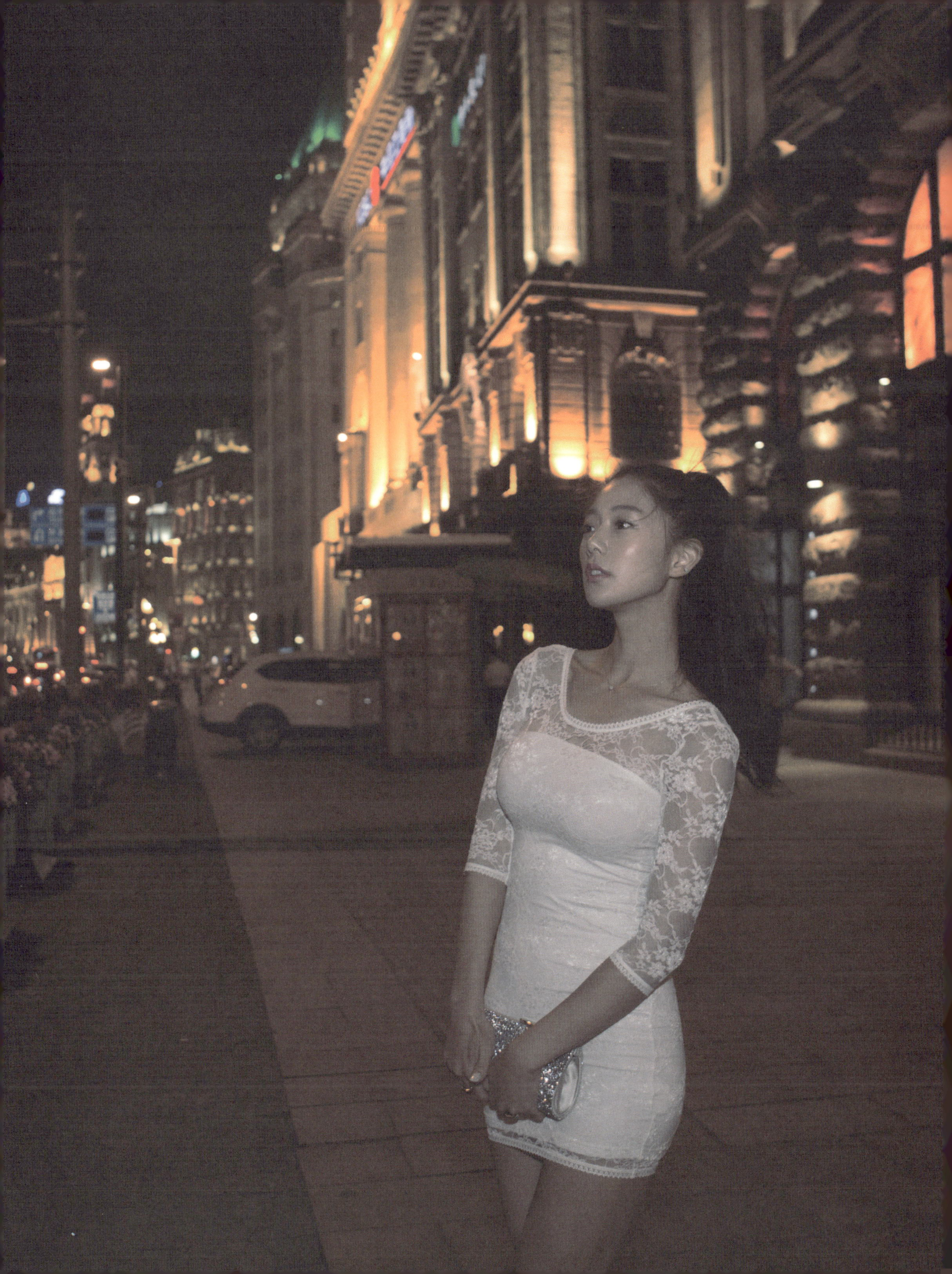

COSMO GIRL'S TASTE #2

여행을 즐기기 위한 노하우

기대되는 여행에서 껄끄러운 복병이 있다면 그건 날씨가 아니라 시차다. 장시간 비행은 설레는 만큼 피곤도 가져오기 마련이다.

호텔에 도착할 때쯤이면 체력은 대부분 고갈되어 파김치가 될 수밖에 없다.

한국이라면 분명 자야 할 시간인데 쨍쨍히 내리쬐는 햇살! 그렇다고 한국 시간을 생각하고 자 버린다면 NO!

이제 본토의 시간에 맞춰야 한다. 그래서 나는 다소 피곤하더라도 일부러 거리로 나가서 걷고 먹고

깨어 있는 상태에서 할 수 있는 것들을 모두 해나가면서 하루를 보낸다. 그런 다음 침대에 뻗어버리면 그걸로 시차 적응은 끝이 난다.

그 뒤로 나는 현지의 시간을 사는 거다. 하루하루를 곱씹어가면서 아깝게, 또 아깝게 말이다.

여행지에서 불편함이 없으려면 꼼꼼하게 짐을 싸는 것이 중요하다. 사람들은 나의 여행 트렁크 안에 무엇이 들었는지

꽤나 궁금해하는데 사실 몇 가지를 빼고는 크게 다르지 않다. 무엇보다 파우치 안의 내용들이 궁금한 분들을 위해 공개하자면

생각보다 무척 간소하다. 기본적으로 챙기는 것들은 기초 제품에 비비크림과 선 블록 정도. 그리고 색조로는 아이브로우, 아이라이너

그리고 포인트 줄 수 있는 립스틱 두 가지 정도뿐이다. 메이크업은 최소한으로 하고 오가닉이나 오일 타입의 클렌저를 꼭 챙긴다.

부드럽고 자극이 없어서 여행하면서 예민해진 피부에 딱이다. 화장은 '하는 것보다 지우는 것이 중요하다'는 오래된 진리는

시간이 지나도 여전히 유효하다. 파우치 꾸리기는 최대한 간소하게 하고 대신에 나는 옷을 챙기는데 많은 시간을 할애하는 편이다.

그 중 예쁜 속옷과 샤워하자마자 입는 실크 가운을 제일 먼저 챙긴다. 잠옷 대신에 실크 가운을 입고 잠들기도 하는데

여자는 혼자 있을 때도 우아해야 한다는 것이 평소 내 생각이다.

옷에 맞는 신발과 가방도 여행지에서의 패션을 완성하는 데 중요한데 사실 많은 여자들이 신발은 운동화 하나.

가방은 크로스백이나 배낭 하나만 챙기는 것이 현실인 것 같다. 하지만 아무리 여행지라 할지라도 머리부터 발끝까지 신경을 써야

패션의 완성이다. 그래서 나는 가방도 옷에 어울리는 몇 가지를 챙겨가고, 신발도 기본인 운동화 외에 포인트가 되는 슈즈까지

챙기는 편이다. 없어서 못 입고 못 챙길 뿐이지 계획하고 생각해서 가져간 이런 아이템들은 결국엔 적시 적소에 쓰여서

나를 돋보이게 해준다. 트렁크 한쪽엔 다이어트바와 프로틴 파우더를 꼭 챙기는데 이건 여행지에서도 계속되는

나의 다이어트 때문이다. 여행을 하다 보면 아무래도 많이 먹게 되므로 과식을 하고 난 다음 날은

다이어트바로 끼니를 해결해서 밸런스를 맞춘다. 그리고 여행지에서도 단백질 보충은 해줘야 하므로

프로틴 파우더를 물에 타서 마신다. 놀러 갔을 지라도 운동은 쉴 수 없으니까.

그 외에 잠이 오지 않을 때를 대비한 아로마 향. 휴대폰 충전기와 일명 '돼지코'라고 불리는 전압교환기는 기본이다.

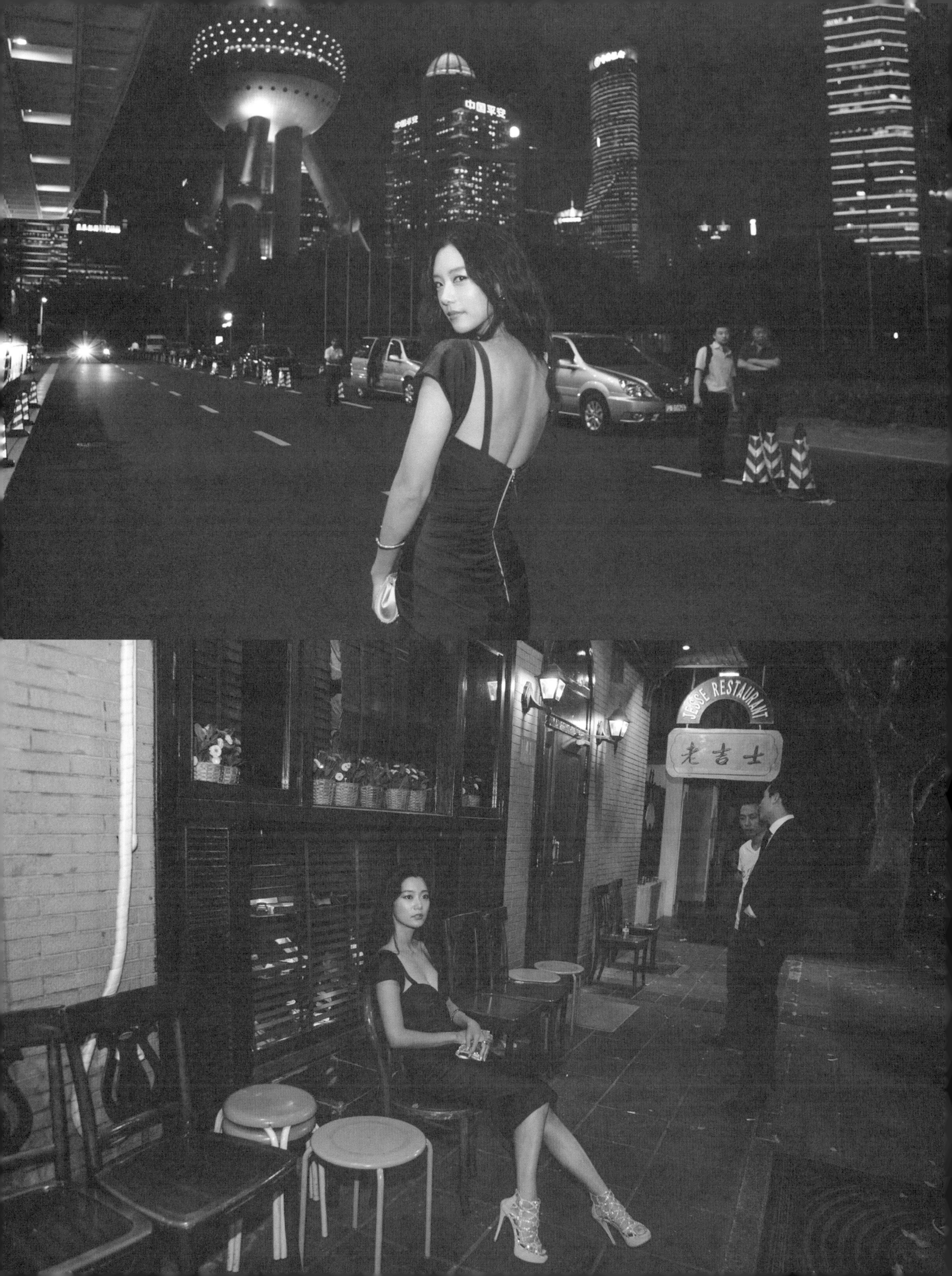
JESSE RESTAURANT
老吉士
中国平安

자연스러워 보이는 것이 가장 좋다.
하지만 그러려면 꾸며야 한다.
-캘빈 클라인-

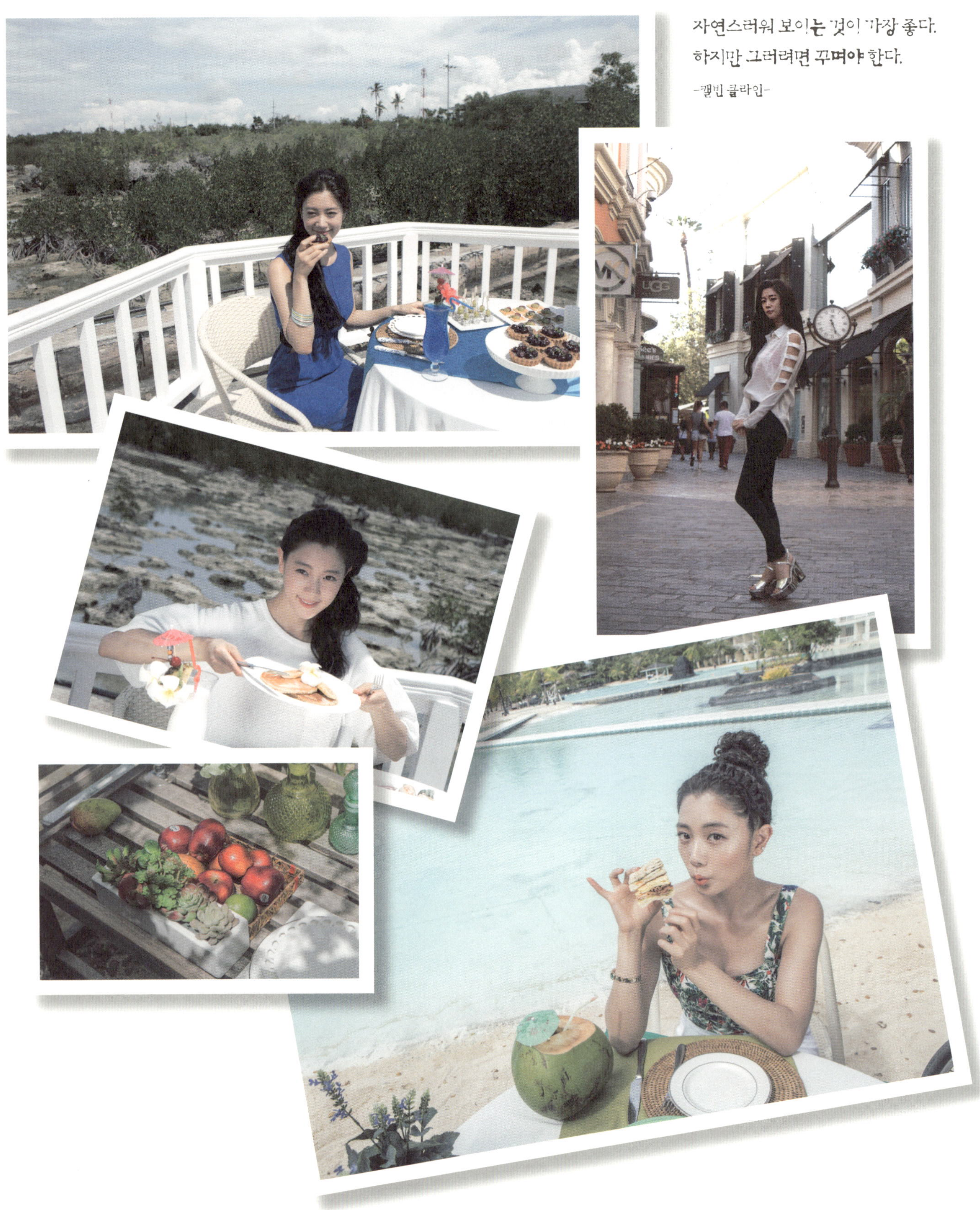

여행 트렁크, 마음은 가볍게 짐은 무겁게

여행할 때 청바지에 운동화, 저지 재킷이면 충분하다는 사람들에게는 이렇게나 무거운 나의 트렁크가 부담스럽게

느껴질 수도 있을 거 같다. 혹자는 여행 초짜일수록 짐만 무겁다고 비웃을지도 모른다.

하지만 나의 헤비 트렁크는 짐을 쌀 줄 몰라서가 아니라, 오히려 여행을 많이 해본 끝에 생긴 노하우다.

트렁크 안의 여러 아이템으로 현지에서도 멋스럽게 하고 다니다 보면 내가 배우인지 모르는 외국 사람들은 내게 주목한다.

그리고 호기심 많은 몇몇은 대놓고 내게 물어보기까지 한다.

"너 이거 어디서 샀니?" 심지어는 내게 "너는 패션 디자이너니? 이 옷은 네가 만들었니?"라고 묻는 사람들도 있었다.

그럴 때의 기분은 한마디로 죽인다. 그들의 반응을 통해 그 나라의 스타일을 배운다.

'어? 이들은 이런 걸 좋아하네? 음, 이 나라 스타일은 이런 거였구나.'

이렇게 패션은 계속 보고 공부해야 한다. 그래야 감이 떨어지는 것을 막을 수 있다.

배우로서 일을 하다 보면 스타일리스트의 요청대로 입는 경우가 많은데 그러다 보니 나조차도 조금씩 감이 떨어지는 것을 느낀다.

그럴 땐 길을 걷거나 혹은 노천카페에 앉아서 사람 구경을 하는 것으로 감 충전을 한다.

'이 사람은 이렇게 입었네? 어떻게 저 재킷과 저 스커트가 어울릴 수 있지?

저 사람은 키에 비해 왜 유난히 다리가 길어 보이지?' 사람들 차림새 하나하나가 교본이 되고 패션지가 된다.

그리고 다음 쇼핑 때 응용해보는 거다. 그때 그 사람이 입었던 식으로 혹은 내 것과 매치될 새로운 아이템으로.

그렇게 하다 보면 감각이 늘고 따라서 입을 옷도 더더욱 늘어나게 된다.

옷장은 미어터지는데 입을 옷이 하나도 없는 당신이라면 이 연습에 더욱 박차를 가하라.

그러다 보면 꽉 찬 당신의 옷장에서 수십 벌의 입을 만한 옷이 골라질 테니.

문제는 옷이 아니라 옷을 고르는 당신의 감각이다. 나는 그렇게 오랫동안 연습된 감각으로 트렁크를 싼다.

이것이 클라라만의 트렁크다.

COSMO GIRL'S SHOPPING #3

쇼핑은 찬스다. 찬스를 잡아야 돈을 번다!

스트레스가 쌓였을 때 쇼핑을 하면 해소되는 경험! 여성이라면 누구나 한 번쯤 해봤을 것이다.

하지만 쇼핑에도 법칙이 있으니 사춘기 시절부터 노하우를 차곡차곡 쌓아온 나의 비법을 공개해볼까 한다.

먼저 쇼핑시 옷을 그 자리에서 하나하나 다 입어보지 마라. 시간 낭비다. 우선 필요한 아이템을 염두해 둬라.

내가 오늘 블랙진을 사야겠다고 마음먹었으면 블랙진만 먼저 봐야 한다. 블랙진으로 괜찮은 것을 종류별로 고른 다음에

피팅룸에 여러 개를 쌓아놓고 한번에 입어보라. 그래야 실수가 없다. 쇼핑도 똑똑하고 전략적으로 해야 한다.

체력뿐만 아니라 참을성도 겸비해야 한다. 무턱대고 몇 개 입어보고 그것 중에 고르면 백발백중 실패할 확률이 높다.

한정판이 나왔다고 해서 바로 덜컥 신상품을 사는 일만큼 어리석은 것은 없다. 모든 옷은 시즌이 지나면 세일을 하기 마련!

그때를 기다리는 인내심이 필요하다. 아울렛에 있는 편집매장을 이용하면 비싼 명품 브랜드를 저렴하게 살 수 있다.

쇼핑이야말로 노력하는 만큼 얻을 수 있는 겟 아울렛의 세일 시즌을 꼭 체크해보자. 창고 대방출이라며 세일한다고

무더기로 쌓여 있는 옷을 마구잡이로 주워담으면 자칫 자신에게 전혀 어울리지 않는 옷들까지 잔뜩 사올 수도 있다.

옷이 날개라는 말이 있지만 자신에게 어울리고 자신의 몸매를 돋보이게 해줄 옷이 날개이지.

장롱 속에 가득한 입지도 않고 어울리지도 않는 옷은 날개가 아니다. 반드시 입어보고 사라!

그냥 보는 것과 입어보는 것은 완전히 다르다. 꼭 입어보고 사야 후회를 하지 않는다. 특히 요즘에 인터넷 쇼핑이 성행하는데

인터넷으로 사진만 보고 샀다가 어울리지 않아 반품도 못 하고 옷을 처박아두는 여성들을 꽤 많이 봤다.

보기에 예쁘다고 해서 입었을 때도 예쁘다는 보장은 없다. 보기에는 별로라도 내게 어울리는 옷!

그것을 골라 입어야 비로소 옷이 날개가 된다. 그리고 예쁜데 살까 말까 고민되는 옷은 과감히 포기해라.

예쁜 옷은 입었을 때 바로 내 옷이라는 느낌이 온다. 살까 말까 고민이 되는 옷이라면 보통 안 입게 되는 경우가 태반이다.

입어봤을 때 "진짜 예쁘다!"라는 생각이 드는 옷을 사야 후회가 없다. 가끔 나는 뉴욕 세일 기간에 쇼핑을 하고 나서 계산을 해본다.

정가의 80~90%까지 싸게 구입했을 때 느꼈던 그 희열이란! 집에 와서 상품 태그를 하나하나 뜯어보는 재미도 쏠쏠하다.

상품 태그에 덧입혀진 가격표. 그걸 벗겨 내서 정가를 확인했을 때 총합 수백 달러나 싸게 산 것을 확인하고서

쇼핑을 같이 한 친구와 우아하게 스테이크를 먹는다. 그리고 내게 이렇게 말한다. '정말 수고했다. 이렇게 비싼 스테이크 먹어도 돼! 왜냐?

나는 오늘 수백 달러를 벌었으니까!' 사실 싸게 쇼핑하는 것만큼 돈을 번 듯한 느낌을 받는 일도 드물다. 그날의 스테이크는 어떤 맛과도

비교할 수 없을 정도로 맛있다. 쇼핑해서 예쁜 옷을 사고, 싸게 구입해서 맛난 스테이크도 먹고 이보다 행복할 수는 없다.

다채로움 가득! 해외 산책 & 쇼핑 스폿

SINGAPORE

1 뎀시힐(Dempsey hill)

1980년대까지 영국군의 부대 막사로 활용하다 재개발을 통해 주말 브런치를 즐기는 장소로 탈바꿈한 곳. 싱가포르 여성들에게 가장 인기 있다. 푸른 녹음으로 둘러싸여 도심에서 소풍 나온 기분을 즐길 수 있다. 갤러리, 고급 레스토랑, 카페가 즐비해 새롭게 떠오르고 있는 핫 플레이스. 브런치를 즐기거나 가볍게 산책하기에 좋은 곳.

2 클라크키(Clark Quay)

호젓한 강가에서 야경을 감상하고 근사한 식사를 즐길 수 있는 최적의 장소. 다섯 구획에 걸쳐 독특한 물건을 파는 상점. 레스토랑이 자리하고 있다. 대부분의 레스토랑은 야외 테이블을 갖추고 있어 강변의 정취를 즐기는데 그만이다. 클럽과 바가 즐비해 나이트 라이프를 즐기기에 최적의 장소다.

3 마리나베이샌즈 쇼핑몰

마리나베이샌즈 호텔 1층과 지하 1, 2층에 위치한 복합쇼핑몰. 여의도 IFC와 흡사한 느낌. 베니스를 재현한 곳으로 쇼핑몰 한가운데에 곤돌라가 다닌다. 명품 브랜드를 비롯해서 다양한 음식을 맛볼 수 있는 푸드 코트까지 있으니 복합쇼핑몰에서 쇼핑과 다양한 문화 체험을 동시에 즐기는 걸 좋아하는 나의 취향에 딱 맞다. 마리나베이샌즈의 '샌즈 스카이파크(200m 높이)'에서 화려한 싱가포르의 야경을 감상할 수도 있다.

L.A.

1 멜로즈(Melrose)

글로브 몰의 북쪽에 위치한 거리로 다양한 스타일의 카페와 옷가게들이 많다. 주말에는 L.A.의 젊은이들이 모두 이곳으로 몰린 듯 활기찬 분위기가 가득. 도심의 활력과 햇살 가득한 자연이 어우러져 기분이 좋아지는 곳이다.

2 글로브 몰(Grove Mall)

L.A. 시내에 위치한 복합쇼핑몰로 예쁜 카페와 공원이 있어 쇼핑과 산책을 함께 즐기기에 좋은 곳이다. L.A. 중심부에 위치해 있어서 다른 곳으로의 이동이 편리하기 때문에 관광객들이 많이 찾는다.

3 산타 모니카(Santa Monica)

아름다운 해변과 이국적인 야자수로 유명한 곳. 자동차로 드라이브를 하거나 해변을 거닐며 일상의 스트레스를 날려 버린다. 아침 햇살, 오후의 바람, 저녁의 낙조 등 시시각각 변하는 풍광이 모두 아름답다.

HONG KONG

1 코즈웨이베이

홍콩 특유의 지역적 색채와 글로벌한 감각을 동시에 볼 수 있는 곳. 복합쇼핑몰 하이산 플레이스(Hysan Place) ―리 가든스 1&2(Lee Gardens One&Two) ―레이튼 센터&리 시어터 플라자를 잇는 일대 거리는 홍콩 최대의 쇼핑 스트리트이다. 각각 도보로 5분 거리에 있는 이 세 개의 쇼핑센터는 일명 '리 가든스 쇼핑 골든 트라이앵글'로 불린다.

2 레인 크로포드(Lane Crawford)

하버 시티(Harbour city), 퍼시픽 플레이스(Pacific Place), IFC MALL 등 홍콩을 대표하는 쇼핑몰들에 입점 되어 있는 명품 백화점. 다양한 슈즈 컬렉션이 유명하다. 특히 내가 좋아하는 장소로 홍콩에 갈 때마다 반드시 들르는 쇼핑 스폿이다.

PARIS

1 몽마르트 언덕

파리에서 가장 지대가 높은 곳. 129m 높이의 언덕에서 파리 시내를 전망할 수 있고, 올라가는 길 곳곳에서 몽마르트 특유의 예술 감성을 느낄 수 있다. 그 외 라파예트 혹은 쁘렝땅 백화점 옥상은 잘 알려지지 않았지만 무료로 파리 시내 경관을 감상할 수 있는 곳이라 추천(다른 전망대는 모두 유료이므로) 에펠탑의 화려한 조명쇼를 관람하기에도 매우 좋은 장소이다.

2 포부르 생토노레 거리(Rue du Faubourg Saint-Honore)

개선문 근처에서 루브르 박물관까지 이어진 거리. 전통적으로 명품 브랜드가 많은 쇼핑 스폿. 1920년대부터 매장이 들어서기 시작한 거리로 규모가 작은 명품숍과 수준 높은 디자이너숍이 많다.

3 포럼 데 알(Forum des Halles)

지하 4층 지상 1층 규모의 종합 쇼핑센터. 다양한 메뉴의 레스토랑과 영화관이 있다. 한국인들에게 인기 있는 중저가 패션 브랜드가 밀집한 쇼핑몰. 자라, 망고, H&M, 에땅, 까미유 등의 유럽 브랜드들이 많다.

COSMO GIRL'S FASHION #4

편한 옷으로 특별한 일상을 만든다

아침에 입고 나온 옷이 마음에 든다면 그 날은 모든 일이 잘 풀릴 것 같은 예감과 함께 괜히 자신감 또한 높아진다.

미팅을 해도 당당하고 사람 많은 거리에서도 당당하다.

하지만 그날 입은 옷이 마음에 들지 않는다면 기분이 다운되고,

누가 날 우습게 보는 것만 같고 그저 빨리 집에 들어가서 파자마로 갈아입고 눕고 싶은 생각만 든다.

패션 리더가 되려면 아니 리더까지는 아니더라도 단순하게 옷을 잘 입는 여자가 되려면

패션 멘토를 정하는 것이 우선이다. 내 경우 가장 좋아하는 멘토는 빅토리아 베컴!

그녀의 브랜드 역시 내가 가장 좋아하는 브랜드이다. 그 브랜드 옷들은 나를 일명 콜라병 몸매로 보이게 한다.

빅토리아 베컴은 다리가 짧은 사람들도 비율이 원래부터 좋아 보이도록 하는 옷을 만드는 데 천부적인

재능을 가졌다. 그녀의 옷을 입을 때 나의 몸매가 가장 돋보이는 것 같아 그 브랜드를 좋아한다.

나는 톱을 입을 때도 옷을 하의 안에 넣어서 다리를 길게 보이게 하고 허리 라인을 강조해준다.

스커트를 입을 때도 아예 짧은 미니스커트나 미디 길이의 스커트를 입어준다.

그것이 키가 그다지 크지 않은 나에게 가장 잘 어울림을 알기 때문이다.

또한, 언제부터인가 연예인 공항 패션이 많은 사람들에게 이슈가 되고 있다.

나 역시 평소의 스타일링 감각을 마음껏 뽐낼 수 있다는 점에서 공항 패션을 즐긴다.

일본은 비교적 비행시간이 짧은 여행이기에 스키니진이 그리 불편하지 않다.

하지만 비행시간이 8시간 이상이나 되는 장거리 해외여행의 공항 패션은 달라야 하지 않겠는가!

작년에 마이애미로 촬영을 갈 때는 플랫슈즈에 실크 소재의 톱과 편하게 움직일 수 있는 제깅스를 입었다.

장거리 여행처럼 긴 비행에서는 하이힐을 신는다는 건 어림도 없다. 따라서 당연하게 플랫슈즈를 꼭 챙긴다.

오래 앉아 있어도 구김 없는 소재의 레깅스 또한 애용 아이템 중 하나다.

결론적으로 나는 요즘 아무리 공항 패션이 이슈가 된다고 한들 편한 옷이 제일 멋스럽다는 생각이다.

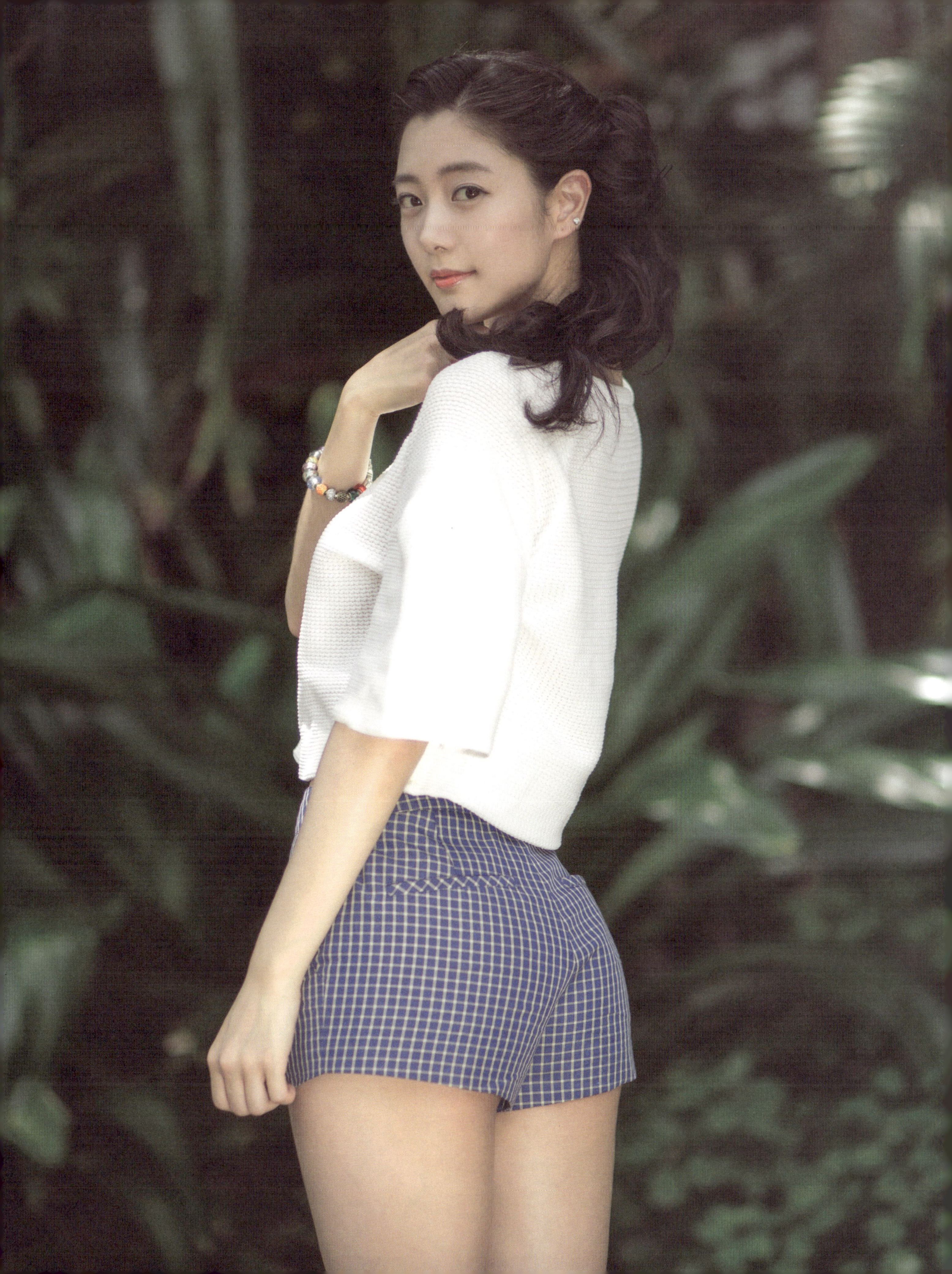

여행의 완성은 스타일이다

여행도 하나의 스타일이다. 스타일을 뽐내고 싶은 여행객이라면 우선 현지의 날씨를 잘 알아야 한다.

흐린 런던에서는 예쁜 우의가 꼭 필요하고, 무더운 동남아에서는 가볍지만 몸매를 잘 살릴 수 있는 탱크톱이 필요하다.

여행용 의상을 이리저리 매치하면서 하루하루 그날의 날씨에 맞게 패션을 완성하는 것은

새로운 추억을 만들어주고 새로운 나를 연출할 기회이기도 하다.

옷은 여행하는 나라의 스타일에 맞게 다양하게 준비하는데, 예를 들면 홍콩은 화려한 도시니까

비즈가 많이 달리고 블링블링하면서도 색감이 강한 옷들을 주로 준비한다.

일본은 아기자기하고 귀여운 옷이나 레이스가 있고 프린트가 강한 의상으로,

유럽은 언밸런스하고 유니크한 느낌의 옷과 함께 포인트를 줄 수 있는 아이템을 준비하는 게 좋다.

동남아로 떠날 땐 플라워 프린트의 원피스와 자외선 차단을 위한 챙이 넓은 모자, 흰색의 얇고 긴 가디건 등을 빼놓지 말자.

숙소 근처의 마켓에 간다던지 가벼운 산책에 필요한 편한 원피스도 한 벌, 무엇보다 여행지에서의 아침 조깅을

즐기기 위한 트레이닝복도 필수다. 기본적으로 여행에서는 워커, 운동화 등 가벼운 차림이 좋다.

하지만 고급 호텔에서 묵는 일정이 있다면 다이닝 드레스와 하이힐도 여분으로 챙겨가서 고급 호텔의 안주인 같은 기분을 느껴보자.

또한 현지에서 쇼핑으로 현지 트렌드에 맞춘 옷을 연출해보는 것도 좋다.

프랑스 샹젤리제 거리에서 예쁜 원피스를 입고 샤방하게 걸어보라.

여행자이지만 영화 속의 한 장면으로 들어온 느낌을 받을 수 있을 것이다.

캘리포니아의 해변을 거닐 때는 선글라스 하나만으로도 멋진 연출이 가능하다.

그리고 숙소의 수영장에서는 최대한 멋진 태닝을 할 수 있도록 수영복도 필수다.

멋을 아는 여성이라면 여행 시 가장 먼저 준비해야 할 것은 전 세계의 포인트가 되는 곳을 배경으로 한 자신의 멋진 의상이다.

밝고 환하고 즐거운 모습으로 자신을 연출할 수 있어야 한다. 그것이 여행의 즐거움 중 하나다.

호기심 어린 마음과 여행지에 맞는 의상만 있다면 그 여행은 평생 기억될 아주 멋진 시간이 될 것이 분명하다.

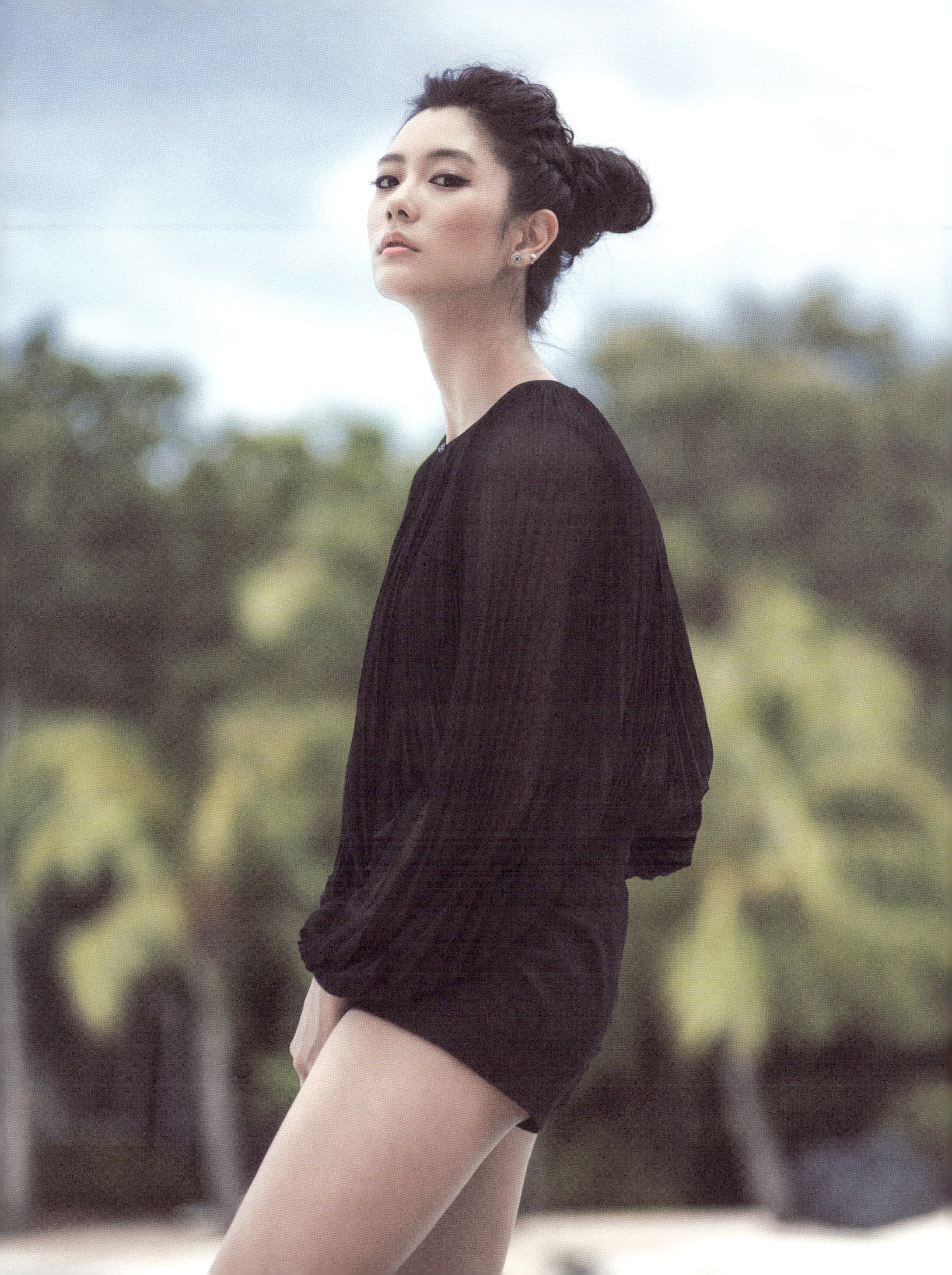

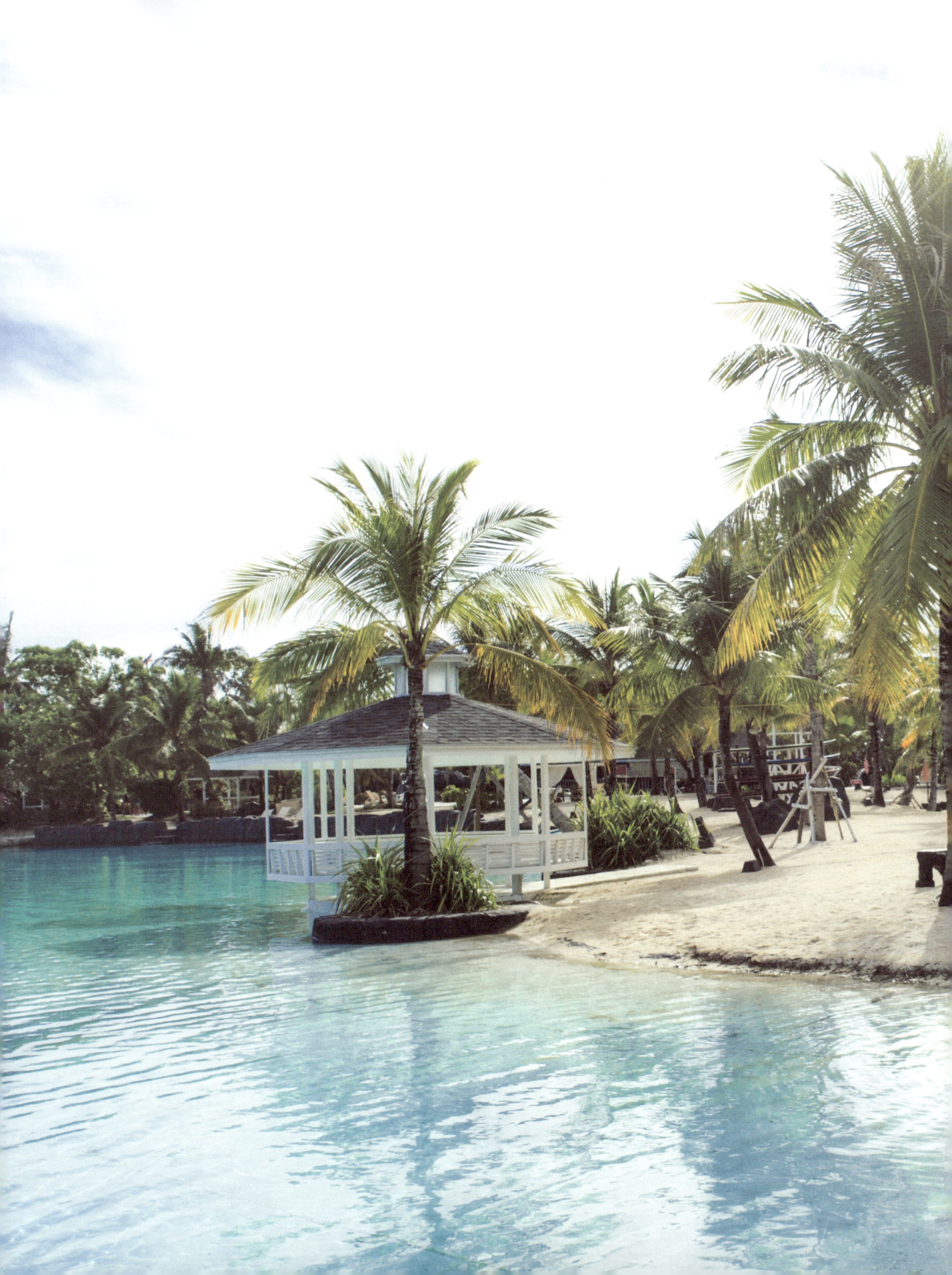

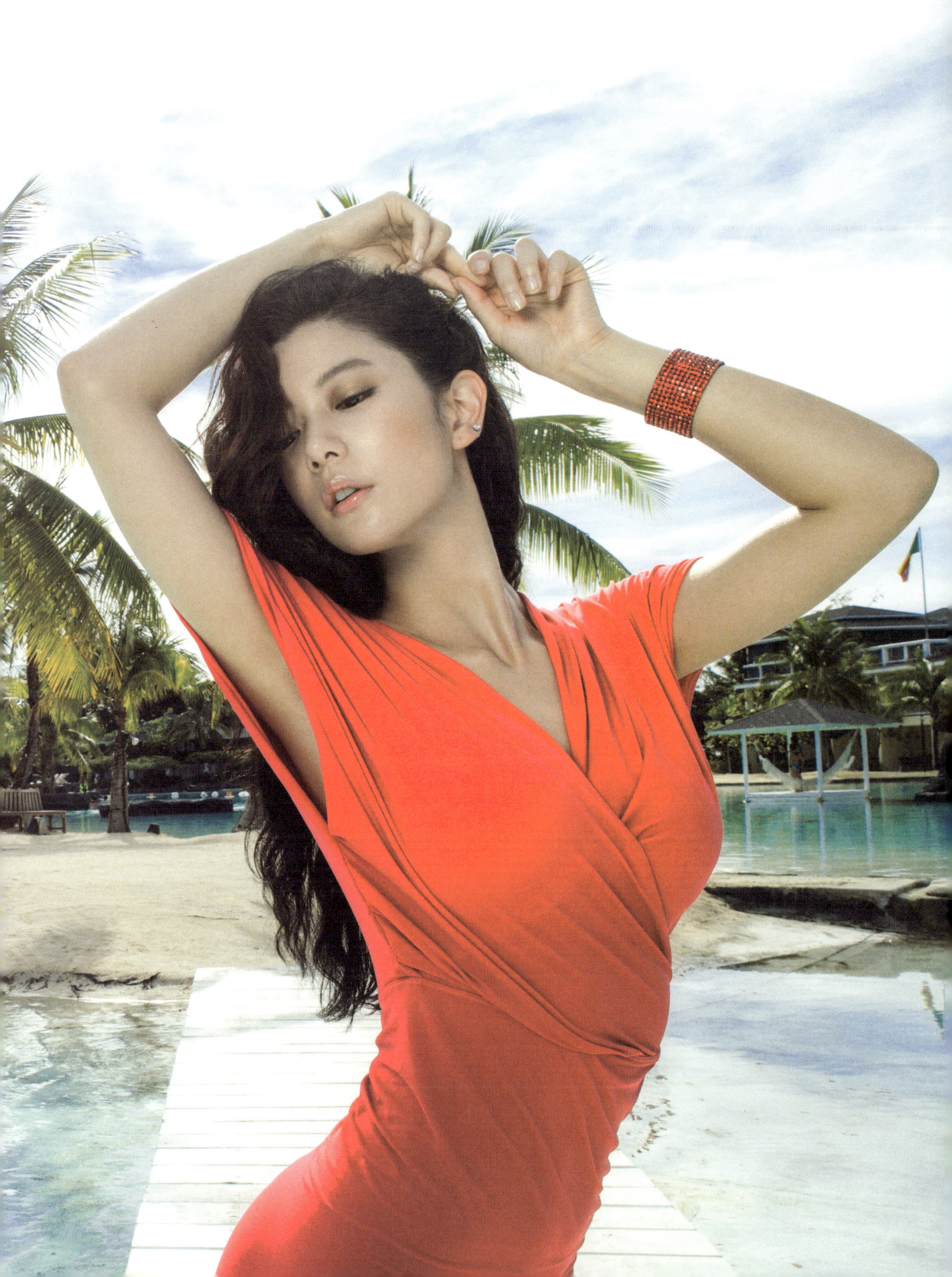

COSMO GIRL'S HEALTH & NUTRITION #5

No, late-night-snacks!

내가 패션에 대해 관심을 가지게 된 건 사춘기 때부터다. 그 어떤 옷도 살이 찐 상태에서 입으면

맵시가 나지 않는다는 것을 알게 되고 나서는 저녁 7시 이후에는 절대 아무것도 먹지 않았다.

사춘기부터 지금까지 이어지고 있으니 해가 지고 나서 무엇을 먹지 않는 나의 습관은 이미 너무 당연해진 지 오래다.

물론 스케줄이 너무 많아서 하루 한 끼도 못 먹은 날은 어쩔 수 없이 저녁을 먹기도 한다.

하지만 다음 날은 철저히 저녁을 먹지 않는다. 무언가 정 먹고 싶을 땐 물 한 잔을 마신다.

물 한 잔을 천천히 마시는 것으로도 무언가를 먹고 싶은 욕구가 사라지지만, 나도 사람인지라 그것으로는 성에 차지 않을 때가 있다.

그럴 땐 견과류를 조금 씹어준다. '견과류를 먹는다'라는 느낌보다는 '씹어준다'라는 느낌이 중요하다.

아몬드 몇 개, 호두 몇 개를 정해놓고 위장을 채운다는 느낌이 아니라 입으로 뭔가를 오독오독 씹는다는 느낌이면 충분하다.

견과류가 별로라면 당근이나 파프리카, 오이나 셀러리처럼 아삭아삭하게 씹히는 채소도 추천할 만하다.

저녁 7시 이후에 먹는 음식들은 위를 위한 게 아니라 뇌를 위한 음식이다. 칼로리 적은 것들을 오독오독,

아삭아삭 씹어주는 것만으로도 우리의 뇌는 무엇인가를 먹었다고 생각한다. 이러고도 정 달콤한 것이 당길 땐

무설탕 캔디나 저칼로리 에너지바를 먹는다. 달콤함만을 원한다면 과일도 좋지만 과일이라고 넋 놓고 먹었다가는

오히려 살이 찌기 쉽다. 나 같은 경우엔 생대추를 먹곤 했는데 싱싱한 대추는 식감도 아삭거릴 뿐더러

적당한 달콤함도 있고 몇 개를 먹었다고 정확히 셀 수가 있어 다이어트 과일로는 그만이었다.

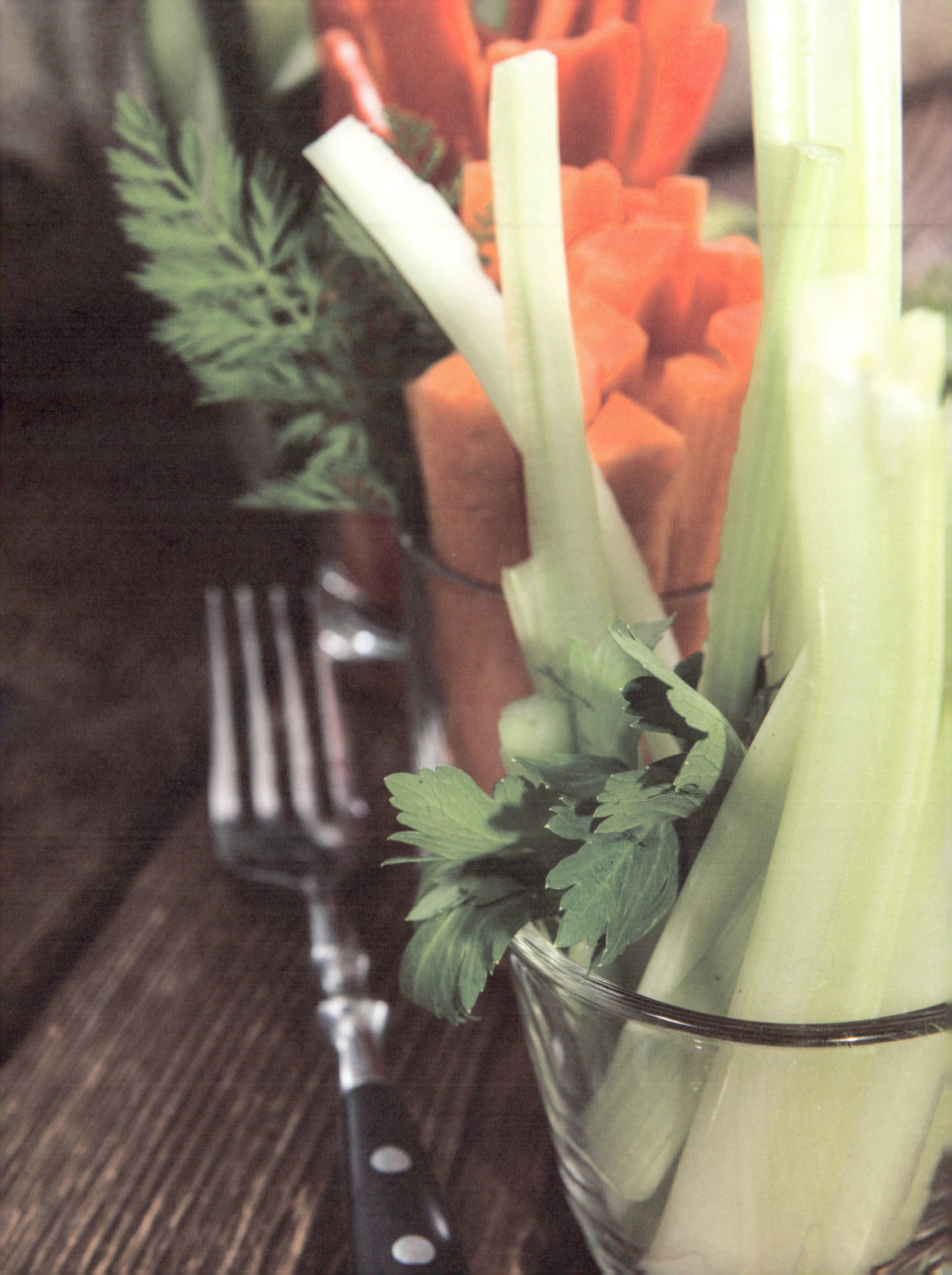

No, sugar!

한때 '클라라 식단'이 연관 검색어에 오른 적이 있다. 사람들은 내가 뭘 먹는지 무척이나 궁금한 모양이다.

그때 내가 소개한 것이 닭가슴살 파프리카 볶음밥이었는데 그렇다고 내가 매일 그것만 먹고사는 것은 아니다.

나의 식단에 관심이 있다면 내가 무엇을 먹는지보다는 무엇을 먹지 않는지에 주목하라고 말하고 싶다.

다이어트를 할 땐 무심코 마시는 것도 칼로리를 따져봐야 한다. 물이 가장 좋다고는 하지만

사실 물만 마시고 살 수는 없는 일이니까. 우리가 일상적으로 접하는 음료수 중에 아메리카노나 생과일주스,

설탕이 들어가지 않은 미숫가루 정도를 제외하고는 당분 덩어리라고 생각하면 된다.

자판기에 널린 탄산음료나 레스토랑에 가면 나오는 에이드, 식후에 마시는 라떼나 카푸치노에 들어간 설탕의 양은

생각보다 어마어마하다. 또한 커피와 차 같은 음료는 이뇨작용을 촉진하기 때문에 우리 몸의 수분을 오히려

빼앗아 간다. 두유도 맛을 위해 당분이 첨가되는데 베지밀A 같은 무설탕 제품이 있으니까 적극 활용해보자.

무엇이든 알아보고 마셔야 나도 모르게 섭취하는 설탕을 줄일 수 있다.

다이어트 최대의 적인 디저트 또한 설탕이 문제!

머리가 어지러울 정도로 달디 단 케이크와 아이스크림, 한 번 손이 가면 멈출 수 없게 되는 과자.

거부할 수 없는 유혹인 초콜릿과 사탕 등 식사 후 찾게 되는 다양한 디저트들을 단칼에 끊기란 정말 어려운 일이다.

디저트와 간식이 당긴다면 채소 스틱 혹은 연근과 감자 등의 채소를 얇게 썰어 그대로 말린 채소 칩을 먹어보자.

그래도 정 달콤한 디저트의 유혹을 뿌리칠 수 없다면 먹어야 한다.

대신 하나 혹은 둘에서 멈출 것!

No, salt!

설탕만 살이 찐다고 생각하지만 사실 다이어트를 할 때 가능한 한 짜지 않게.

양념 없이 저염식을 하는 것도 정말 중요하다. 미국에 살면서 세계 여러 나라의 음식을 다양하게 맛보았다.

여러 인종이 모인 나라가 미국이다 보니 먹거리도 정말 다양할 뿐더러 먹는 것을 원래 좋아하는 나로서는

다이어트 하기 최악의 환경이었다. 그래서 고안해낸 방법이 칼로리를 따지고 저염식으로 먹기였다.

가장 실천하기 쉬운 것은 모든 양념들을 멀리하기! 양념의 기본이 바로 소금이기 때문이다.

이탈리안 레스토랑에선 토마토나 크림소스 대신에 봉골레처럼 올리브오일이 들어간 파스타를 선택하고

샐러드를 먹을 때도 자극적인 드레싱을 뺀 시푸드 샐러드를 고른다.

봉골레는 토마토나 크림 파스타보다 염분이나 칼로리가 낮고, 드레싱을 뺀 시푸드 샐러드는

허니머스터드가 들어간 치킨 텐더 샐러드보다 나은 다이어트 메뉴. 중국집에 가면 채소를 데쳐달라고 따로 주문한다.

지지고 볶는 중국 음식 특성상 데쳐서 먹는 요리방법만으로도 충분히 칼로리를 낮추고 염분을 뺄 수가 있다.

한식당에 가면 순두부 요리를 먹거나 고추장과 참기름이 들어가지 않은 비빔밥을 주문한다.

비빔밥을 고추장 맛으로 먹는다는 사람도 있는데 나는 나물 고유의 맛으로 먹는다.

소금기 없는, 드레싱이 빠진, 그리고 양념을 뺀 음식을 먹는 게 쉬운 일은 아니지만 조금씩 연습하다 보면 어렵지 않게 익숙해진다.

나는 특히나 이런 적응이 쉬웠는데 원래 어머니가 해주시는 음식이 저염식 위주였기 때문이다.

어쩔 수 없이 조금 짜게 먹게 된 날엔 그 염분을 배출해줄 수 있는 생야채를 많이 먹는다.

술자리에선 가급적이면 안주를 먹지 않고 맥주만 마신다. 안주를 정 먹고 싶으면 은행을 몇 알 먹는다.

안주는 술에 곁들여지는 음식인 만큼 양념 맛이 강하고 따라서 염분도 높다.

가능한 소금기 없이, 첨가되는 양념 없이 음식을 먹다 보면 재료 고유의 맛을 알아가게 된다.

처음엔 별로 맛이 없던 그 재료들에서 고소하고, 달콤하고, 쌉싸래한 맛을 발견하는 것이 다이어트의 첫걸음이다.

No, one food!

한때 유행했던 다이어트 중에 원푸드 다이어트라는 것이 있었는데 나는 그것에 대해 회의적이다.

하나만 먹는다고 어떻게 살을 뺄 수 있을까.

평생 그것만 먹고살 것도 아닌데 오히려 쌓여만 가는 식욕이 어느 날 폭발해서 더 심한 요요현상을 달고 올지도 모를 텐데 말이다.

원푸드 다이어트의 출발은 '무얼 먹어야 살이 빠지나'이다.

하지만 살은 무엇을 먹어야 빠지는 게 아니라 먹지 말아야 할 것을 먹지 않음으로 인해 빠지는 것이다.

야식을 먹지 않고, 소금과 설탕을 가급적 멀리하는 것만으로도 다이어트의 필요충분 조건은 갖추어진 셈이다.

살을 빼려면 먹으면서 빼야 한다. 먹지 않고 빼는 것은 자신의 몸을 사랑하지 않는 일이다.

칼로리는 낮지만 영양가가 높은 음식, 소화가 잘 되는 음식, 자극적이지 않은 음식을 먹으며 건강과 다이어트를 동시에 잡자.

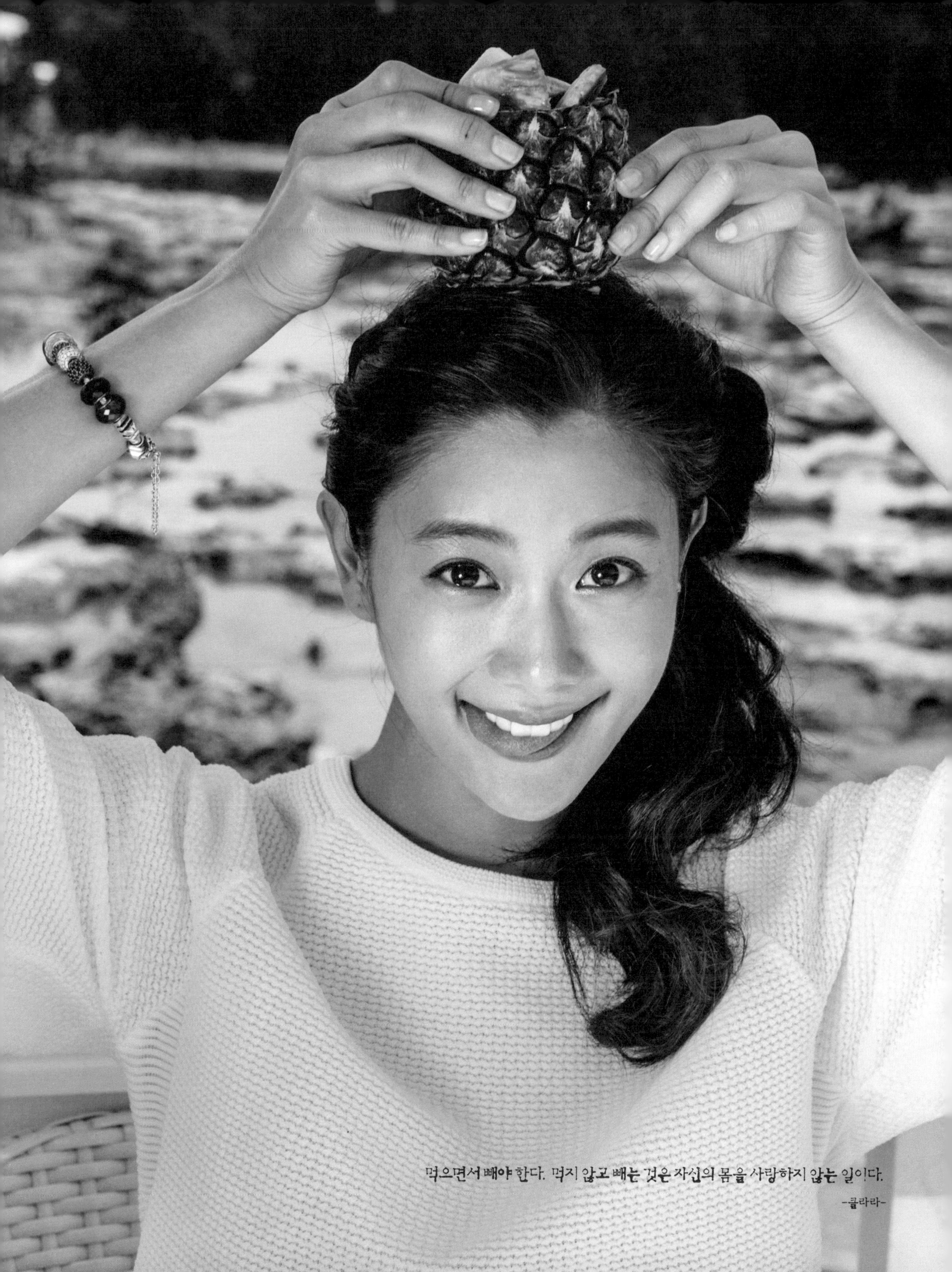
먹으면서 빼야 한다. 먹지 않고 빼는 것은 자신의 몸을 사랑하지 않는 일이다.
-클라라-

COSMO GIRL'S FITNESS & EXERCISE #6

코스모걸의 운동 : 둘 이상을 레이어드 하라

"나 다이어트 하려고 요가 등록했어!"
"나는 헬스 끊었는데?"

예쁜 몸매를 꿈꾸는 여성이라면 운동이 필수라는 것은 누구나 알고 있을 것이다.

하지만 내 경험상 요가면 요가, 헬스면 헬스 식의 운동 하나만으로는 완벽한 보디 라인을 가질 수 없다.

여성의 몸에 적합한 운동으로는 두 가지가 있다. 불필요한 지방을 줄이는 데 필요한 유산소 운동과

아름다운 잔 근육을 만들고 유지시키는 데 도움이 되는 웨이트 트레이닝(무산소 운동)이 바로 그것이다.

유산소 운동은 심폐지구력, 즉 심장을 튼튼하게 해주는 운동으로 체중감량의 효과와 함께 스트레스를 푸는 데도 도움이 된다.

웨이트 트레이닝은 부위별 군살 제거를 할 수 있어 자신의 몸 상태에 맞춰

스마트하게 운동하기를 원하는 여성들에게 적합하며 근육의 힘을 키우고 근지구력을 증가시켜 건강에 도움이 된다.

이에 더해 몸의 유연함을 증가시키고 목과 어깨, 허리 등 현대인들의 만성적인 통증을 완화하는

스트레칭 등의 운동까지 더해진다면 몸매와 건강이라는 두 마리 토끼를 완벽하게 잡을 수 있다.

꼭 하나의 운동만을 고집하지 말자. 여러 가지 스타일의 옷을 덧입어

멋스러운 효과를 내는 레이어드 패션처럼 운동 또한 내 몸에 맞는 여러 분야의 운동을

조금씩이라도 동시에 한다면 균형 잡힌 몸에 더욱 가까워진다.

스타일 보디 만들기의 본격적인 이야기는 PART 4에서 다뤄진다.

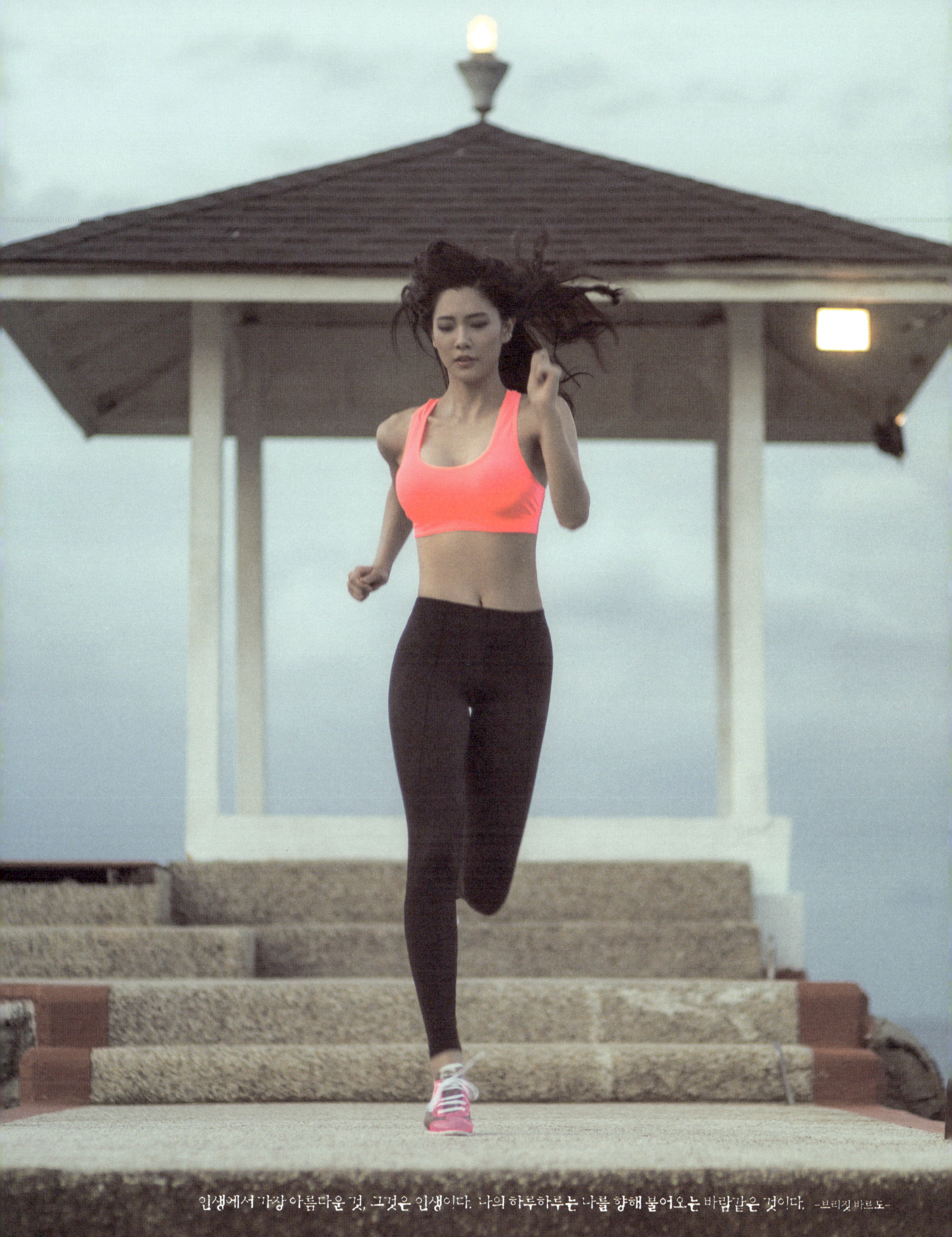

인생에서 가장 아름다운 것, 그것은 인생이다. 나의 하루하루는 나를 향해 불어오는 바람같은 것이다. -브리짓 바르도-

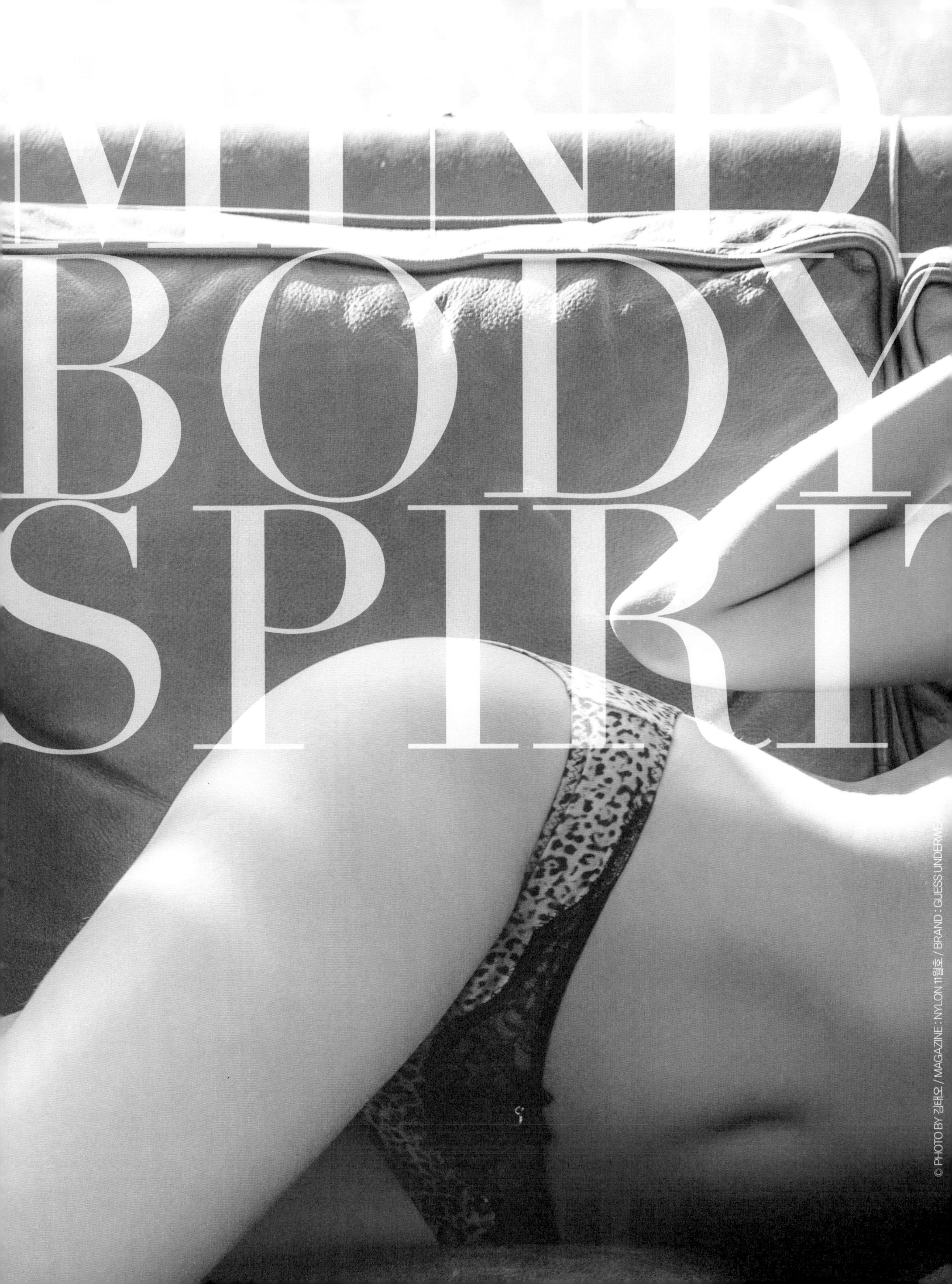

MIND
BODY
SPIRIT
© PHOTO BY 김태오 / MAGAZINE : NYLON 11월호 / BRAND : GUESS UNDERWEAR

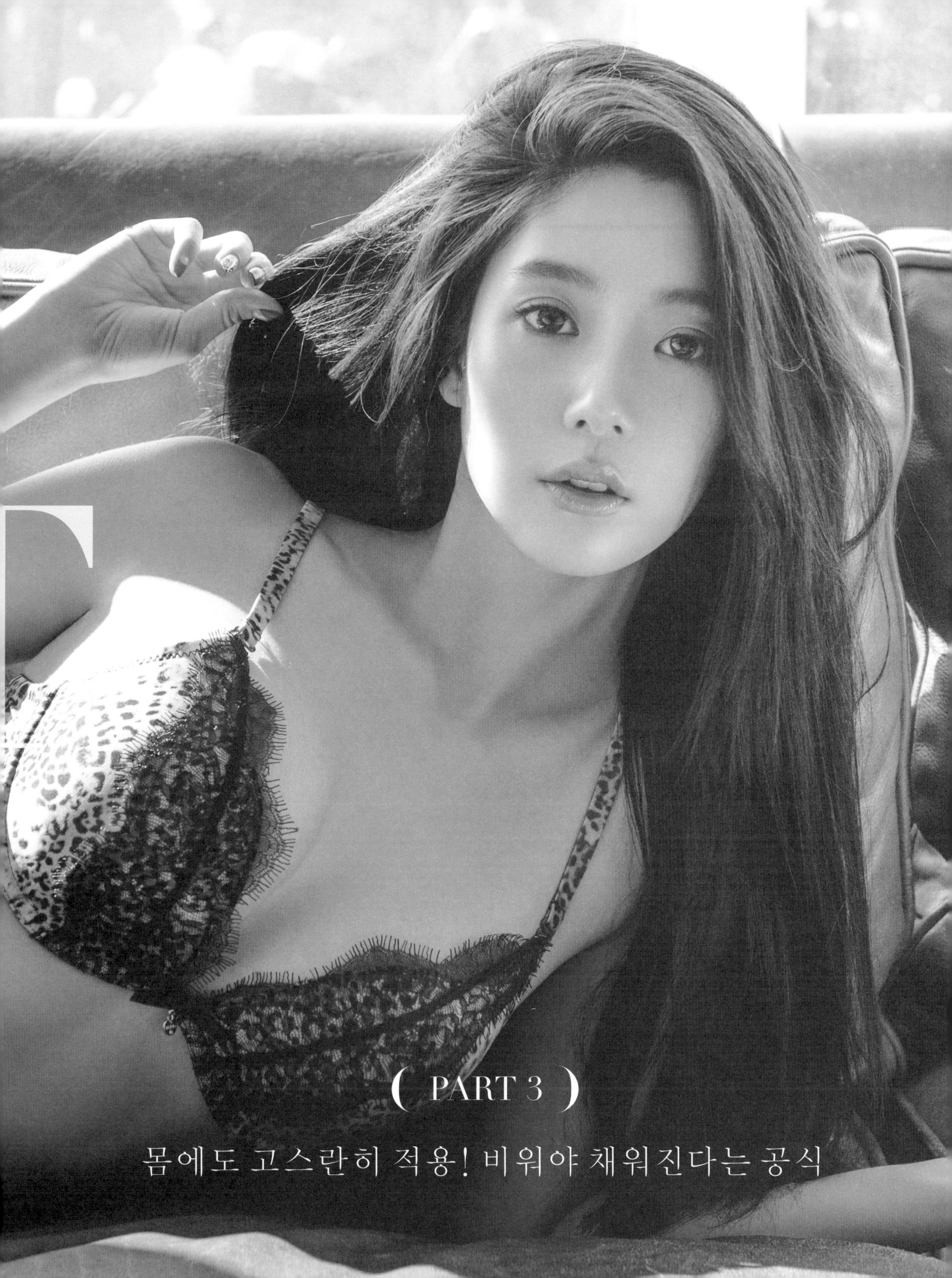
(PART 3)
몸에도 고스란히 적용! 비워야 채워진다는 공식

STRESS-FREE LIFE #1

내 영혼을 위한 처방전 : 미소

스트레스 없는 삶이란 게 있을까? 쉴 새 없이 이어지는 촬영, 때와 장소를 가리지 않고 터지는 플래시 세례를 받다 보면

아무리 낙천적인 성격의 나라도 견디기 힘들 때가 있다. 이럴 때 누군가는 명상을 한다. 음악을 듣는다.

맛있는 음식을 먹는다지만 나에겐 이것보다 훨씬 손쉽고 효과 빠른 응급 처치 방법이 있다.

이 책에서만 공개하는 나의 비밀스런 방법은 바로 '입꼬리 올리기'이다. 입꼬리를 살짝 올리고 더도 말고 덜도 말고

딱 1분만 그대로 있어 보는 것이다. '에게~ 고작 그거야?' 할지 모르지만, 이게 효과 하나는 최고라는 말씀!

조금 웃겨 보일지는 모르지만 절대 우스운 방법은 아니다.

책의 앞부분에서 입꼬리를 올리면 웃음이 난다고 살짝 언급한 바 있다. 이 책을 보고 있는 당신에게 꼭 권하고 싶다.

지금 당장 거울을 눈앞에 가져다 놓고 입꼬리를 올려보자. 입꼬리를 올리면 눈도 자연스럽게 웃게 된다.

입꼬리는 올라갔는데 눈만 부릅뜨고 있으면 거울 속의 내 모습이 얼마나 우스꽝스러운지 알게 될 것이다.

웃는 얼굴을 만들어 놓으면 결국엔 정말로 웃을 수밖에 없다.

입꼬리 올리는 습관을 잘 들이면 스트레스도 풀리지만 무엇보다 인상이 좋아진다.

특히 평소 우울한 인상을 바꾸고 싶었다거나 면접을 앞두고 있다면 이 방법을 꼭 써보기 바란다.

"미소는 미소를 낳는다. 사랑이 사랑을 낳듯이." 마더 테레사 수녀는 미소에 대해 이렇게 말했다.

또 '행복해서 웃는 게 아니라 웃어서 행복하다', '웃으면 복이 온다'는 말도 자주 듣곤 한다.

해결되지도 못할 일을 붙잡고 열 내면 내 얼굴에 주름지고, 그러다 병 걸리면 내 손해일 뿐이다.

웃고 살기에도 모자란 인생이 아니던가! 인생은 결코 길지 않다.

조금은 애늙은이 같은 깨달음을 얻기까지 사실 나에겐 일생일대의 사건이 하나 있었다.

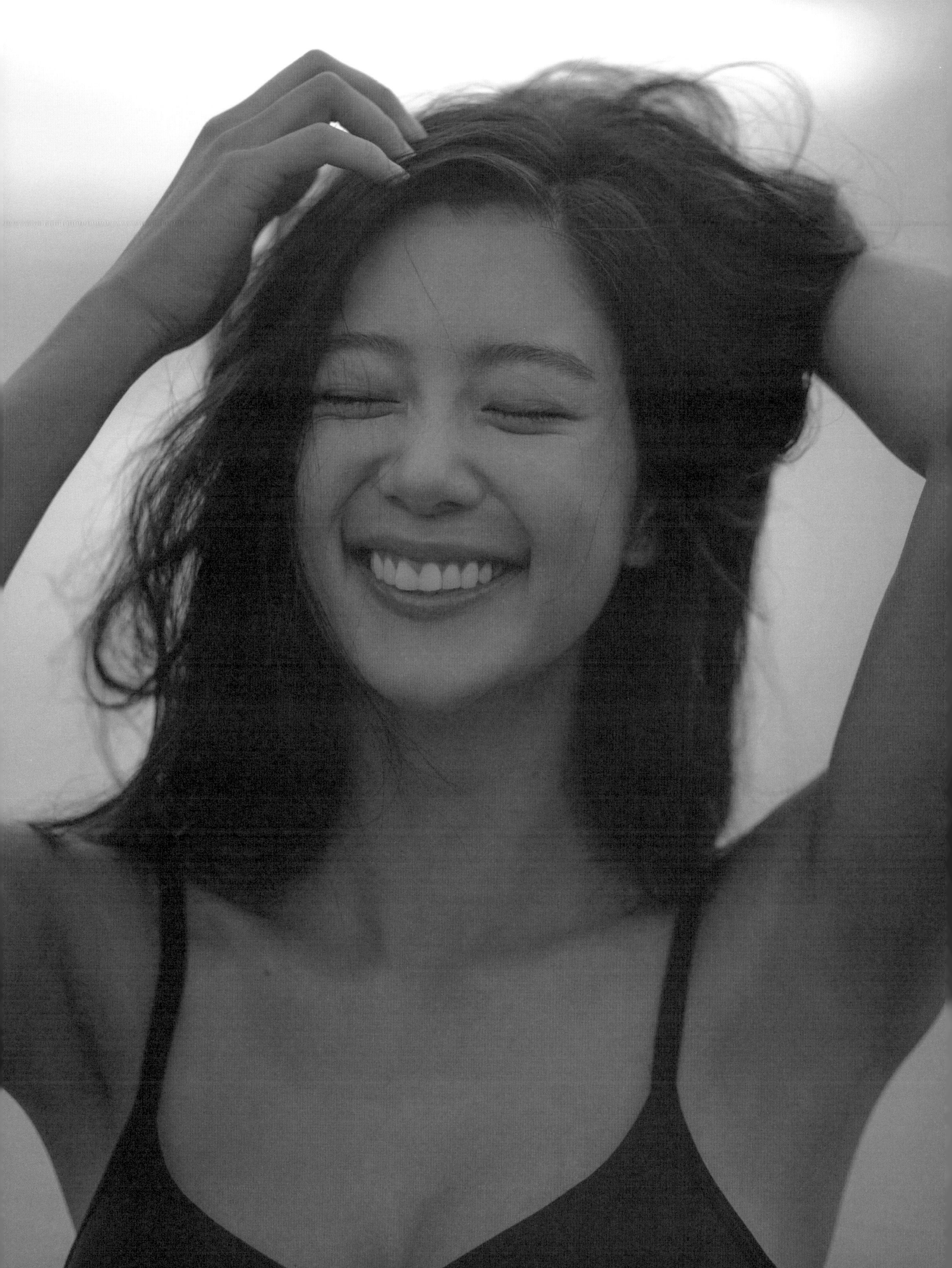

Carpe diem! Seize the day!

때는 2011년 3월. 잠깐의 여유가 주어지면 기다렸다는 듯이 바로 여행 가방을 싸는 나는

그 날도 단 이틀이라는 갑작스런 휴가를 받고 룰루랄라 여행길에 올랐다. 목적지는 가까운 일본 도쿄!

그랬다. 온 세계를 떠들썩하게 했던 동일본 대지진이 나던 날, 바로 그 현장 한가운데에 내가 있었다.

호텔 체크인을 하고 방에 들어가서 커튼을 활짝 열어젖혔는데 갑자기 핑하고 어지럼증이 느껴졌다.

내가 너무 무리하게 여행을 왔나 싶던 그 순간. "손님, 어서 빨리요!"

내 짐을 옮겨준 벨보이가 다급히 방 밖으로 나를 끌고 나갔다. 정신을 차려보니 빌딩이 이리 기우뚱 저리 기우뚱

흔들리고 있는 게 아닌가! 복도에 나와 보니 모든 투숙객들이 복도 바닥에 딱 붙어서는 한 줄로 신속하게 움직이고 있었다.

엘리베이터를 탈 수 없으니 한 계단 한 계단 기다시피 해서 내려가야 했다.

풍랑에 흔들리는 배에 탄 것처럼 멀미가 나고 정신이 없었다. 말만 들었지 내 평생 이런 지진은 처음이었다.

심지어 나는 일행 한 명 없는 혈혈단신이었다. 다른 투숙객들과 함께 호텔 건물을 빠져나와 거리에 나와 보니

상황은 생각보다 심각했다. 그 큰 건물이 한눈에 보기에도 좌우로 심하게 흔들리고 있었다.

어디로 도망가야 할지 아무 생각도 나지 않고 서 있기조차 힘들었다.

'가만. 이렇게 있다가는 아무것도 못 하겠어. 아예 신경을 다른 데로 돌리면 마음이 안정되지 않을까?'

마침 근처에 자주 찾던 츠타야 서점이 있어서 얼른 그곳으로 들어갔다. 그런데 이게 웬일인가.

서점 안에는 이미 여기저기 쏟아진 책들로 발 디딜 틈조차 없었다. Oh My God! 이럴 땐 저절로 신을 찾게 된다.

건물이 무너지면 난 어떻게 될까? 바닥이 갈라지면 난 어디로 떨어질까?

이제 더 이상 내 몸을 숨길 곳이 없다고 생각하니 막막해졌다. 그러다 문득 호텔방에 두고 온 전화기가 생각났다.

'그래, 누구에게든 연락을 해야겠다. 어서!'

호텔 밖으로 탈출할 때와 마찬가지로 나는 또다시 기다시피 계단을 올라가 호텔방을 찾아갔다.

그때 난 두 개의 스마트폰을 가지고 있었는데 하나는 아예 먹통이었고, 다른 하나는 다행히 신호가 잡혔다.

전화기를 켠 순간 첫 화면에 뜬 건 아빠의 문자 메시지였다. "우리 딸, 무사한 거니? 어디야? 제발 연락 좀 해줘……."

아빠……. 눈물을 닦을 새도 없이 한국으로 전화를 했다. 무조건 내일 가장 빠른 비행기로 이곳을 떠나야겠다고.

제발 나를 도와달라고 부탁했다. 하지만 그 난리통에 비행기 티켓을 구한다는 건 하늘의 별 따기나 마찬가지였다.

더구나 여진이 계속되고 있어서 비행기의 이착륙도 불투명한 상태였다. 어쨌든 하룻밤을 이 호텔에서 홀로 보내야 했다.

호텔 직원들이 수시로 방에 들러 괜찮은지 확인하고 나를 안심시켜줬지만 나는 너무나도 무서웠다.

유리컵에 물을 담아놓고, 지진이 또 오는지 밤새 지켜봤다. 컵 속의 물을 들여다보면서 또다시 땅이 흔들리는지를

가늠할 수 있었다. 여진은 계속됐지만 다행히 그리 심하진 않았다.

그때 아빠에게서 연락이 왔다. 어떻게 수소문했는지, 비행기 표 딱 한 장을 어렵사리 구했노라고.

그제야 '살았구나…….' 안도의 한숨을 쉴 수 있었다. 다음 날 아침 공항으로 갔다.

이착륙 스케줄이 전면 중단돼서 발이 묶인 사람들로 공항은 인산인해였다. 표는 구했지만 비행기가 뜨지 않으면

아무 소용이 없는 것이었다. 그런데 하늘이 도왔는지 내가 타려고 했던 비행기부터 이륙 허가가 났다.

한국으로 돌아오는 내내 나도 모르게 감사하다는 말을 몇 번이고 되뇌었다. 그렇게 나는 돌아왔다.

다시 기억을 떠올리는 지금 이 순간도 손에서 땀이 날 지경이다. 아무 준비 없이, 몸에 지닌 물건 하나 없이 간 여행…….

타지에서 정말 죽을 수도 있겠다는 걸 온몸으로 느끼고 나서 내가 얻은 교훈은 바로 이거다. 인생? 별. 거. 없. 다.

그전에는 누가 "클라라 씨는 무엇을 할 때 가장 행복한가요?"라고 물으면 두 번 생각하지도 않고 대답했었다.

"잠자는 시간이요." 그런데 지금은? 잠자는 시간이 제일 아깝다. 조금이라도 뭔가를 하고 있어야 마음이 편하다.

그래서 없는 일도 만들어서 하는지도 모르겠다. 사람 일은 어떻게 될지 아무도 모른다.

그러니 이 길지 않은 인생, 웃으면서 살아야 한다!

내 영혼을 위한 처방전 : 향기

미소만큼이나 내가 가까이하는 것, 바로 향기다. 사람의 감각 중에서 가장 민감하고 예민한 것이 바로 후각이다.

향기만으로도 사람을 기억하기도 하고 어떤 향기는 어린 시절의 추억을 떠올리는 매개체가 되기도 하는 것처럼 말이다.

나는 향기에 관심이 많고 향수를 모으는 취미가 있다. 그러니 내가 좋아하는 일을 하면서 동시에 스트레스를 풀 수 있으니

나에겐 이보다 더 좋은 스트레스 해소법이 없다. 이처럼 스트레스를 받았다고 해서 술을 마시거나 폭식을 하기보다는

자신이 좋아하는 취미생활을 즐기는 것으로 해소해 보는 것은 어떨까?

향기, 어떻게 즐길까? 나는 무엇인가 잘 안 풀리는 날에는 집에 와서 향초를 하나씩 켜 둔다. 상큼한 시트러스 향이나

따뜻한 엄마 품을 떠올리게 하는 베이비 파우더 향을 특히 좋아한다. 이런 향을 가만히 맡고 있으면 나도 모르게

마음이 편안해지고 안정되는 느낌이 든다. 따끈한 물에 몸을 담그고 휴식을 취하고 싶을 때 향이 좋은 아로마 오일을

한두 방울 떨어뜨리는 것도 좋다. 반신욕을 하는 동안 욕실에 은은한 향초를 켜 놓는 것도 물론 좋은 방법.

하루 종일 산뜻한 기분을 유지하고 싶다면 향기로 스타일링을 마무리해보자.

외출하기 전 그 날의 메이크업과 의상에 어울리는 향수를 뿌려서 완벽한 스타일링을 완성한다.

정장을 입었을 때는 시크한 우드 향, 깜찍하고 귀여운 분위기를 연출하고 싶다면 여성스럽고 가벼운 플로럴 향이 제격이다.

외출할 때는 파우치 안에 작은 향수를 하나쯤 넣어보자. 갑자기 미팅 스케줄이 잡히거나 별다른 준비 없이

누군가를 만날 일이 생겼을 때 요긴하다. 또 촬영 중간 중간에 짬이 날 때마다 혹은 기분을 전환하고 싶을 때

수시로 좋은 향을 맡는 것은 나만의 작은 사치이다.

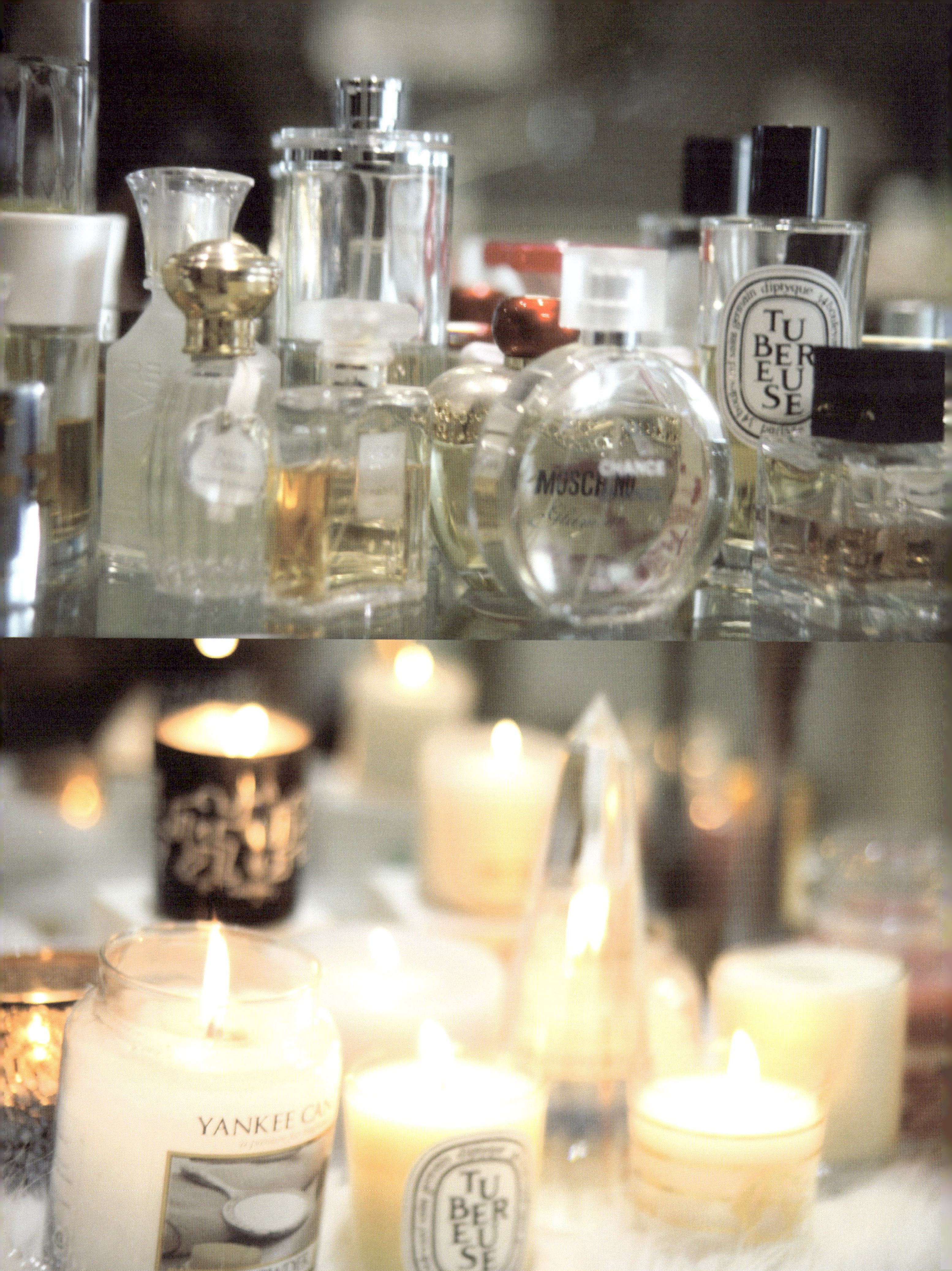

CHANCE
MOSCHINO
TU
BER
EU
SE
diptyque
TU
BER
EU
SE
YANKEE CAN

클라라가 강추하는 향수 리스트

CHANEL · Coco Mademoi-selle
장미꽃과 재스민향이 어우러져 고급스러움의 절정을 느끼게 해주는 향. 다소 강한 향이지만 야외 활동이 많은 날 뿌리면 좋다.
오랜 시간 야외에 있어도 향이 날아가지 않고 은은하게 남아있다.

JO MALONE · Wild Bluebell
오렌지 꽃과 와일드 블루벨, 레몬의 만남. 남녀노소 모두 가리지 않고 사랑한다는 조 말론 향수의 정통적인 내음을 느껴볼 수 있다.
은은하고 산뜻해 방향제로 사용해도 좋다.

SANTA MARIA NOVELLA · Acqua di Colonia
무려 1600년대부터 시작된 산타 마리아 노벨라의 역사! 그중에서도 아쿠아 디 콜로니아는 산타마리아노의
400주년 기념을 위해 만들어진 향수이다. 바닐라향 같기도 하고 부드러운 크림 같기도 한 포푸리의 은은한 향이 오래도록 여운을 남긴다.
짧고 강하게 사라지는 향과는 차원이 달라 내가 가장 아끼는 향수이기도 하다.

DIOR · J'adore
독특한 향수병 모양으로도 유명한 제품. 화려하고 블링블링한 향으로 저녁 모임이나 파티가 있을 때 뿌리면 안성맞춤!

ANNICK GOUTAL · Petite Chérie
내가 정말 사랑하는 아이템이기도 한 아닉구딸! 클래식한 향이라 사계절 다 어울리지만 특히 봄이나 여름에 더욱 잘 어울린다.

TOM FORD · White Patchouli
온통 흰색 꽃들만 모두 모아 만들었다는 바로 그 향수. 베르가못, 파츌리, 피오니, 재스민, 장미 등이 섞인 깔끔하고 여성스러운 향.

RALPH LAUREN · Lauren Style
왠지 모를 아시아의 신비함과 은은함이 배어있는 촉촉하고도 달콤한 여성스러운 분위기의 향!
휴양지의 여유를 떠올리고 싶을 때 찾게 된다.

ESTEE LAUDER · Pleasurer
달콤한 작약과 상큼한 라즈베리 향을 조합해 여성스러우면서도 생기발랄한 느낌을 동시에 연출할 수 있는
에스티로더의 스테디셀러 아이템.

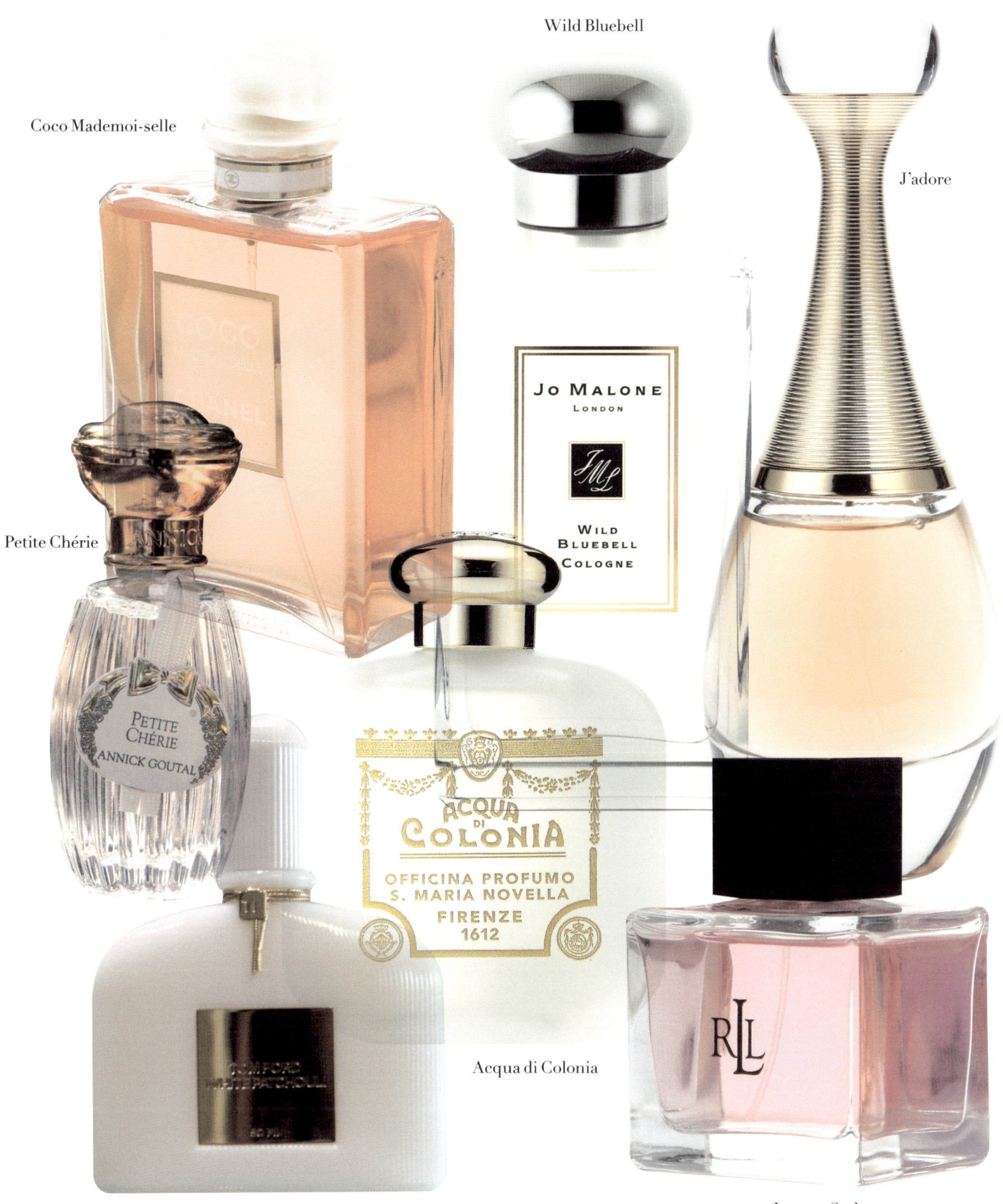

매력적인 여성이 되고 싶다면 향수를 가까이 하세요.
일상의 우울과 건조함을 휘발시키는 낭만이 담겨 있으니까요. -클라라-

혼자만의 시간과 공간을 즐기고 싶다면 향초만한 아이템은 없을 거예요.
향초에 불을 탁 켜는 순간 '성냥팔이 소녀'의 불빛처럼
마법이 시작되지요. -클라라-

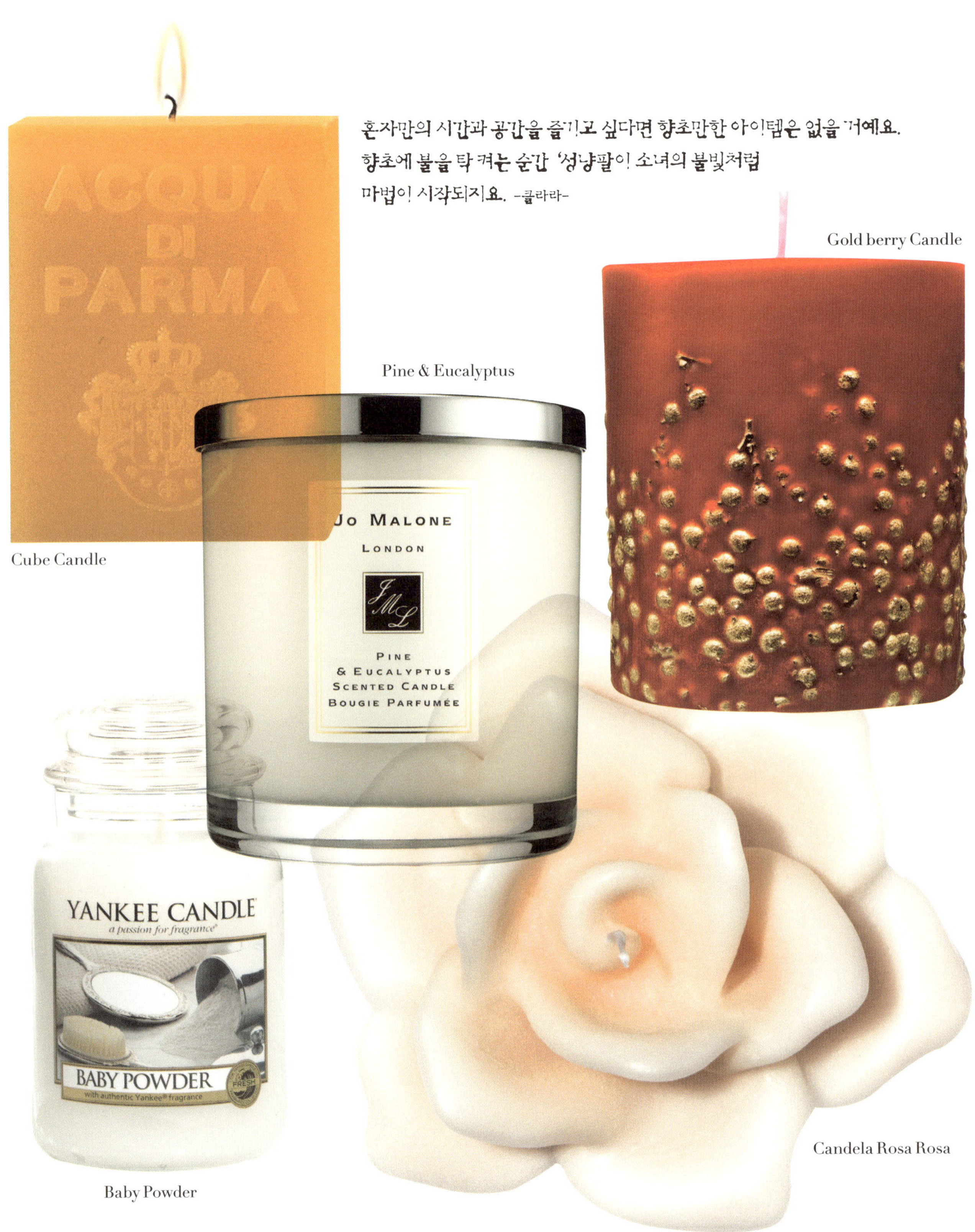

Gold berry Candle

Pine & Eucalyptus

Cube Candle

Candela Rosa Rosa

Baby Powder

클라라가 강추하는 향초 리스트

ACQUA DI PARMA · Gold berry Candle

산딸기 향이 물씬 풍기는 향초. 색상도 강렬하고 예쁜 레드!
켜두면 잠이 솔솔 온다. 로맨틱한 분위기를 연출하는 데 최고!

JO MALONE · Pine & Eucalyptus

누군가 그랬다. 조 말론은 향수보다 초라고. 특히 한국 여성들에게 인기 만점인 조 말론의 향초.
나도 선물을 받아서 이 향을 알게 됐는데 따로 가서 구입을 할 정도로 마음에 쏙 들었다.
향이 강하고 오래가서 욕실에 두고 사용하기에도 좋다. 따뜻하게 반신욕 할 때 조 말론의 향초가 빠지면 뭔가 허전한 느낌이 든다.

SANTA MARIA NOVELLA · Candela Rosa Rosa

은은한 장미향으로 로맨틱한 무드를 내기에 좋은 산타 마리아 노벨라 칸델라 로사 로사.
굳이 초를 켜지 않아도 욕실이나 화장대 위에 올려두면 장식적인 효과까지 볼 수 있다.

ACQUA DI PARMA · Cube Candle

가끔 아쿠아 디 파르마의 향초들은 너무나 거대해서 '이거 다 언제 피우지?' 하는 생각을 하게 된다.
그 정도로 큼직한 양을 자랑한다. 오래도록 사용해도 질리지 않는 향이 매력 만점이다.

YANKEE CANDLE · Baby Powder

On Style에서 방영했던 리얼리티 쇼 〈클라라의 LIKE A VIRGIN〉에서도 소개했던 그 베이비 파우더 향이다.
아기처럼 보송보송한 베이비 파우더 향은 향초는 물론 로션, 향수 모두 가지고 있다.
숙면을 취하고 싶을 때 침대 머리맡에 켜두면 효과 만점! 오랫동안 넣어뒀던 옷이나 이불을 꺼냈을 때 이 향초를 켜 두면
퀴퀴한 냄새가 쏙 사라지고 사랑스러움만이 남는다.

내 영혼을 위한 처방전 : 초콜릿

케이블 채널의 드라마 〈식샤를 합시다〉의 여자주인공 이수경은 스트레스가 쌓일 때마다 책상 서랍이나 가방에서 초콜릿바를 꺼내서

우적우적 씹어 먹는다. 어쩌면 그렇게 리얼하게 씹어 먹던지! 보기만 해도 내 스트레스가 확 풀리는 것 같은 기분이 들 정도다.

다른 사람들이 보기엔 철저하게 건강식을 챙기고 간식도 아무거나 먹지 않을 것 같은 나도 이렇게 소리칠 때가 있다. "초콜릿이 필요해!"

갑자기 스트레스가 확 치솟았을 때 혹은 마냥 늘어지는 촬영 스케줄 때문에 급속도로 당이 떨어지는 느낌이 들 때

나도 초콜릿을 찾는다. 물론 한 봉지를 통째로 안고 우적우적 씹는 것은 아니지만 말이다.

다이어트 때문에 단 음식을 많이 먹는 편은 아니지만 나는 원래 달콤한 디저트 종류를 좋아한다.

옷을 입더라도 속옷부터 겉옷까지 신경 써서 입는 것처럼 음식도 디저트까지 먹어야 제대로 된 한 끼의 식사를 한 것 같은

기분이 들어서이다. 그래서 채식 위주의 가벼운 식사를 하는 요즘도 가끔은 달콤한 와플이나 아이스크림, 케이크, 초콜릿 등의

디저트를 챙겨 먹곤 한다. 흔히 스트레스를 받을 때 단 것이 당긴다고들 하는데, 순간적으로 감정의 소모가 극심해지면

사람의 뇌와 신경은 평소보다 10배 이상 많은 당을 순식간에 소비한다. 스트레스 때문에 당이 소진되면 스스로 알아차리기도 전에

몸이 먼저 신호를 보내는 것이다. '어서 당을 보충해야 해'라고 말이다.

다이어트에 관심 있는 사람이라면 단 음식을 먹고 싶어도 꾹 참겠지만 못 먹어서 스트레스를 더 받는 것보다는

한두 개 정도 기분 좋게 먹는 게 낫다고 생각한다. 그럴 때 초콜릿을 추천한다.

초콜릿의 주성분인 카카오에는 항산화 물질인 폴리페놀이 풍부한데 폴리페놀은 동맥경화, 암, 노화 등의 원인이 되는

활성산소를 억제하고, 피를 맑게 하고 혈압을 낮춤으로써 협심증이나 심근경색 같은 심혈관 질환과 고혈압 등을

예방하는 효과가 있다고 한다. 보통 폴리페놀이 많이 들어있는 식품으로 녹차를 꼽는데

같은 양을 먹는다고 가정할 때 초콜릿에는 녹차의 3배, 홍차의 5배 이상의 폴리페놀이 함유되어 있다.

또 사람이 무엇인가에 열중하고 있을 때나 사랑의 감정을 느낄 때 뇌에서 분비되는 화학물질이라고 알려진 페닐에틸아민도

초콜릿에 많이 들어있다. 페닐에틸아민은 카페인처럼 중추신경을 흥분시키는 각성제 역할을 하여

정신을 안정시키고 우울함을 치유하는 효과를 낸다고 한다. 일단 입안에 한 개 넣는 것만으로도 행복해지는 고마운 녀석 정도로만

생각했는데 따지고 보니 초콜릿에 이렇게나 좋은 성분이 많이 들어있을 줄이야!

물론 열량이 높고 카페인 성분이 꽤 많이 들어있으니 시도 때도 없이 먹는 것은 자제해야겠지만

'초콜릿=단것=무조건 안 돼'라고 여겼던 생각을 조금 바꿔도 되지 않을까 싶다.

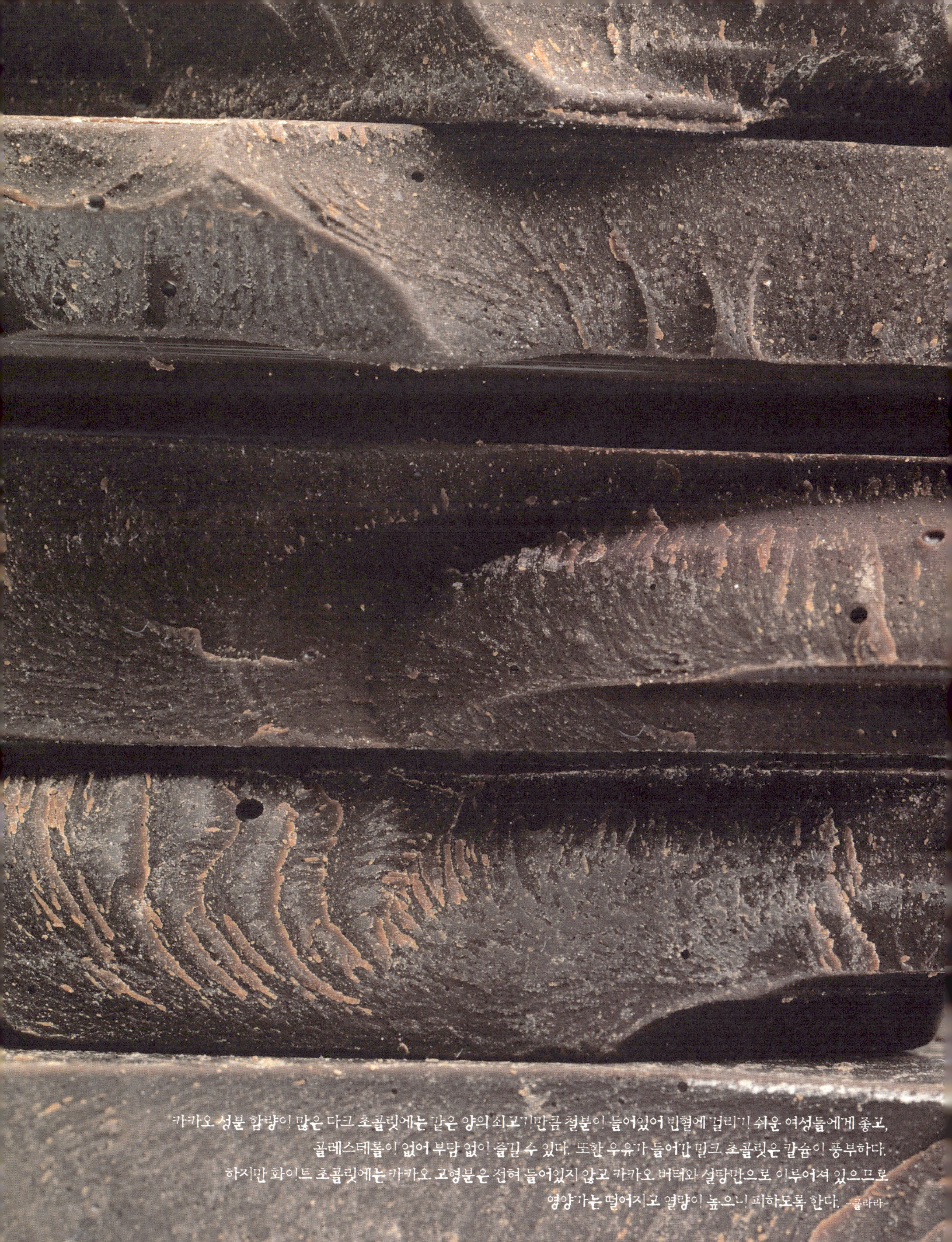

카카오 성분 함량이 많은 다크 초콜릿에는 같은 양의 쇠고기만큼 철분이 들어있어 빈혈에 걸리기 쉬운 여성들에게 좋고,
콜레스테롤이 없어 부담 없이 즐길 수 있다. 또한 우유가 들어간 밀크 초콜릿은 칼슘이 풍부하다.
하지만 화이트 초콜릿에는 카카오 고형분은 전혀 들어있지 않고 카카오 버터와 설탕만으로 이루어져 있으므로
영양가는 떨어지고 열량이 높으니 피하도록 한다. -클라라-

HOME SKIN CARE #2

우유로 예뻐지기! Milk pack!

사실 나는 귀찮고 복잡한 것은 딱 싫어하는 성격이다. 잠들기 전에 무슨 팩, 아침에 일어나서 무슨 팩 등

보통의 여배우들이 즐긴다는 피부 관리 방법도 잘 모르겠고 처음 한두 번 해봤다가도 금세 귀찮아서 그만두고 만다.

하지만 이런 나도 집에서 즐겨 하는 피부 관리 비법이 있으니!

바로 영양 만점 우유와 진정 작용이 탁월한 녹차를 활용한 팩이다.

우유팩은 촉촉한 윤광피부를 만들어주고, 녹차팩은 화이트닝은 물론 피부 컨디션이 좋지 않을 때

응급처방의 역할도 해주기 때문에 생각보다 자주 하게 되는 피부 관리법이다.

보통 우유와 녹차는 집에 항상 구비해두기 때문에 몸을 위해 먹기도 하고 팩으로 사용할 수도 있어 일석이조다.

손쉽게 구할 수 있는 우유와 녹차로 간단하지만 효과 만점인 팩을 만들어보자.

나처럼 귀찮은 것은 싫어하지만 조금이라도 피부에 투자를 하고 싶다면 오늘 당장 시도해 볼 것을 권한다.

"먹지 마세요. 피부에 양보하세요."

몸에 좋은 음식이 피부에도 좋다는데 이것을 두고 하는 말인가 보다. 바로 우유!

우유에는 단백질, 칼슘, 지방, 비타민 A, 비타민 B12, 비타민 D, 아연 등 각종 영양소가 풍부하다.

완전식품이라 불리는 우유의 풍부한 영양분을 피부에 직접 선물하자.

우유팩, 꾸준히 해봤더니…

1 **피부에 영양과 수분을 빵빵하게!**
우유로 세안을 하거나 팩을 하면 피부결이 정돈되고
수분이 공급돼서 한결 촉촉해진다.
얼굴의 붉은기를 가라앉히는 데 도움이 되고
민감성 피부로 변하는 것을 막아준다.

2 **각질 제거에 최고!**
자극이 없으면서도 각질 제거에 탁월한 효과가 있다.
민감한 피부라서 각질 제거제를 사용하는 것이 꺼려지는
분들에게 특히 추천하고 싶다. 우유팩을 하고 나면
피부의 노폐물은 물론이고 불필요한 각질까지 사라지니
천연 각질 제거제로 손색이 없다.
환절기나 겨울철에 반드시 필요한 팩이다.

3 **촉촉한 윤광 피부를 위해!**
우유팩을 하고 난 다음 날엔 별다른 스킨케어를
하지 않아도 얼굴에서 광이 난다는 말을 듣곤 한다.
얼굴에 혈색이 돌고 뽀송뽀송한 느낌이다.
피부결이 매끈하게 정돈되니 얼굴에 반질반질 윤기가 돈다.

뽀송뽀송 우유팩, 어떻게 할까?

STEP 1
일단 마트에 가서 우유를 하나 산다. 냉장고에 차갑게 넣어놨다가
꺼내어 화장솜 몇 개에 듬뿍듬뿍 적셔준다.

STEP 2
우유를 한껏 머금은 화장솜을 얼굴 위에 골고루 붙인다. 화장솜에서 흘러나오는
우유가 자연스럽게 스며들 수 있도록 얼굴 아래쪽에도 계속해서 화장솜을
붙인다. 우유는 개봉하면 일단 부패하기 시작한다는 것은 잘 알려진 사실!
화장솜에 적시고 남은 우유는 그냥 두지 말고 얼굴을 제외한 피부에 투자한다.

STEP 3
욕조에 따뜻한 물을 절반쯤 채우고 여기에 남은 우유를 모두 붓는다. 그런 다음
반신욕을 하면서 얼굴에 올려둔 화장솜의 우유가 피부에 스며들도록 하는 것이다.

STEP 4
반신욕 후엔 모공이 확실히 조여지도록 반드시 찬물로 세수를 하고
온몸을 깨끗이 닦아준다. 이때 물로만 씻어내는 것이 포인트.

STEP 5
우유를 닦아낸 후엔 보습제를 듬뿍 발라준다. 초간단 클라라표 우유팩 끝!

1 촉촉한 입술을 갖고 싶다면 화장솜에 우유를 듬뿍 적셔서 입술과 건조한 입 주변 피부에 올려두자.
수분이 스며들어서 한결 촉촉해지고 유분막이 생겨서 입술이 트는 것을 막아준다.
2 자극 없는 천연 아이크림 눈이 피로하거나 주름이 도드라져 보이는 날 우유를 적신 화장솜을 눈가에 올려두자.
차갑게 해서 올려두면 피로가 풀리고 잔주름이 예방된다.
3 깨끗한 두피를 위해 두피에 노폐물이 많이 쌓이거나 건조해지면 비듬과 같은 각질이 일어나게 된다.
우유를 거즈에 적셔서 두피에 놓고 가볍게 지압을 하듯이 마사지한다. 마사지 후에는 두피에 우유 성분이 남아있지 않도록 깨끗이 헹군다.

고마운 응급처방! Green Tea Pack!

녹차가 몸에 좋은 건 잘 알려진 사실. 다이어트에 도움이 되는 녹차가 피부 관리에도 좋다니 얼마나 기특한 식품인지 모르겠다.

녹차 특유의 떫은 맛은 카테킨이란 성분 때문인데 이 카테킨 성분이 피부 수렴과 진정 작용에 탁월한 효과가 있다.

또 비타민 C, 토코페롤, 아미노산이 풍부해 피부에 충분한 수분과 영양을 공급해준다.

녹차팩은 특히 트러블이 생기거나 건조할 때 즉각적으로 피부를 안정시켜주는 효과가 있어 바쁜 아침에 요긴하다.

사실 이 팩은 나의 메이크업을 담당해주시는 선생님을 통해 배웠는데

메이크업을 하기 전 10분 정도만 녹차팩을 해주면 피부가 놀랄 정도로 회복되는 것을 체험했다.

평소 빡빡한 스케줄 때문에 생활 패턴이 불규칙하고 수면 시간도 일정하지 않아 면역력이 약해진 편이라

몸 전체, 특히 머리와 얼굴에 열이 많다. 몸 안에 쌓인 열이 신체의 윗부분으로 올라오는 것.

이 상태에서 메이크업을 하면 당연히 피부에 쏙 흡수되지 않고 들뜨기 마련이다.

또 얼굴에 열이 많으면 그만큼 피부가 빨리 건조해져서 잔주름이 생기기 쉽고 노화가 빨리 오는데

이럴 때 차가운 녹차팩을 얼굴에 올려주면 열기를 확 잡을 수 있다.

장시간 메이크업으로 상한 피부를 회복시키고 일시적이긴 하지만 모공을 수축하는 효과도 있다.

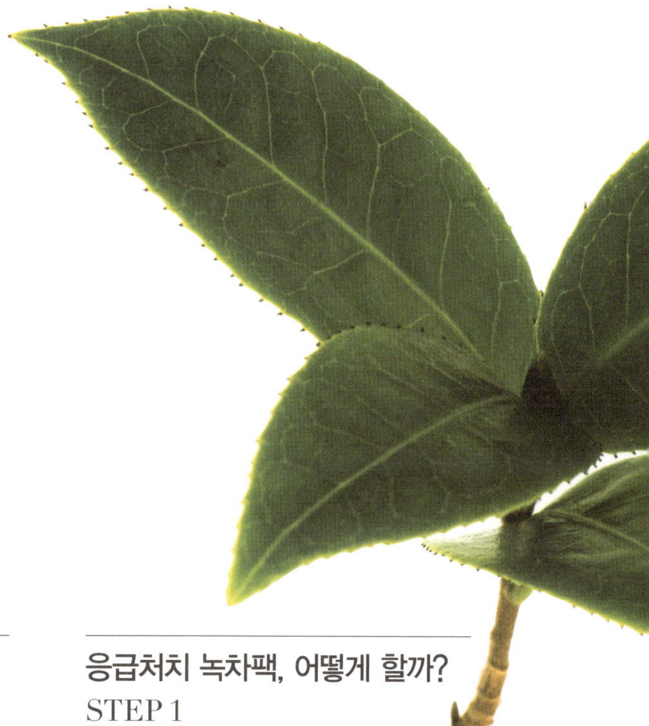

녹차팩, 꾸준히 해봤더니…

1 **화이트닝에 최고!**
녹차에는 레몬보다 5~8배 많은 비타민 C와 다량의
토코페롤이 들어있다.
이 성분이 기미나 주근깨 형성을 억제해서 미백에 탁월한 효과가 있다.

2 **지긋지긋한 여드름 안녕~**
녹차에 들어있는 카테킨 성분이 피부를 진정시키는 작용과 함께
피부에 묻어나오는 각종 생활 오염 물질을 깨끗하게 제거해주는 역할을 한다.
또 비타민 A와 E가 피부 트러블을 진정시키는 역할을 한다.
나도 사춘기 시절 지긋지긋한 여드름에 시달린 적이 있다.
또 그때 적절히 치료하지 못해서 아직까지 군데군데 흉터가 남아있다.
녹차팩을 하면 여드름 자체를 예방해주기도 하지만
여드름 흉터를 가라앉히는 데도 상당한 도움이 된다.

응급처치 녹차팩, 어떻게 할까?

STEP 1
녹차 티백을 뜨거운 물로 살짝만 우린 다음
얼음으로 차갑게 식혀준다.

STEP 2
화장솜 5~6장 정도를 준비해 식힌 녹차물에
푹 담가 적신다.

STEP 3
볼, 눈, 이마에는 화장솜을 그대로 붙이고,
콧등이나 턱은 화장솜을 얇게 한 겹 떼어서
붙이고 10분 정도 둔다. 한결 건강해진 피부로
메이크업 Go Go!

---

1. 바쁜 아침 시간 메이크업 전에는 10분 정도만 해도 괜찮지만, 시간적인 여유가 있다면 15~20분 정도 녹차 성분이 충분히 흡수되도록 한다.
2. 피부의 열기를 떨어뜨리고 즉각적인 모공 수축 효과를 위해 녹차팩을 할 때는 무조건 차갑게 하는 것이 중요하다.
3. 녹차 티백이 간편하지만, 가정에 녹차 분말이 있다면 효과가 더욱 좋다. 티백의 경우, 티백을 찢어서 안에 있는 녹차 가루를 이용해보자.
꿀과 우유, 밀가루를 섞어 묽기를 조절한 다음 마스크 시트를 얼굴에 붙이고 그 위에 녹차가루를 골고루 펴 바른다.
15~20분 정도 두었다가 떼어내고 가볍게 물로 세안한다.

CLEANSING #3

메이크업보다 중요한 클렌징 타임

어릴 때는 메이크업을 지우는 것보다 하는 게 중요하다고 생각했다. 미국에서 생활한 덕분에 10대 시절

조금 일찍 메이크업에 눈을 떴는데, 그때는 내 얼굴이 도화지라도 되는 양 여러 시도들을 많이 해보았다.

조금이라도 더 화려해지고 싶었다. 뭔가 자꾸 덧발라야 내 얼굴의 단점이 사라진다고 느꼈기 때문이다.

볼에 여드름 자국이 남아있었는데 깨끗하게 씻고 치료를 잘 받아야겠다고 생각하기보다는

메이크업을 진하게 해서 가리면 그만이라는 생각이었다.

지금 와서 생각해보니 어린 시절의 나는 왜 그렇게 무모했나 싶다.

피부가 좋을 때 조금만 더 신경을 썼더라면 지금쯤 이렇게 후회하지 않을 텐데 하면서 말이다.

메이크업을 하면서 크레파스를 어떻게 쓸까 하는 것만 생각하고, 도화지가 깨끗해야 한다는 생각은 왜 하지 못했을까.

연기를 할 때에도 운동을 할 때에도 '채우는 것보다 비우는 게 중요하다'는 말을 많이 들었는데 메이크업과 클렌징도 딱 그런 것 같다.

오늘 잘 지워야 내일 아침 메이크업이 잘 받는 것처럼 클렌징은 메이크업의 끝이 아니라 숨어있는 첫 단계이다.

특히 갈수록 미세먼지나 황사가 심해지는 요즘, 클렌징을 소홀히 하면 피부 구석구석에 눈에는 보이지 않는

오염물질이 차곡차곡 쌓여 원인 불명의 트러블이 더 많이 생길 수 있고 건조한 피부에 잔주름이 늘어날 수 있다.

잘 지워야 더 예쁘게 꾸밀 수 있고, 나이가 들어서도 예쁜 피부를 가질 수 있는 법!

지금이라도 늦지 않았다. 하루 딱 5분. 클렌징에 시간을 투자해서 내 얼굴과 피부에 관심을 쏟아보자.

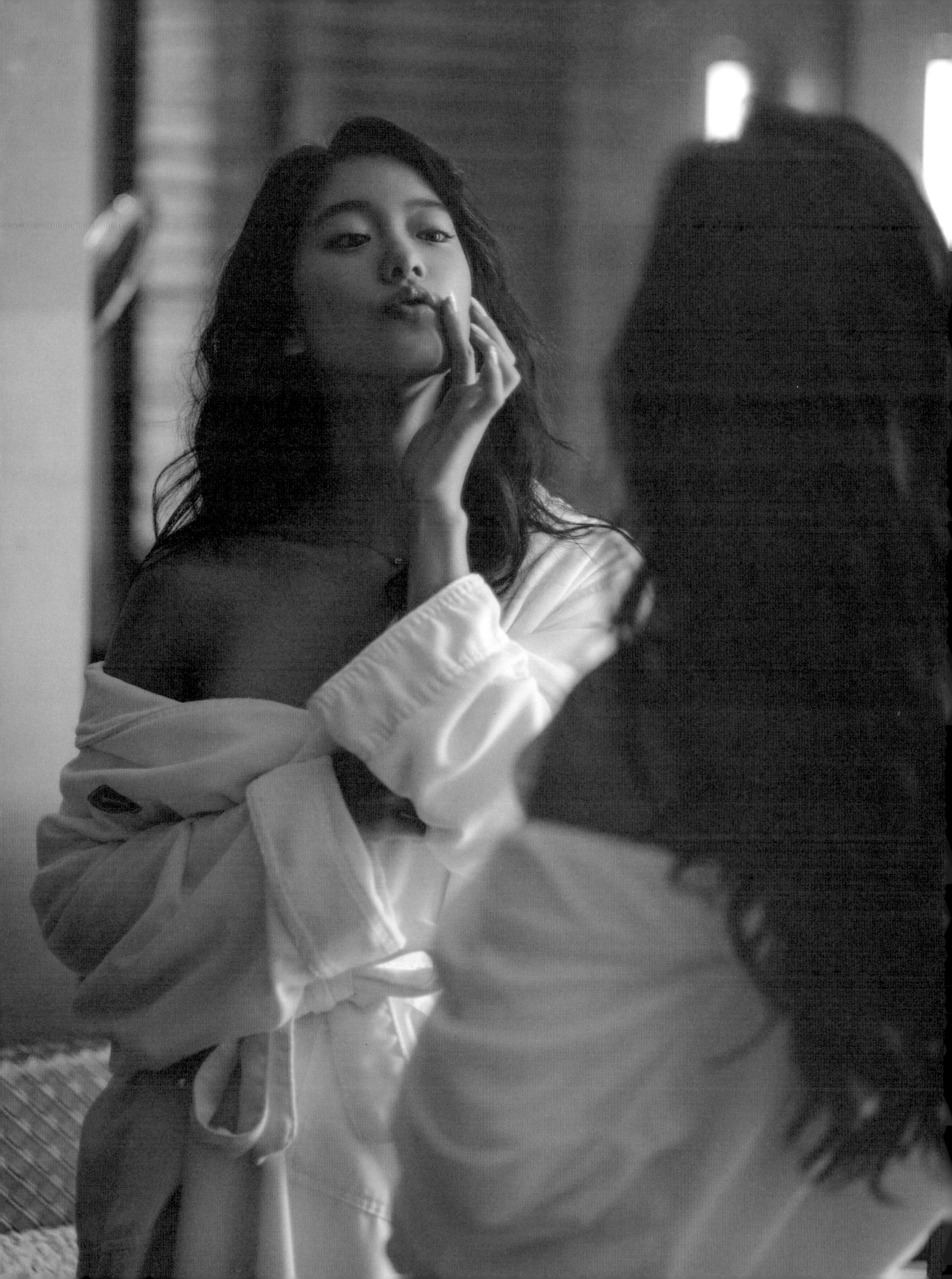

STRETCHING #4

Feel your rhythm~

나는 고등학교 때부터 대학교 1학년 때까지 총 4년 동안 모던재즈를 배웠다.

무용을 하다 보니 자연스럽게 유연성이 좋아지고 몸에 리듬감이 심어졌는데

이때의 경험이 지금 배우 활동을 하는 데 아주 많은 도움이 되고 있다.

100층짜리 초고층 건물도 1층부터 올리고 제아무리 물개 같은 실력을 자랑하는 수영 선수도 물에 들어가기 전엔

준비운동을 하는 것처럼 무용 역시 처음부터 어려운 동작을 배우는 건 아니다.

무용 수업을 시작할 땐 언제나 워밍업이 필수적으로 들어가는데 집에서도 간단히 할 수 있어서 모두에게 추천해주고 싶다.

균형 있고 우아한 자세를 길러주는 스트레칭 동작을 근육이 뭉친 느낌이 들 때나

잠자리에서 일어나 몸이 찌뿌드드할 때 하면 몸도 마음도 한결 상쾌해진다.

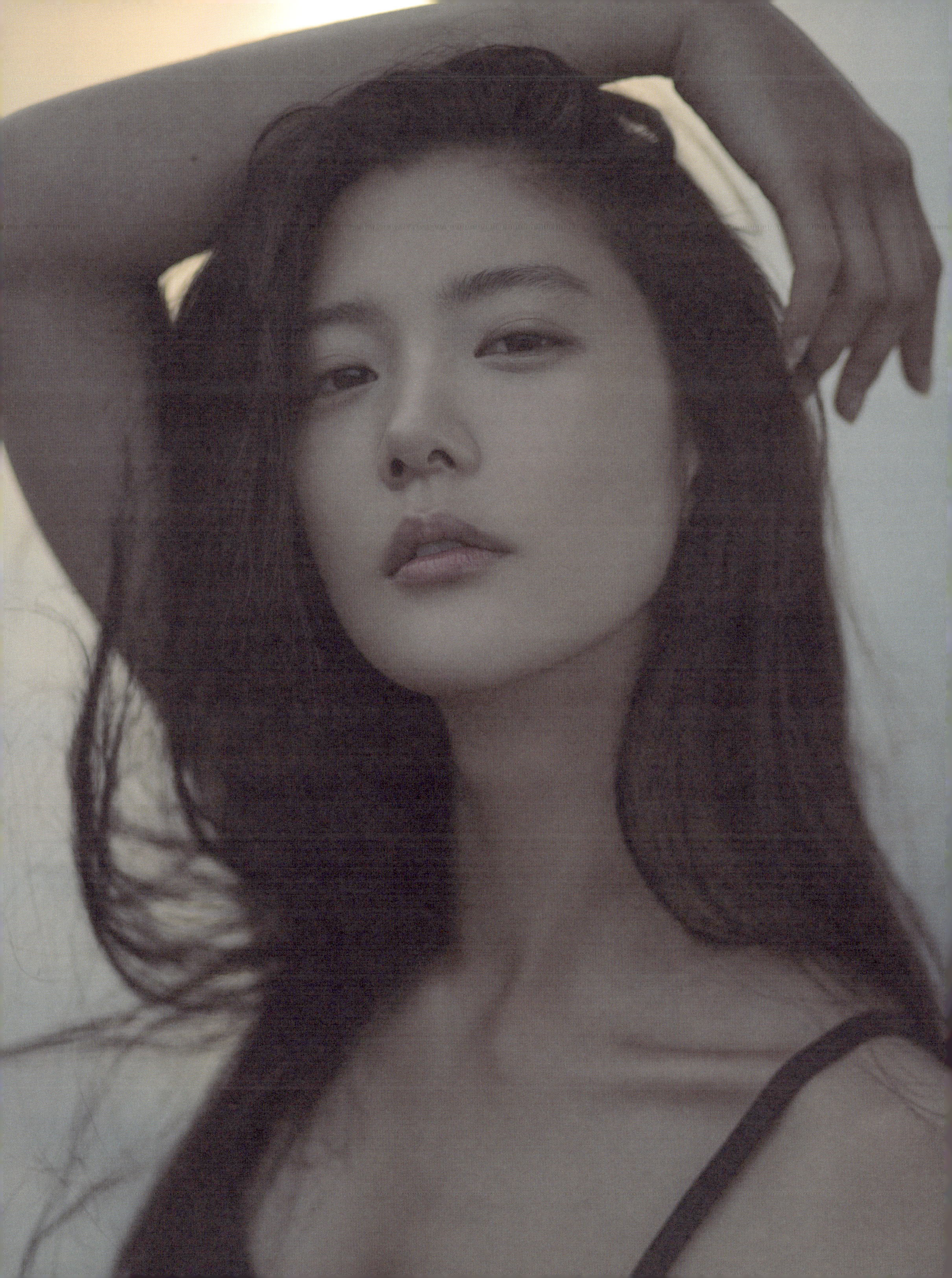

PERSONALIZED ROUTINE #5

생활 속에서 틈틈이, 즐겁게! 매끈한 등 라인을 위해

운동은 언제 어디서나 즐겁게 할 수 있어야 한다고 생각한다. 집에서든 차에서든 학교에서든 회사에서든

심지어는 길을 걸으면서도 생활 속에서 틈틈이 할 수 있어야 몸에 익어서 정말로 내 것이 될 수 있기 때문이다.

물론 전문가 선생님들의 도움을 받아서 과학적으로 운동을 하는 것도 중요하지만 평소 생활 습관을 신경 쓰지 않는다면?

글쎄, 과연 효과가 얼마나 될까? 그래서 틈날 때마다 특별히 따로 시간을 내지 않더라도

내 나름대로 몸을 유연하고 건강하게 하는 습관을 가지려고 노력해왔다.

뒤태 미녀의 기본 조건은 매끈하고 곧게 뻗은 척추다. 허리가 곧고 자세가 바른 사람은 건강하고 자신감 넘쳐 보인다.

반대로 서 있거나 앉아있을 때 구부정한 사람들을 보면 어쩐지 활기가 없어 보이고 매사에 소극적인 느낌이 들지 않는가?

나는 어릴 때부터 모델을 동경해왔기 때문에 바른 자세를 가지려고 노력을 많이 했다.

건강한 척추를 위해서는 앉는 방법도 중요하다. 전문가가 권하는 올바른 자세는 엉덩이를 의자 깊숙이 붙이고

목과 허리를 바로 세우며 등은 자연스럽게 등받이에 기대는 자세다.

평소 학교나 직장에서 올바른 자세로 앉도록 하되 1시간을 일했으면 10분 정도는 등에 아무것도

기대지 않은 상태에서 허리와 어깨, 목을 곧게 세우고 앉아보자. 처음에는 쉽지 않을 수도 있다.

하지만 의식적으로 바르게 앉으려는 연습을 하면 여느 모델 부럽지 않은 곧고 균형있는 자세를 가질 수 있다.

허리와 등에 가끔씩 긴장감을 주는 것만으로도 곧고 매끈한 등 라인을 가질 수 있다.

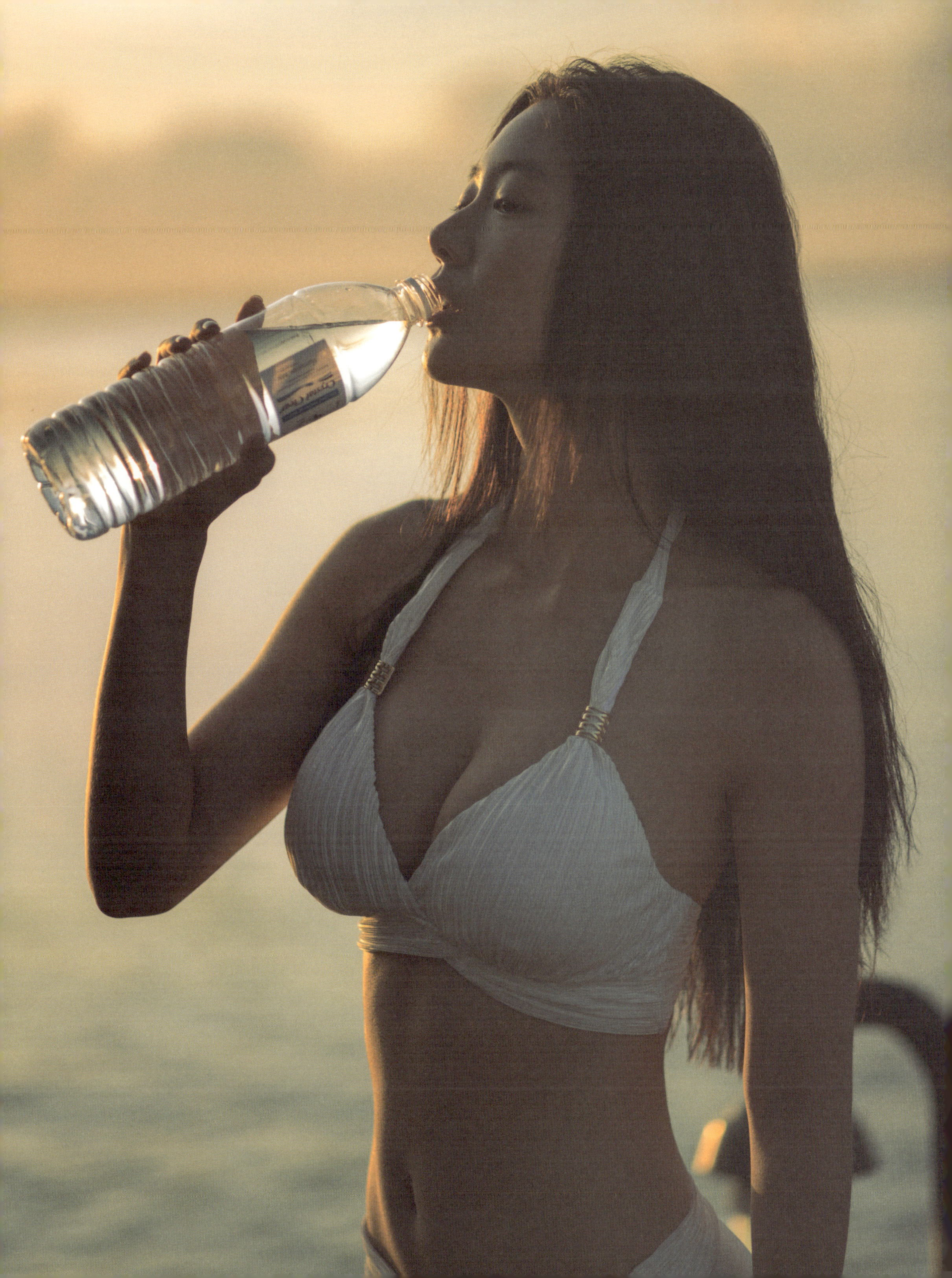

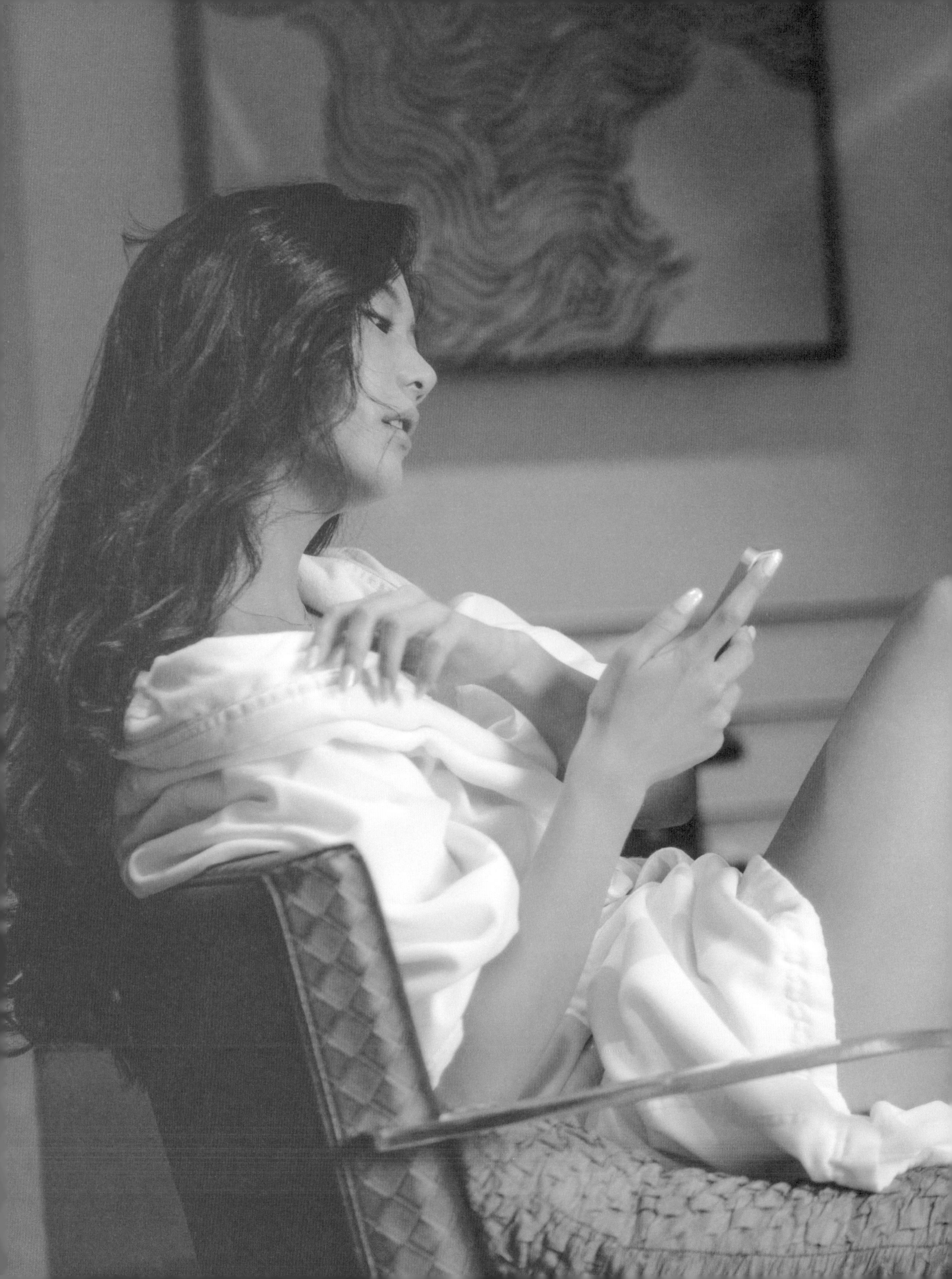

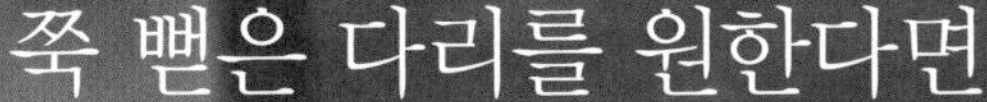

쭉 뻗은 다리를 원한다면

나는 무용을 배워서 그런지 앉아 있거나 서 있거나 걸을 때 뒤꿈치를 드는 것이 습관이 됐다.

집에서 TV를 볼 때도 앉아있을 때는 가급적 뒤꿈치를 들고 있는 편이다.

이 자세는 다리에 긴장감을 주기 때문에 군살 없이 매끈한 다리 라인을 만드는 데 도움이 된다.

책상 앞에 앉아 있을 때 두 다리를 가지런히 붙인 상태에서 위아래로 들어 올리는 연습을 하자.

5분도 좋고 10분도 좋다. 집에서 책을 보거나 TV를 볼 때, 혹은 학교 수업 시간이나 사무실에서 일할 때에도 할 수 있다.

다리 사이가 벌어지지 않도록 신경 쓰면서 하다 보면 꽤 힘이 든다.

허벅지를 꽉 조이면 다리 근육이 긴장돼서 라인이 매끈해지는 것은 물론이고 아랫배에도 상당한 힘이 들어가기 때문에

뱃살 관리에도 톡톡히 도움이 된다. 특히 이렇게 앉아서 가볍게 할 수 있는 운동은 아무도 모르게 티 내지 않고 할 수 있다는 장점도

있다! 따로 운동을 한 것 같지도 않은데 매끈하고 아름다운 각선미를 뽐낼 수 있다면 "무슨 운동 했어?"라고 물었을 때

"아니. 나 운동 따로 안 하는데?"라고 자신 있게 말할 수 있다.

차 안에서 이동 중에

스케줄 때문에 차를 타고 이동하는 시간도 많고 드라마나 영화 촬영 때는 내 순서를 기다리기 위해서

차 안에 앉아있는 시간이 많다. 이럴 때 부족한 잠을 보충하거나 간단히 식사를 하기도 하지만 대부분의 시간은

가만히 있지 않고 몸을 계속 움직이는 편이다. 몸매 관리의 목적도 있지만 길고 긴 대기 시간을 활기차게 보내기 위한 목적도 있다.

가만히 앉아있기만 하면 하체에 피가 몰려 부종이 올 수도 있고 다리는 물론 온몸에 근육이 뭉친다.

조금씩이라도 몸을 흔들어서 굳어있는 근육을 풀어주는 게 좋다.

보통 차 안에서의 내 모습은? 두 다리를 위로 높게 들고 있는 포즈다. 이렇게 앉아서 주로 대본을 보고는 한다.

다리가 붓지 않는 것은 물론이고 자연스럽게 스트레칭도 된다. 잠을 잘 때도 다리가 조금 부었다 싶은 날엔

베개나 쿠션으로 다리를 조금 높게 두는 것이 좋다. 심장보다 조금 높은 위치까지 다리를 들어주면 자연스럽게 부기가 빠진다.

집에서 TV를 볼 때 자주 하는 동작을 차 안에서도 곧잘 한다. 허리를 곧게 펴고 앉아서 상체를 좌우로 빨래 비틀듯이 돌려주거나,

두 다리를 가지런히 모으고 위아래로 들었다 내리는 동작으로 옆구리 살과 뱃살을 관리한다.

특히 가만히 앉아있으면 뱃살이 더 손에 잘 잡히니 운동을 해야겠다는 마음이 불끈불끈 솟는다!

차 안에 5kg짜리 아령을 항상 가지고 다니는데. 이 아령으로 꾸준히 팔 운동도 빼놓지 않는다.

아령을 두 손에 쥐고 양팔을 머리 위로 들어 올렸다가 내리는 동작 그리고 팔을 쭉 펴고 수평을 유지한 상태에서

좌우로 오가는 동작을 반복한다. 팔뚝 아래로 처지는 살을 없애는 데 효과적이다. 아령이 없다면 적당한 무게의 생수병도 좋다.

단. 너무 가벼워서 무게가 느껴지지 않으면 운동의 효과가 없으니 적당히 무게감이 있는 것으로 선택하자.

기초가 되는 얼굴 표정

운동은 피트니스 센터에서만 하는 것이 아니다. 근육은 정말 솔직하다.

만들 때는 그렇게 힘들게 조금씩 아주 조금씩 생기더니 조금만 방치하면 봄볕에 눈 녹듯이 금세 사라져 버리고 만다.

매일매일 내 몸에 나사를 조인다는 기분으로 스트레칭을 통한 근육 운동을 하지 않으면 운동의 결실은 그대로 사라져 버린다.

그러니 일상생활을 운동화 해야 한다. 그러기 위해서는 부담 없이 운동을 할 수 있도록 평소 좋은 습관이 잘 들어있어야 한다.

마지막으로 무엇보다 가장 기초가 되는 것은 얼굴 표정이다! 어떤 운동을 하든 심지어 숨쉬기 운동을 할 때조차 가장 중요한 건 미소다.

이건 필라테스 선생님께 배운 것인데 힘든 동작을 할 때도, 하기 싫어서 짜증이 날 때도 스마일~ 미소를 유지해야 한단다.

왜냐? 찡그리면 늙으니까~! 여자는 언제 어디서나 항상 우아해야 한다는 말씀! 나 클라라도 백번 공감한다.

내가 운동을 하는 이유는 다이어트뿐만 아니라 품위 있는 자세, 건강하고 밝은 이미지를 만들고 싶어서이기 때문이다.

침실에 체중계를 두고 수시로 몸무게를 재 보고는 한다. 오늘 아침 내 몸무게는 어떤지.

심지어는 밥을 먹다가도 재 보는데 평균치보다 조금 더 몸무게가 나간다 싶으면 '조금 더 관리해야겠구나'

'먹는 양을 조절해야겠구나' 등을 즉각 판단할 수 있기 때문이다.

나는 남들이 '거울 공주'라고 놀릴 만큼 거울을 사랑한다. 하지만 난 공주병이라고 생각하지는 않는다.

자주 들여다보고 지금 내 상태가 어떤지 꾸준히 체크하는 것은 당연한 일!

가방 속에 작은 손거울이 들어있는 것은 물론이고 집안 곳곳에도 놀랄 정도로 거울이 많다.

머리맡에, 방안에, 집안 복도에, 심지어는 식탁 위에도. 고개만 돌리면 거울이 보일 정도라고 해도 과언이 아닌데

몸매 관리를 위해서도, 카메라에 잡히는 얼굴 각도와 포즈를 연구하기 위해서도 다양한 거울은 필수이다.

특히 집안에 들어섰을 때 거실에 보이는 가장 안쪽 벽에 전신 거울을 붙여두면 마치 런웨이를 걷는 듯해서

걸음걸이가 어떤지, 전체적인 실루엣이 어떤지를 한눈에 파악할 수 있어서 좋다.

덧붙여 이런 위치에 커다란 거울을 두면 집안이 훨씬 넓어 보이는 인테리어 효과도 있으니 참고하시길.

HEALTHY
CORE
#6

여자의 건강은 골반에서부터

골반은 우리 몸의 가장 중심축에 있으며 위로는 척추, 아래로는 다리를 연결하는 중요한 부위다.

몸무게를 가장 많이 지탱하고 있는 부위인 만큼 건강한 몸을 가지기 위해서는 골반의 건강이 무엇보다 중요하다.

골반이 건강해지려면 바른 자세가 중요한데 자세가 잘못되면 골반이 틀어져서 허리와 다리 등

다양한 부위에 통증이 생길 수 있고 체형이 달라질 수도 있다.

골반이 벌어지면 엉덩이 살이 겹쳐져 보이는 이른바 '두 겹 엉덩이'가 되거나 하체 비만이 생길 수 있고,

골반이 비뚤어지면 양쪽의 다리 길이가 달라진다. 특히 여성의 경우, 골반 건강이 곧 자궁 관련 질환과

직결되기 때문에 더욱 관심을 가져야 한다. 나 역시 섹시하고 건강한 몸매를 위해 힙업 운동을 열심히 하고 있는데

운동을 하면서 깨달은 것은 평소 자세가 올바르지 않으면 아무리 운동을 열심히 해도 소용이 없다는 것이었다.

최근 일본에서 시작된 '골반 다이어트' 열풍이 한국에도 확산되고 있다. 골반 다이어트란 우리 몸의 중심에 있는 골반을

바로잡아서 체중감량과 아름다운 몸매를 동시에 잡는 신개념 다이어트 방법이다.

골반 운동으로 다이어트까지 가능할까 싶지만 실제로 틀어진 골반을 교정하기만 해도 통통 부은 다리가 날씬해지고 뱃살이

쏙 들어간다는 말에 나도 귀가 쫑긋해졌다. 다이어트를 아무리 해도 복부나 허벅지 등의 살이 전혀 빠지지 않는다면

그 원인은 대부분 틀어진 골반에 있다고 하니, 지금부터라도 골반 건강에 관심을 가져보자.

지금 내 골반은 건강할까? 간단하게 다음의 항목을 통해 점검해 볼 수 있다.

☐ 무릎에서 종아리 복사뼈까지 모두 붙지 않는다.

☐ 신발 바깥쪽이 유난히 닳아 있다.

☐ 편안히 누웠을 때 발의 각도가 다르다.

*이 가운데 한 가지라도 해당하면 골반에 이상이 있다는 증거로 해석할 수 있다.

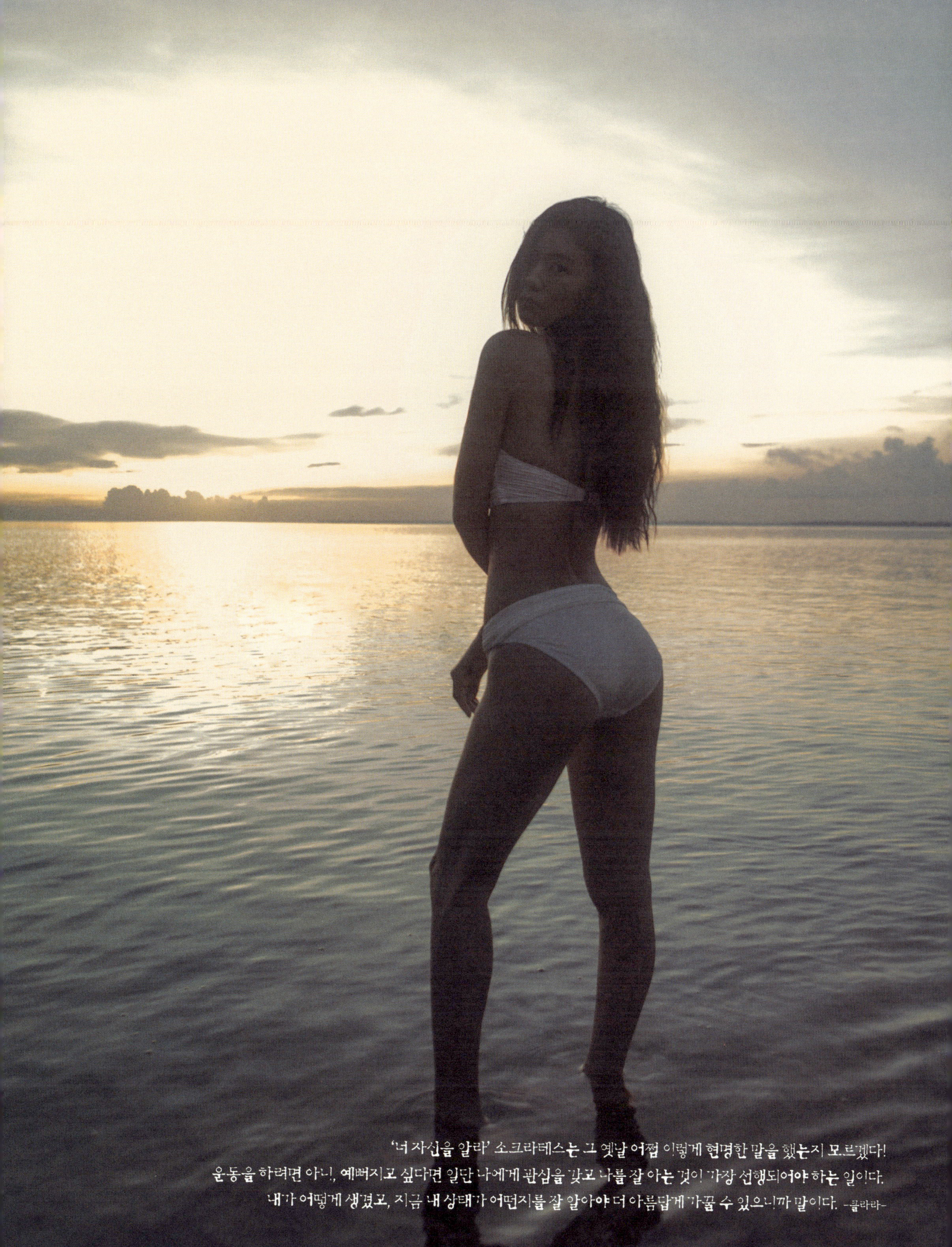

'너 자신을 알라' 소크라테스는 그 옛날 어쩜 이렇게 현명한 말을 했는지 모르겠다!
운동을 하려면 아니, 예뻐지고 싶다면 일단 나에게 관심을 갖고 나를 잘 아는 것이 가장 선행되어야 하는 일이다.
내가 어떻게 생겼고, 지금 내 상태가 어떤지를 잘 알아야 더 아름답게 가꿀 수 있으니까 말이다. -클라라-

IMPORTANCE OF SEXY UNDERWEAR #7

속부터 채워지는 자신감

엄마 시대에 인기 있던 예전 유행가 중에 이런 가사가 있다.

'마음이 고와야 여자지. 얼굴만 예쁘다고 여자냐〜♬' 난 여기에 한 가지 더 추가하고 싶다. 속부터 예뻐야 여자다!

자고로 맵시 있고 아름다운 여성이란 속옷부터 제대로 갖춰 입은 사람이라는 말이다.

간혹 겉으로는 신경 써서 스타일링을 하면서도 속옷은 하찮게 여기는 사람들을 보곤 한다.

"속옷? 어차피 보이지도 않는 것을 뭐하러 신경을 쓰니?"라고 말이다. 천만의 말씀이다.

기초부터 차근차근 쌓아야 밖으로 드러나는 결과물이 좋은 법. 아무리 훌륭한 몸매라도 속옷을 제대로 챙겨 입지 않으면

옷맵시가 살아나지 않는다. 체형에 맞지 않는 속옷을 입었다면 하루 종일 불편할 것은 뻔하다.

색조 화장을 아무리 훌륭하게 해도 기초 스킨케어가 제대로 되어 있지 않으면 피부의 광채가 사라지는 것과 같다.

그리고 자신의 몸매를 정확히 파악해서 몸에 잘 맞는 사이즈의 속옷을 제대로 고르는 것 또한 중요하다.

나는 패션이라면 하루 종일 밥도 굶고 떠들 수 있을 만큼 푹 빠져 있지만 그 가운데서도 속옷이라면 열일 제쳐놓고

달려갈 준비가 되어 있다. 나에게 속옷이란 옷 속에 꽁꽁 감춰 놓고 단지 필요에 의해 입는 그 무엇이 아니라.

자신감의 완성이자 또 하나의 패션 세계이다.

내 옷장 안에는 다양한 종류의 옷이 가득한데 이런 옷들을 소화하기 위해서 겉옷만큼 다양한 종류의 속옷을 가지고 있다.

한쪽 어깨만 있는 옷. 등이 파인 옷. 몸에 밀착되는 옷. 엉덩이선이 그대로 드러나는 레깅스 등의 옷을 입기 위해선

평범한 스타일의 속옷으로는 부족한 것이다. 특별하지 않은 옷도 마찬가지다.

평범한 청바지를 입더라도 팬티를 제대로 갖춰 입으면 엉덩이가 더 탄탄하게 업 되는 효과를 볼 수 있다.

또 그날 그날 스타일링에 따라서도 속옷은 달라져야 한다. 겉옷을 귀엽게 입었다면

속옷도 귀여운 스타일로 입어야 기분도 발랄하고 상큼하게 세팅되는 기분이다. 누군가에게 보여주는 것보다

내 눈에 보이는 아름다움이 나는 더욱 소중하다. 나는 반드시 브래지어와 팬티를 세트로 맞춰서 입는데

색깔이나 디자인이 통일된 아름다운 속옷은 입고 있는 자체만으로도 내가 좀 더 특별한 여자가 된 것 같은 기분이다.

속부터 잘 다져진 자신감은 당당한 자세와 밝은 표정으로까지 연결되니 우울한 마음을 날려버리고 싶거나

무언가 스스로에게 특별한 선물을 해보고 싶다면 단연 예쁜 속옷 세트가 최고라고 생각한다.

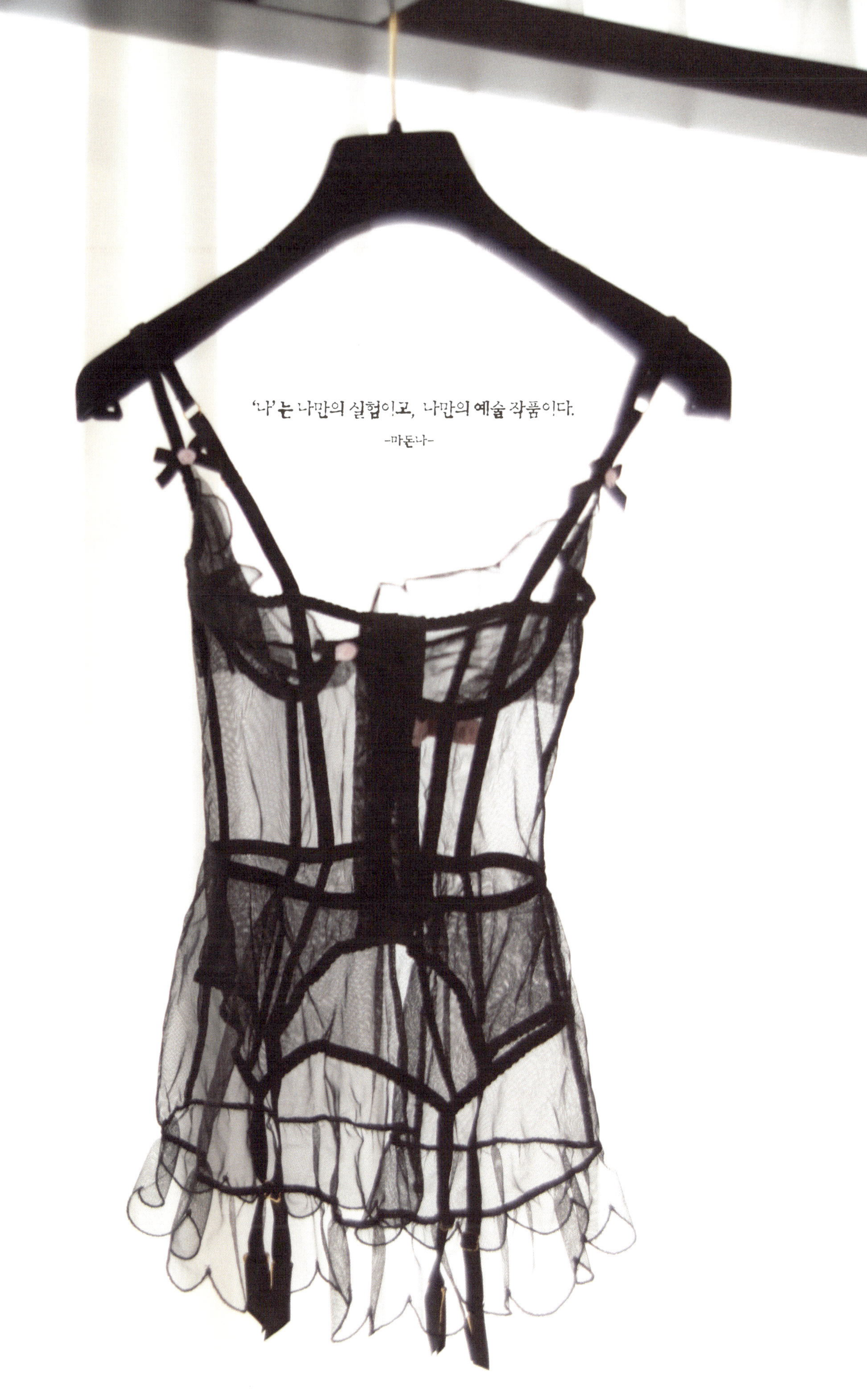

'나'는 나만의 실험이고, 나만의 예술 작품이다.
-마돈나-

디자인보다 기능에 충실하라

예쁜 디자인도 좋지만 무엇보다 속옷은 기능에 충실해야 한다. 브래지어는 가슴선을 살려주고 상체를 돋보이게 하는 데

결정적인 역할을 하기 때문에 얼마나 가슴을 잘 모아주고 받쳐주는지를 반드시 따져보고 구입해야 한다.

첫 번째 단계는 자신의 사이즈를 제대로 알고 고르는 것. 의외로 내 가슴이 무슨 사이즈인지를 잘 모르는 여성들이 있다.

메이크업이든 헤어 스타일링이든 다이어트든 내가 가장 강조하는 것은 이것이다.

"내 몸을 잘 알아야 해요!" 국내 브랜드의 속옷은 75A, 80A, 80B 등의 숫자와 알파벳으로 구성돼 있다.

숫자는 밑가슴 둘레, 알파벳은 컵의 크기를 뜻한다. 컵의 크기는 유두점(BP)을 지나는 가슴둘레 크기에서

가슴 바로 아래 부분의 밑가슴 둘레 크기를 뺀 값이다. 10cm 내외라면 A컵, 여기서 2.5cm씩 커지면 B, C, D컵이 되는 것이다.

직접 브래지어를 착용했을 때 브래지어 끈 위아래로 살이 올록볼록하게 튀어나왔다면 밑가슴 둘레가

너무 작은 사이즈를 착용한 것이다. 컵 위로 살이 볼록하게 튀어나온다면 컵이 작은 것이니 한 단계 위 사이즈를 입어야 한다.

반대로 컵과 가슴 사이가 들뜬다면 작은 컵의 브래지어를 선택하거나 패드를 넣어서 볼륨을 주어야 한다.

팬티는 90, 95, 100처럼 숫자로 표기돼 있는데 가장 볼록하게 튀어나온 엉덩이 둘레를 잰 치수를 뜻한다.

직접 입었을 때 배기는 부분 없이 편안한 것을 고른다. 또한 너무 사이즈가 작거나 타이트한 것을 입으면 엉덩이 살이

볼록하게 튀어나와 소위 말해서 '엉덩이가 네 개가 되는' 웃지 못할 상황이 발생하니 반드시 사이즈를 정확히 체크할 것.

너무 작은 사이즈를 입으면 엉덩이와 하복부의 피부 표면이 울퉁불퉁해지는 셀룰라이트가 생길 수도 있다.

나는 모두가 알다시피 레깅스 애호가다. 아무래도 몸매가 그대로 드러나는 옷이다보니 자연스럽게 팬티에도 관심이 많다.

팬티를 제대로 선택하지 않으면 엉덩이에 팬티 라인이 그대로 드러나 민망한 경우가 생길 수 있기 때문이다.

그래서 팬티를 고를 때는 되도록 라인이 보이지 않도록 자연스럽게 잘 감춰지는지를 꼭 확인한다.

타이트한 스커트를 입을 때도 마찬가지다. 팬티 자국이 보이면 아무리 공들인 스타일링이라도 한순간에 무너질 수밖에 없다.

학교에 갈 때, 친구를 만날 때, 출근을 할 때 내가 입고 있는 옷과 속옷의 궁합을 반드시 따져봐야 한다.

나는 속옷은 반드시 세트로 고른다. 그래야 정식으로 갖춰 입었다는 기분이 들기 때문이다.

세트를 고르는 기준은 팬티이다. 아무리 브래지어가 예뻐도 팬티가 마음에 들지 않으면 그 세트는 패스~.

또 주로 해외여행을 갔을 때 속옷을 왕창 산다. 아울렛에서 내가 좋아하는 브랜드가 세일할 때 구입하는 것이다.

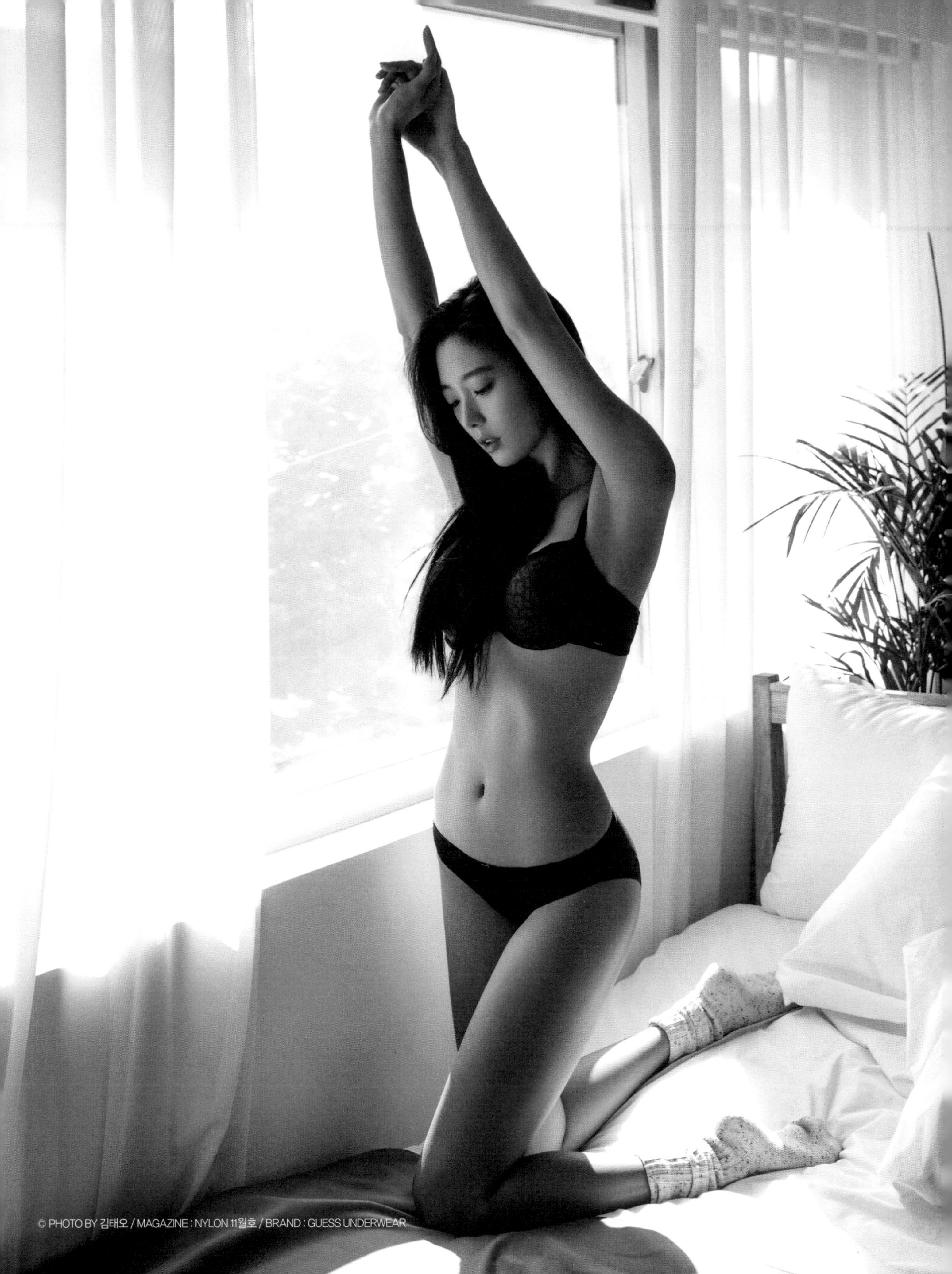
© PHOTO BY 김태오 / MAGAZINE : NYLON 11월호 / BRAND : GUESS UNDERWEAR

REJUVENATE YOUR BODY #8

꿈의 숫자, 체지방률 17.6%

전문 트레이너들도 만들기 힘들다는 이 꿈의 숫자가 나 클라라를 소개하는 또 하나의 수식어가 되었다.

일반 여성의 체지방률이 20~25% 수준이라고 하니, 이거 어쩐지 어깨가 조금 으쓱한 느낌이 드는 걸~!

사실 처음 운동을 시작할 때에는 체지방률 몇 %를 달성해야지, 몸무게를 얼마까지 빼야지 하는 생각은 없었다.

그저 더 아름답고 건강하게 몸을 만들고 싶은 소망이 있었을 뿐이다. 그런데 꾸준히 체계적으로 운동을 했더니

정말로 내가 원하던 몸이 조금씩 만들어졌다. 그리고 여기에 하나 더, 내 몸이 탄탄하면서도 건강해진

결정적인 이유를 꼽자면 바로 철저한 식단 관리 덕분이다. 운동을 제대로 시작한 것은 얼마 되지 않았지만

나는 비교적 어릴 때부터 식단 조절을 하면서 다이어트를 해왔다.

고등학교 때부터였으니까 내 다이어트 역사도 어언 10년이 다 돼간다. 사실 나는 먹는 것을 무지무지 좋아한다.

어린 시절을 미국에서 보낸 덕분에 멕시칸 음식, 이탈리안 음식, 중식, 일식 그리고 한식까지 정말로 다양한 음식을

마음껏 맛봤다. 어쩜 세상에는 이렇게도 맛있는 음식이 많을까!

하지만 패션에 관심이 많았던 나는 조금씩 이런 생각이 들기 시작했다.

"이렇게 먹고 싶은 대로 다 먹으면 아마 배꼽티는 죽을 때까지 못 입겠지?

이 예쁜 드레스는 또 어떻고? 그래, 이래선 안 되겠다. 다이어트 한번 제대로 해보는 거야!"

그러나 그렇게 먹는 것을 좋아하던 내가 단번에 모든 음식을 끊기란 절대 불가능한 일이었다.

그래서 이것만은 꼭 지키자고 다짐한 것이 있다.

저녁 7시 이후로 절대 먹지 않기, 최대한 채소 위주로 먹기, 그리고 저염식으로 먹기가 그 것이다.

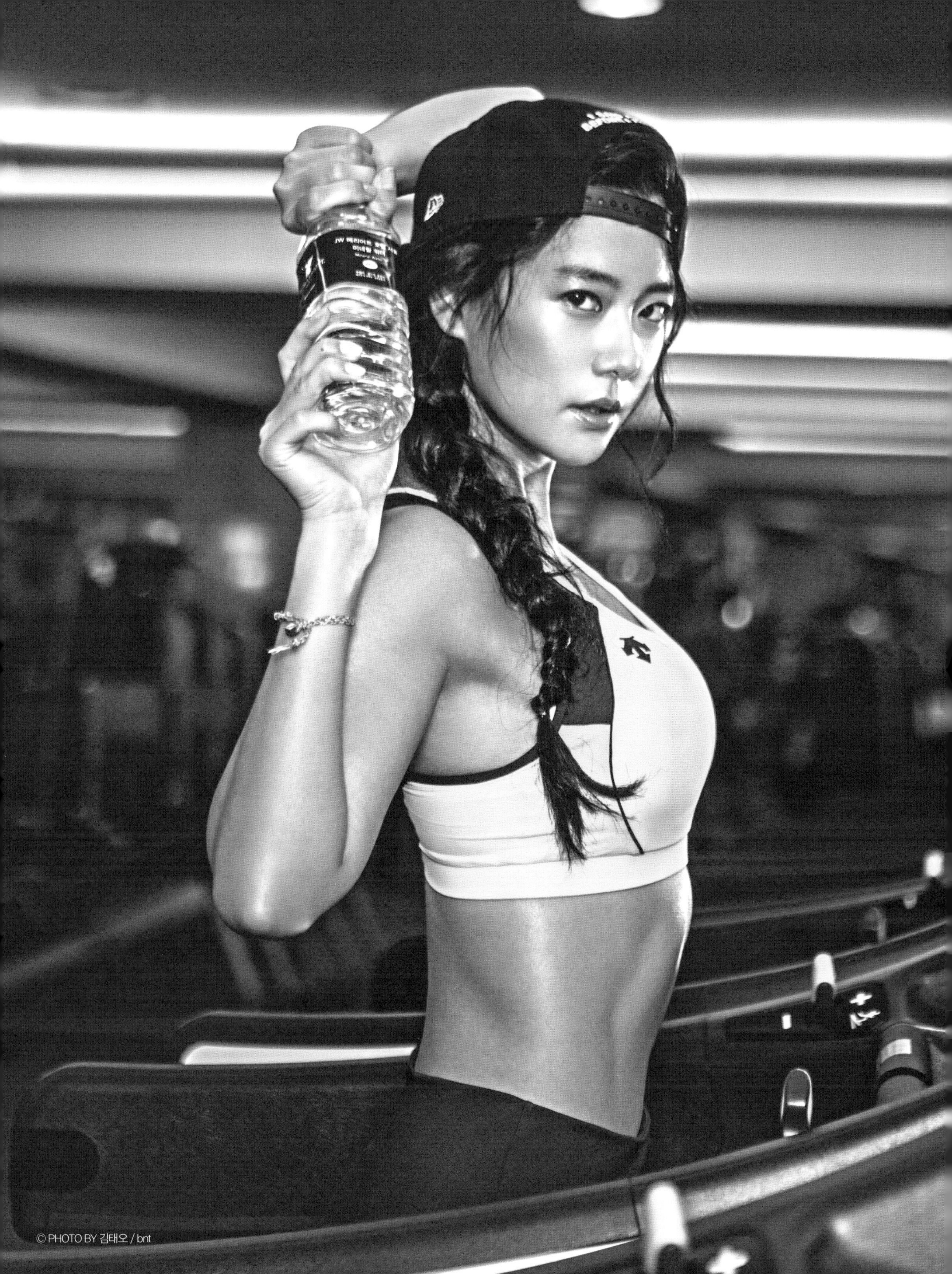
© PHOTO BY 김태오 / bnt

철저한 식단 관리

원래 위와 장이 약한 편이어서 양념이 강한 음식을 먹거나 과식을 하고 나면 밤잠을 설칠 정도로 괴로웠다.

나의 이런 체질도 식단 관리에 한몫했을 것이다. 채소를 많이 먹으면 속도 편하고,

포만감이 느껴질 때까지 먹어도 칼로리가 낮으니 일단 안심이 되었다.

거기에 양념을 적게 해서 저염식으로 먹으면 건강까지 챙길 수 있다는 것을 알게 되었다.

우리가 평소에 먹는 음식에는 생각보다 굉장히 많은 소금이 들어있는데, 소금 속에 들어있는

나트륨 성분이 식욕을 자극해 '식탐 호르몬'을 많이 분비시킨다고 한다. 그래서 짜게 먹을수록

비만이 될 확률이 무려 80%나 높아진다는 사실! 이건 정말이지 충격이었다.

그리고 살도 살이지만, 짜게 먹으면 각종 성인병에 걸릴 위험도 높아진다고 하니

내 몸을 위해서 소금의 섭취는 반드시 줄여야겠다고 생각했다.

식단 관리의 기본은 자제력이다. 특히 저녁만 되면 "아, 출출하다. 뭐 먹을 것 없을까?"라며

습관적으로 야식을 먹는 사람들이 있는데, 그들의 문제점을 보면 한 번 먹기 시작하면 멈출 수 없다는 점이다.

과자 한 조각, 치킨 한 조각으로 시작한 야식은 결국 배도 채우지 못하고 고칼로리만 섭취한 결과를 가져온다.

저녁 7시 이후에는 배부르게 먹을 생각을 아예 접자.

정 음식이 당긴다면 한두 입만 먹고 멈춘다는 약속을 지킨다.

저녁 요리 시 기름 대신 물로 조리를 하고, 밀가루나 밥 대신 곤약, 두부, 채소를 넣는 것도 방법이다.

채식과 저염식, 환상의 짝꿍

"사람이 어떻게 풀만 먹고 사냐. 더군다나 양념도 제대로 안 하면 무슨 맛으로 먹냐."

내 식단을 말하면 사람들의 반응은 이렇다. 그렇지만 이건 정말 몰라서 하는 소리다.

나는 실제로 아주 '맛있게' 식사를 하고 있으니까.

먼저 내가 좋아하는 비빔밥. 여러 가지 나물이 고루 들어간 비빔밥은 누구에게나 추천해주고 싶은 건강 채식 요리이다.

그런데 따지고 보면 각 나물에 이미 조리 과정부터 양념이 들어가 있고 밥을 비빌 때 고추장에 참기름까지 또 양념이 들어간다.

양념이 이중으로 들어가는 셈이다. 그러니까 여기서 고추장과 참기름은 빼고 먹어도 충분하다.

싱거워서 어떻게 먹냐고? 딱 한 번만 먹어보면 생각이 달라질 것이다. 나물 하나하나가 무슨 맛인지

음미하면서 아마 전보다 밥을 더 꼭꼭 씹어먹는 자신을 발견하게 될테니 말이다.

물론 처음엔 좀 심심하다 싶겠지만 위장에 자극이 없으니 한결 속이 편한 걸 느낄 수 있다.

다이어트에 빠질 수 없는 샐러드 역시 마찬가지다. 별다른 드레싱 없이 보울에 채소만 넣어서 꼭꼭 씹어 먹는 거다.

드레싱이 없는 대신 여러 가지 맛을 느낄 수 있도록 최대한 채소를 다양하게 준비하는 것이 좋다.

수분이 많은 오이, 오도독 씹는 맛이 살아있는 당근, 상큼한 청경채, 쌉쌀한 샐러리, 매콤한 겨자채 등등…….

거기에 영양이 풍부하고 씹는 맛까지 일품인 아몬드와 땅콩, 호두 같은 견과류를 넣어주면 금상첨화다.

처음엔 모두 똑같은 풀로만 보였지만 조금씩 먹다 보니 새로운 맛이 느껴졌다.

어떤 것은 씹을수록 달착지근한 맛이 나고 어떤 것은 맵싸한 맛이 나고 또 어떤 것은 상큼하고 아삭하고…….

마치 내가 장금이라도 된 양 식감 하나하나를 음미하는 능력이 생긴 것만 같다.

솔직히 처음엔 양념 없이 어떻게 먹을 수 있을까 나도 반신반의했던 게 사실이다.

그런데 점차 이런 생각이 들더라는 말이다. '아, 이런 방법으로도 먹을 수 있는 음식이 생각보다 많네? 신기하다!'

모든 일은 마음먹기에 달린 거라더니 다이어트도 예외는 아니다.

먹는 자유를 허하라!

아무리 지독하게 관리를 한다고 해도 1년 365일을 저염식, 저칼로리 채식만 할 수는 없는 노릇이다.

나에게도 씹고 뜯고 맛보는 재미를 누릴 권리는 있으니까.

그래서 일주일에 딱 한 번 마음껏 먹는 시간을 가지는 것도 하나의 요령이다.

물론 그렇다고 해서 저녁을 마음 놓고 먹는 건 부담스러우니 점심시간이 가장 좋다.

내가 제일로 좋아하는 뷔페나 샐러드바를 찾아가서 일주일 동안 먹고 싶었던 음식을 맛본다.

튀김, 스테이크도 좋고 떡볶이나 순대처럼 분식도 좋다.

기분 좋게 식사 시간을 보내고 나면 다시 일상으로 돌아왔을 때 운동도 더 열심히 하게 되고 식단 관리도 잘할 수 있게 된다.

일주일에 딱 한 번 다이어트의 압박에서 벗어나 해방감을 만끽하는 것은 정신 건강에도 도움이 된다.

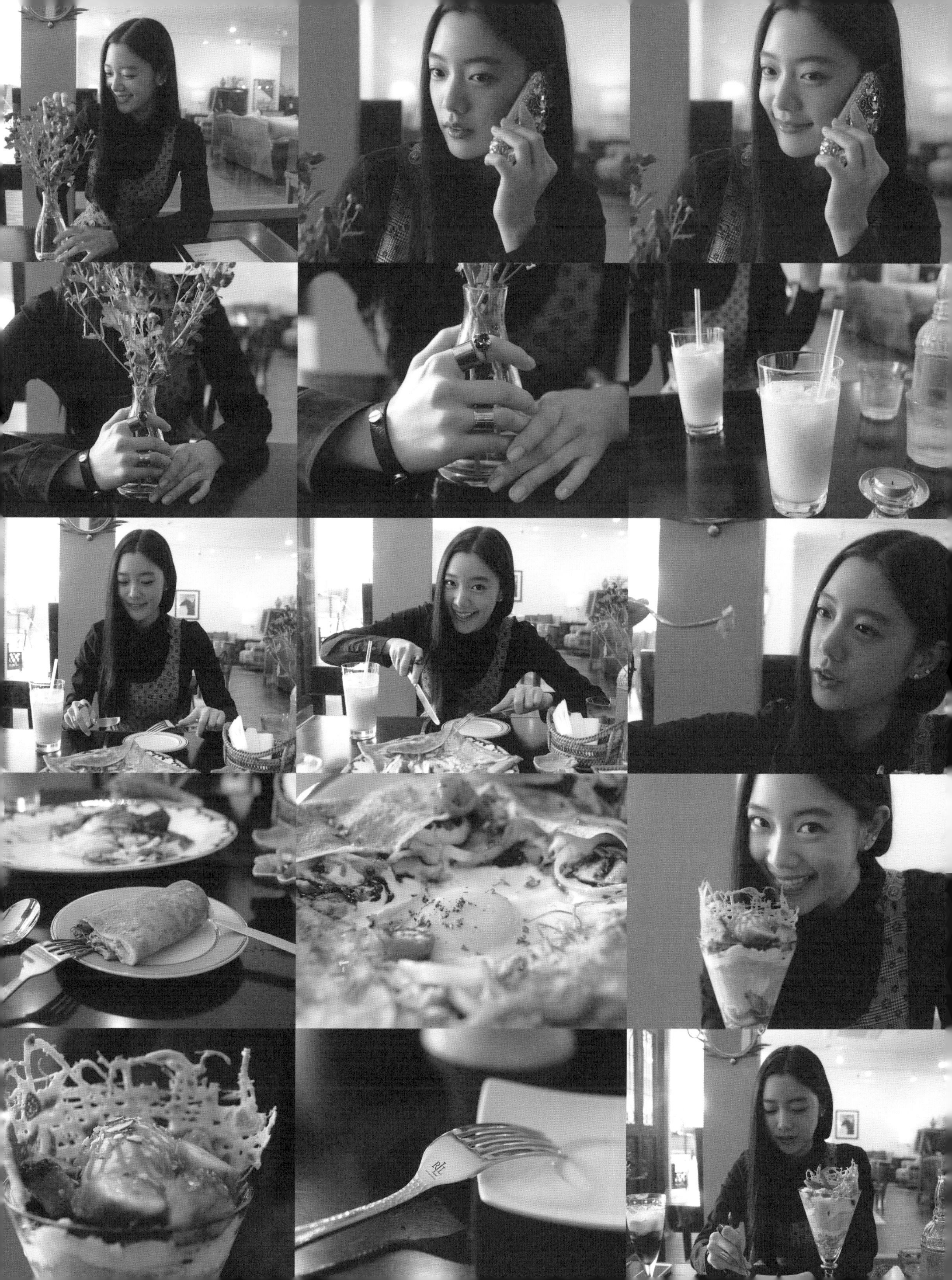

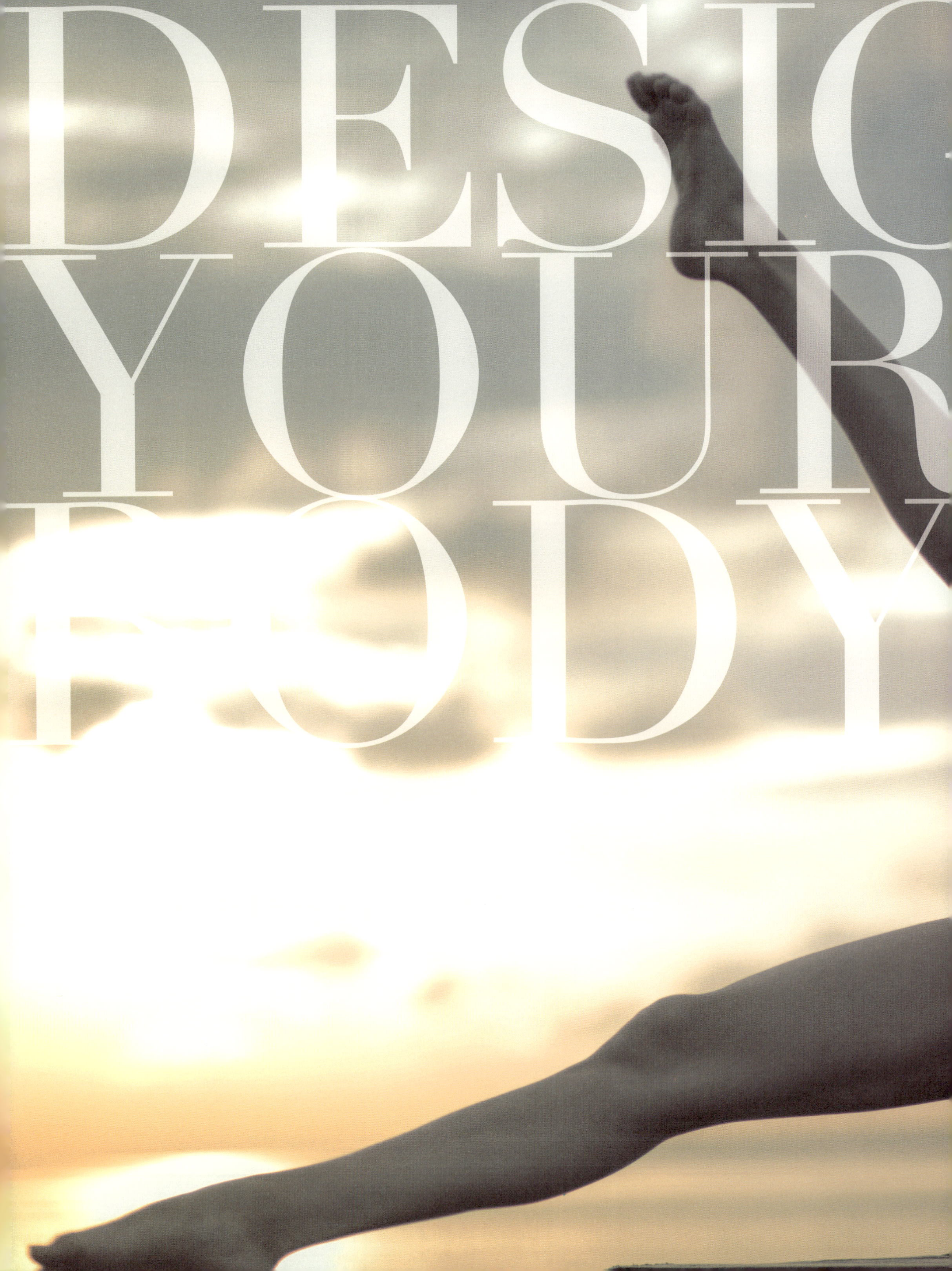
DESIGN
YOUR
BODY

내가 원하는 스타일 보디 만들기

DREAM BODY #1

지금의 몸매가 만들어지기까지…

배우에게 어떤 작품을 했는지는 그 자체로 역사가 되기 때문에 매우 중요하다. 그걸 필모그래피라고 하는데,

나에겐 필모그래피만큼이나 소중한 역사가 있다. 그건 바로 운동의 역사!

"클라라는 어떤 운동을 해요?" 시구 이후 이런 질문을 너무나도 많이 받았다. 사람들은 내가 처음부터 전력질주를 하듯이

운동을 하고 자로 잰 것 같은 생활 습관을 가진 것으로 오해한다.

하지만 나도 본격적으로 운동을 시작한 것은 그리 오래되지 않았다. 또 처음부터 완벽한 몸매를 가지고 태어난 것도 아니었다.

처음부터 내가 어떤 운동을 해야 하는지, 어떤 운동이 나한테 맞는지 알아내기는 쉽지 않다.

나 역시도 그랬다. 바닷가를 바라보며 달리거나 클럽에서 춤추는 것은 좋아했지만,

본격적으로 운동이란 것을 해본 적이 없었다. 연예계에 데뷔하고 나서도 딱히 몸매를 어떻게 가꿔야겠다는 생각을 해보지도 않았다.

그러던 차에 주위에서 권유를 받았던 것이 '필라테스'였다.

필라테스는 몸을 유연하게 해주고 평소에 잘 쓰지 않는 근육을 균형 있게 발달시켜주는 운동이다.

신나는 음악 소리가 울려 퍼지는 헬스클럽에 비하면 정적인 느낌이 나기도 한다. 나는 이 필라테스를 스트레칭 개념으로 접근했다.

운동을 처음으로 시작하는 초보였기 때문에 한 번에 너무 역동적이고 무리한 운동은 하고 싶지 않았다.

무용을 꾸준히 해왔기 때문에 나름대로 유연한 몸을 가졌다고 생각했는데 필라테스를 해보니 모든 것이 쉽지 않았다.

생전 처음 보는 기구에 몸을 맡기고 자유자재로 몸을 늘이는 선생님의 모습은 정말로 신기했다.

일주일에 두 번 필라테스를 통해서 나는 어떻게 호흡을 하고 어떻게 내 몸을 다스려야 하는지를 배웠다.

요즘엔 이에 더해 '요가'에 좀 더 집중하고 있다. 요가는 필라테스와 비슷하면서도 확연히 다른 운동이다.

자세 하나, 호흡 하나에 집중하면서 마음까지 안정되는 효과도 얻을 수 있다. 또 온전히 나의 몸으로 만들어가는 운동이기 때문에

회를 거듭할수록 요가 자세가 좋아지는 데에서 희열을 느끼기도 한다. 실제 일상생활 속 몸의 컨디션도 좋아진다.

그렇게 요가와 필라테스로 유연성을 기르고 운동하는 습관을 들이기 시작하자 근육량을 늘리는 운동도 필요하다는 생각이 들었다.

그래서 '웨이트 트레이닝'을 본격적으로 시작했다.

처음엔 여자가 왜 무거운 덤벨을 들고 기구 운동을 해야 하나 싶었지만 막상 전문가 선생님을 만나보니 그건 나의 착각이었다.

내가 동경하는 빅토리아 시크릿의 모델들처럼 탄탄하고 건강미 있는 몸매를 만들기 위해서는

여사들에게노 웨이트 트레이닝이 빠질 수 없나는 것!

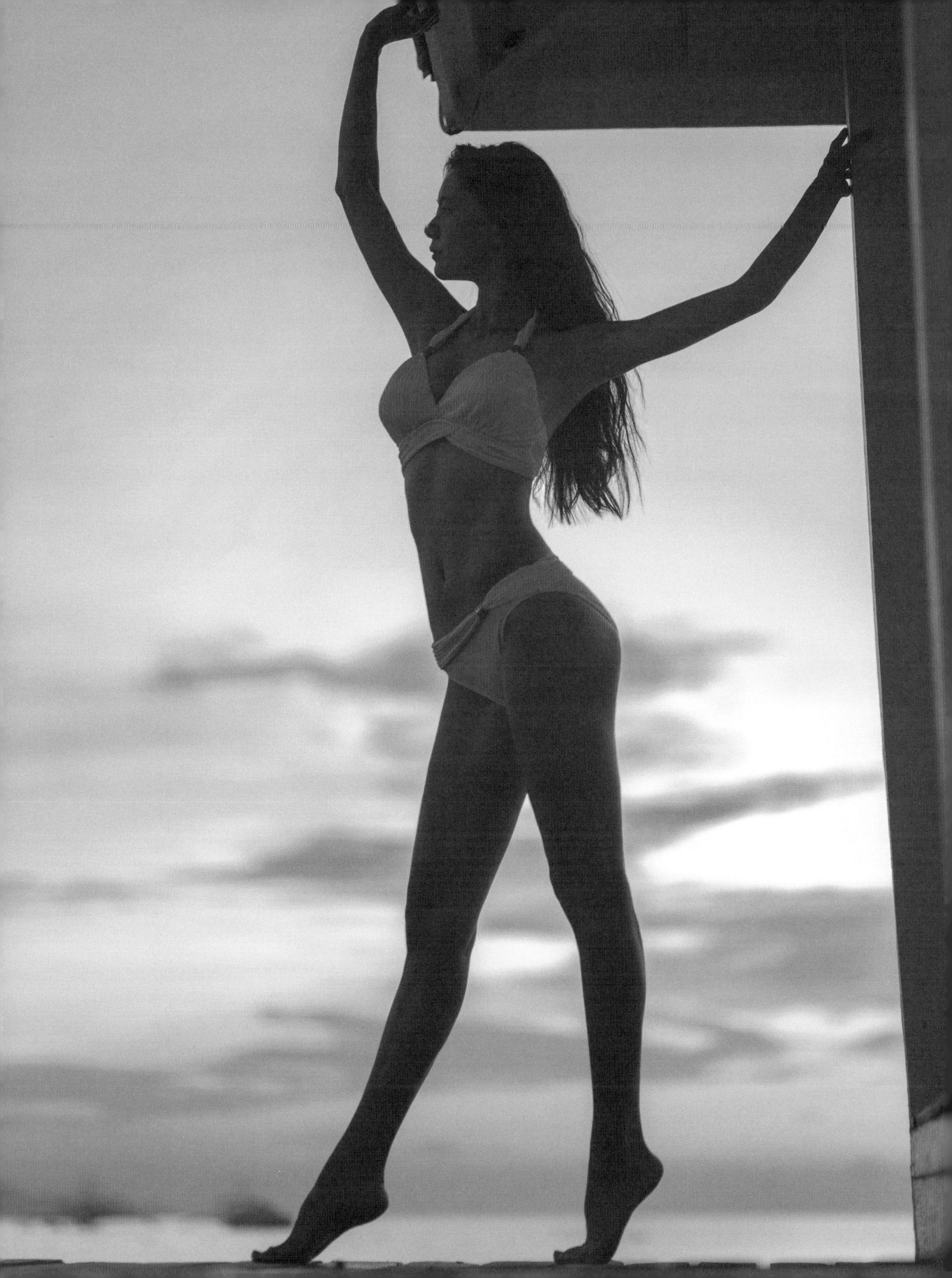

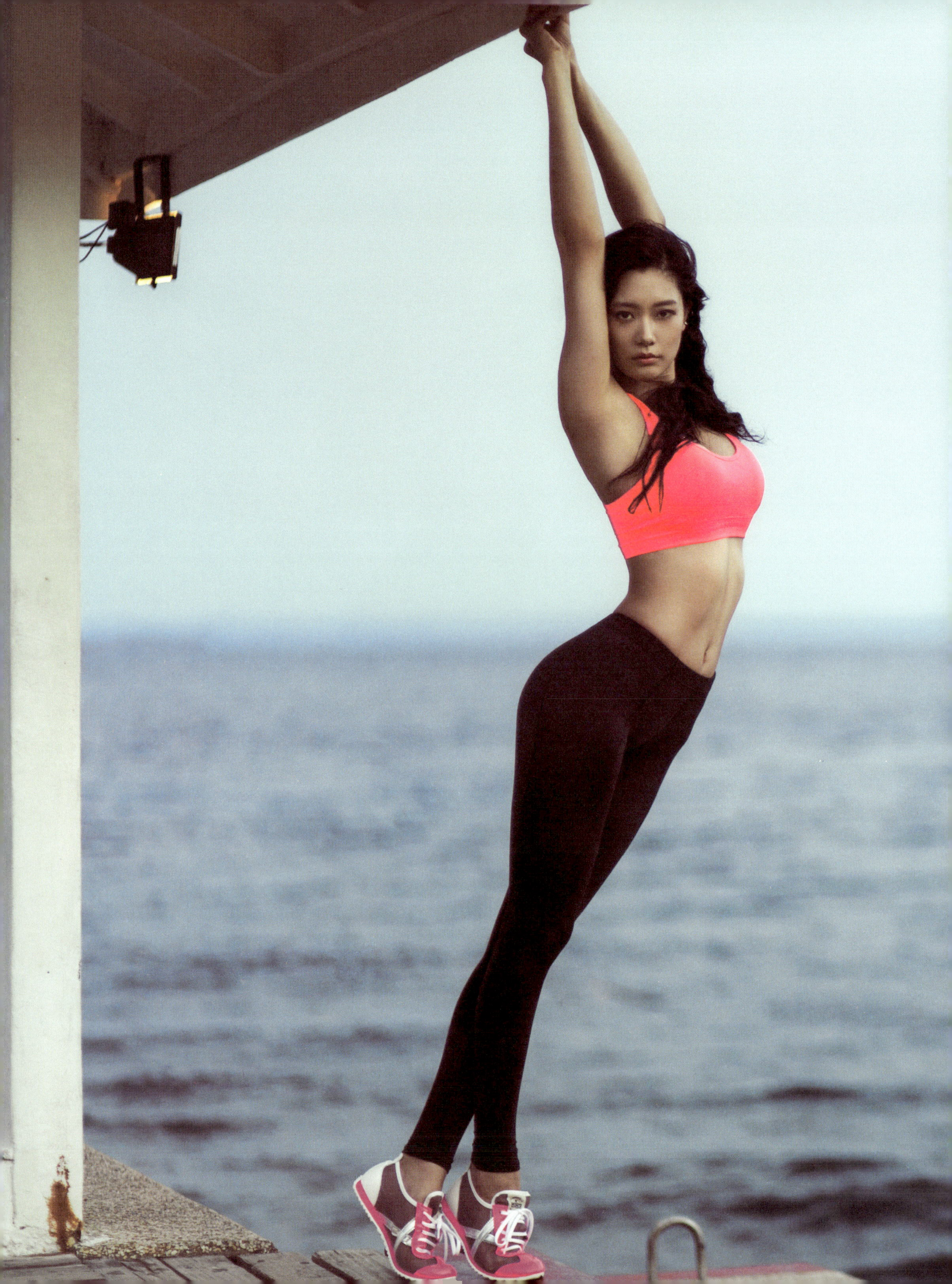

요가와 필라테스가 라인을 아름답게 잡아주는 운동이라면, 웨이트 트레이닝은 근육을 한층 더 탄력 있게 가꾸어주는 운동이다.

평소에 고민이었던 옆구리 살과 팔뚝 살을 탄력 있게 잡아주고 허벅지 뒤 근육과 엉덩이, 허리로 이어지는

근육을 탱탱하게 끌어올려 주는 느낌! 웨이트 트레이닝을 하면서 나는 비로소 내가 원하던 S라인의 콜라병 몸매에

한발 다가갈 수 있었다. 물론 이러한 운동만으로 단기간에 살이 빠지는 것은 아니다.

나는 몸무게가 몇 킬로그램 빠지느냐보다는 체지방이 얼마나 빠지고 내 몸의 근육이 얼마나 생겼는지,

얼마나 더 균형 잡힌 몸매가 되었는지에 더 집중했다. 또한 한번 운동하는 습관이 몸에 배이면 쉽게 무너지지 않으며,

다른 어떤 일을 하더라도 한층 활력이 된다는 사실을 깨달았다.

웨이트 트레이닝으로 어느 정도 탄탄한 몸매를 갖추고 나자 조금 더 나 자신을 시험해보고 싶은 욕심이 생겼다.

그래서 도전한 것이 '크로스핏'이라는 운동이다. 크로스핏은 정해진 시간 안에 다양한 운동 동작을 얼마나 제대로

소화해 내느냐를 가리는 운동이다. 숨이 턱까지 차오를 정도로 단시간에 격렬하게 움직여야 하므로

'지구 상에서 가장 빠른 속도로 체력을 키워주는 운동'이라고들 한다.

때문에 미국에서는 소방관이나 격투기 선수, 운동 전문가들이 이 운동을 많이 한다.

가수 비 씨도 영화 〈닌자 어쌔신〉에 출연할 당시 크로스핏으로 체력을 단련했다고 하는데 내가 이런

무시무시한 운동을 했다고 하면 철인 3종 경기에라도 나가냐고 할지 모르겠다. 과격한 운동이긴 하지만

사실 난이도만 잘 조절하면 남녀노소뿐만 아니라 심지어 임산부들도 즐길 수 있는 매력적인 운동이다.

무엇보다 대부분 그룹으로 진행되기 때문에 여럿이 어울려서 운동을 하는 동안 적당한 경쟁심을 느낄 수 있다.

뒤처지지 않겠다는 마음으로 더욱 적극적으로 임할 수 있고 목표를 달성했을 때의 뿌듯함과 자신감은 최고의 소득이다.

도전정신이 강한 사람이라면 꼭 한번 해보라고 권하고 싶다.

이렇게 틈틈이 다양한 운동을 하는 와중에 내가 새롭게 접한 운동 한 가지가 있다.

바로 태권도와 복싱을 합쳐 놓은 신종 격투기 'TNT'. 아직 한국에는 도입되지 않았지만 미국에서는 할리우드의 배우들이나

유명 인사들을 중심으로 인기를 끌고 있는 스포츠다.

2012년 나는 한 TV 프로그램의 리포터로 활동하고 있었다. 그러다가 취재차 LA에서 활약하고 있다는 TNT 전문가 한 분을 만나게 됐는데, 그분이 바로 TNT의 창시자인 한국인 강상구 관장님이었다.

TNT는 태권도와 태국의 무에타이(타이복싱)가 합쳐진 운동으로 태권도의 발차기 기술과 복싱의 펀칭 기술이 더해진 역동적인 격투기이다. 스파링을 하면서 쾌감을 맛볼 수 있다는 것이 가장 큰 매력이다. 한마디로 뻥~뻥~ 펀치를 날리면서 스트레스를 해소하는 게 즐겁다는 이야기다. 웨이트 트레이닝처럼 무거운 운동기구를 드는 대신 스피디하게 발차기와 펀칭 동작을 하다 보면 속이 후련해진다.

혼자 하는 운동이 아니라 반드시 파트너가 있어야 한다는 것도 장점이다. 혼자서만 하다 보면 나태해지기 쉽고 내가 편한 동작만을 반복하기 쉬운데 파트너가 있다면 그럴 염려가 없다.

유산소 운동과 근력 운동이 동시에 되는 종합 운동이며, 같은 동작이 이어지지 않고 끊임없이 공격과 방어를 계속해야 하기 때문에 지루하지 않다. 어디서 펀치가 날아올지 모르니 그걸 피하는 것만으로도 순발력이 키워진다.

이렇게 다양한 운동으로 기른 순발력이나 집중력은 연기할 때도 도움이 된다. 성격이 조금 산만한 편이라면 열심히 운동을 하는 것도 도움이 될 수 있다. 운동할 때에는 다른 잡생각 없이 운동에만 집중해야 하기 때문에 열심히 운동을 하다 보면 어느새 한 가지에만 몰입해 있는 나 자신을 발견할 수 있다.

내 인생이 시구 전과 후로 나뉘는 것처럼, 운동하기 전과 후로 나뉠 수도 있다고 생각한다. 운동을 하고 나서 '어딘지 모르게 달라졌다'는 말을 많이 들었다. 연기할 때 호흡이 좋아졌고 자세가 좋아졌다는 칭찬도 많이 들었는데 나는 이것이 다 운동 덕분이라고 생각한다. 운동을 통해서 강인한 체력을 길렀고 집중력과 순발력, 호흡법을 배웠으며 더 건강한 정신력을 갖추게 되었다고 자신한다. 무엇보다 내 몸에 대해서 더 잘 알게 되었고 내 몸이 얼마나 소중한지를 새삼 깨닫게 되었다. 물론 콜라병 몸매를 얻은 것도 우연이 아니다. 그러니 조금이라도 지금의 내 모습에서 벗어나고 싶다면 어떤 운동이든 시작하라. 내 몸에 맞는 운동을 찾아라!

YOGA #2

요가로 늘씬하고 긴 몸 만들기

요가는 일반적인 운동의 개념과는 다르다. 인도에서 요가는 철학, 윤리, 종교적 실천을 아우르는 깨달음의 방법이자

해탈을 위한 수행으로 여겨지고 있다. 기원전 1000년경부터 시작된 고대 요가가 중세로 넘어오며 다듬어졌고,

지금의 우리가 만나는 현대 요가는 육체적, 생리적 수행을 중심으로 하는 실용적인 성격이 강하다.

내가 요가를 좋아하게 된 이유도 정신적으로 피폐해지기 쉬운 바쁜 일정 속에 육체와 정신의 조화를 꾀할 수 있는

최상의 방법이라는 깨달음이 들어서이다. 신체 고유의 기능을 되살리고 몸의 순환을 도와주는 운동이라

꾸준히 하게 되면 신체와 정신의 건강뿐 아니라 생활적인 면에서도 도움을 받을 수 있다.

또한 요가는 단순한 체조가 아니다. 굳어 있는 몸과 기능이 떨어진 몸에 쌓여 있는 독소를 정화시키고 기(푸라나)의

흐름을 원활하게 해준다. 때문에 처음엔 잘 되지 않았던 자세들이 점점 자리를 잡아가기 시작하면

근육이 한결 부드러워졌음을 느낄 수 있다. 이와 더불어 내 몸의 에너지 파장과 심리적 파동까지

느껴지기 때문에 요가만의 색다른 매력에 빠지게 되는 것이다.

요가를 통해 척추를 펴고 신체 부위를 바르게 정렬하는 것만으로도 몸매가 한결 달라지는 것을 경험할 수 있다.

특히 복부에 탄력을 주고 팔다리, 허리를 길고 매끈하게 만들어주며 몸의 균형을 잡아주기 때문에 라인을 만드는 데 제격이다.

움직임 자체가 격렬하지 않고 우아하지만 평소에 잘 사용하지 않는 숨은 근육을 단련시키기 때문에 운동효과는 대단히 크다.

몸매 라인을 가늘고 길게 만들고 싶은 여성들, 특히 나처럼 여배우들이 요가와 같은 운동을 많이 하는 이유가 바로 이것 때문이다.

나는 요가를 통해 몸의 중심인 코어를 반듯하게 정돈하는데 주력했다. 골반을 비롯한 몸의 중심이 바로 서야

어떠한 자세이든지 완벽히 해낼 수 있고, 상체와 하체의 조화로운 건강도 챙길 수 있기 때문이다.

촬영 스케줄이 없는 비교적 한가한 시간에는 기초 체력을 다지기 위해서 강도가 높은 동작 위주로 운동을 했고,

몸 전체 라인을 만드는 데 집중했다. 촬영이 끝난 후엔 전신의 피로를 풀기 위해서 스트레칭 위주로 진행했다.

CF나 화보 촬영 스케줄이 잡히면 마치 수능을 앞둔 수험생처럼 맞춤 과외 식으로 운동을 했는데,

입을 의상에 따라서 혹은 촬영 콘셉트에 따라서 등 라인이나 허리 라인, 다리 라인 등 부위별로 맞춤 운동을 더했다.

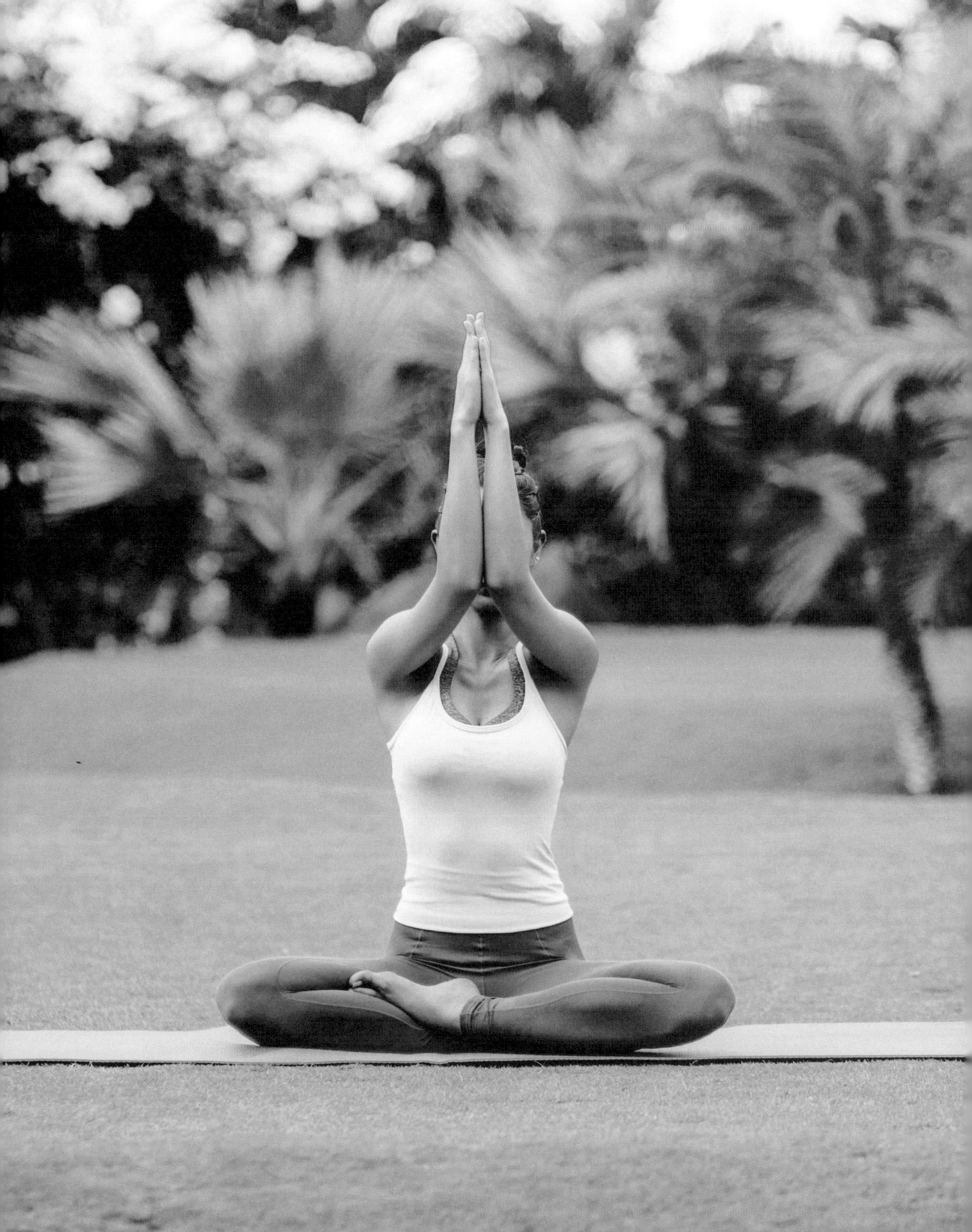

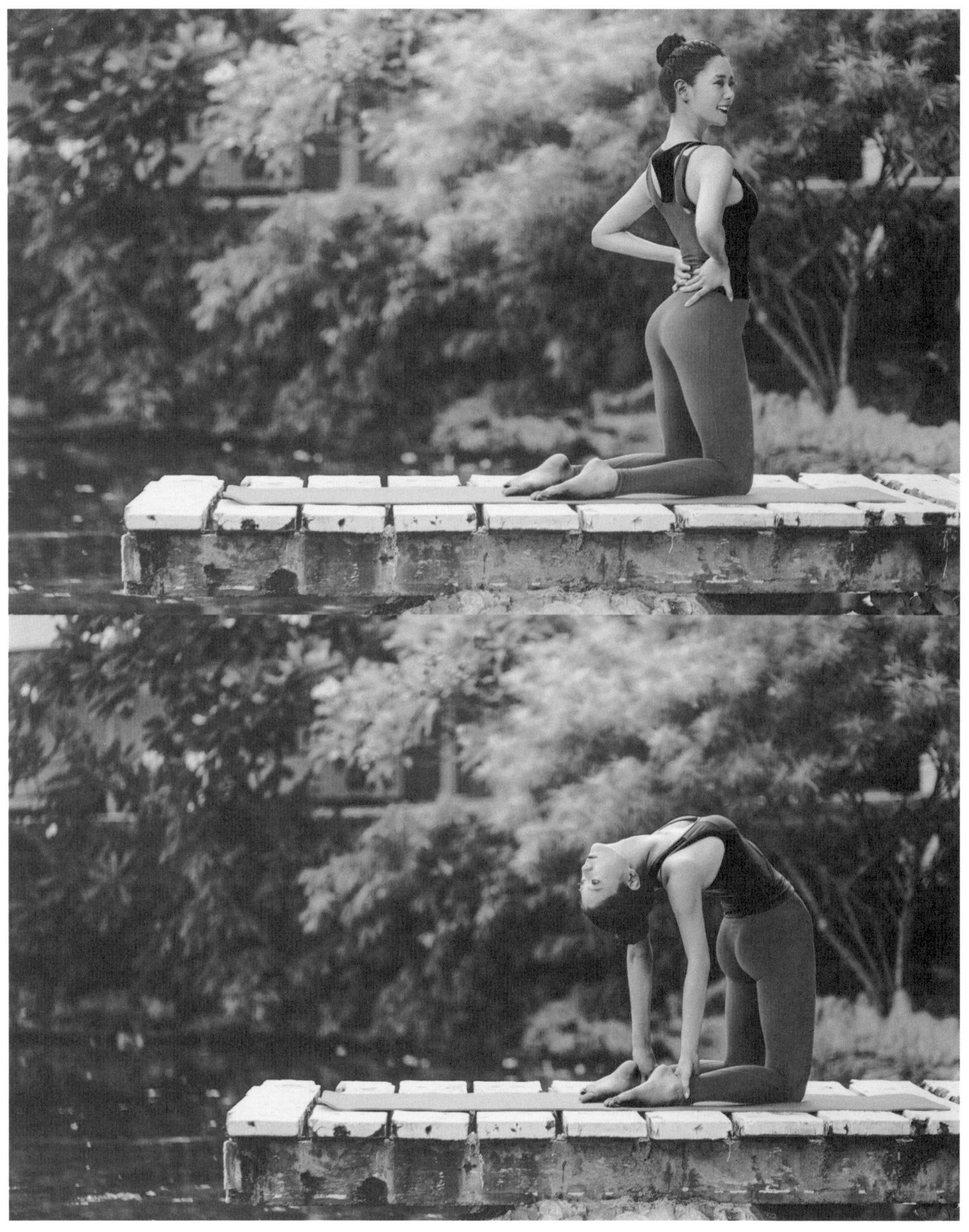

낙타 자세
어깨너비 정도의 간격으로 무릎으로 선 다음 두 손으로 발뒤꿈치를 잡고 골반과 가슴을 앞과 위로 밀어 올리며
고개를 뒤로 젖혀 뒤쪽을 바라보는 자세입니다. 뒤꿈치를 잡기 어려울 때는 두 손을 허리 뒤쪽에 짚고 가볍게 젖혀 주어도 좋아요.
낙타 자세는 가슴의 압박을 풀어주고 피의 흐름을 좋게 해 하체비만에도 도움을 줍니다.

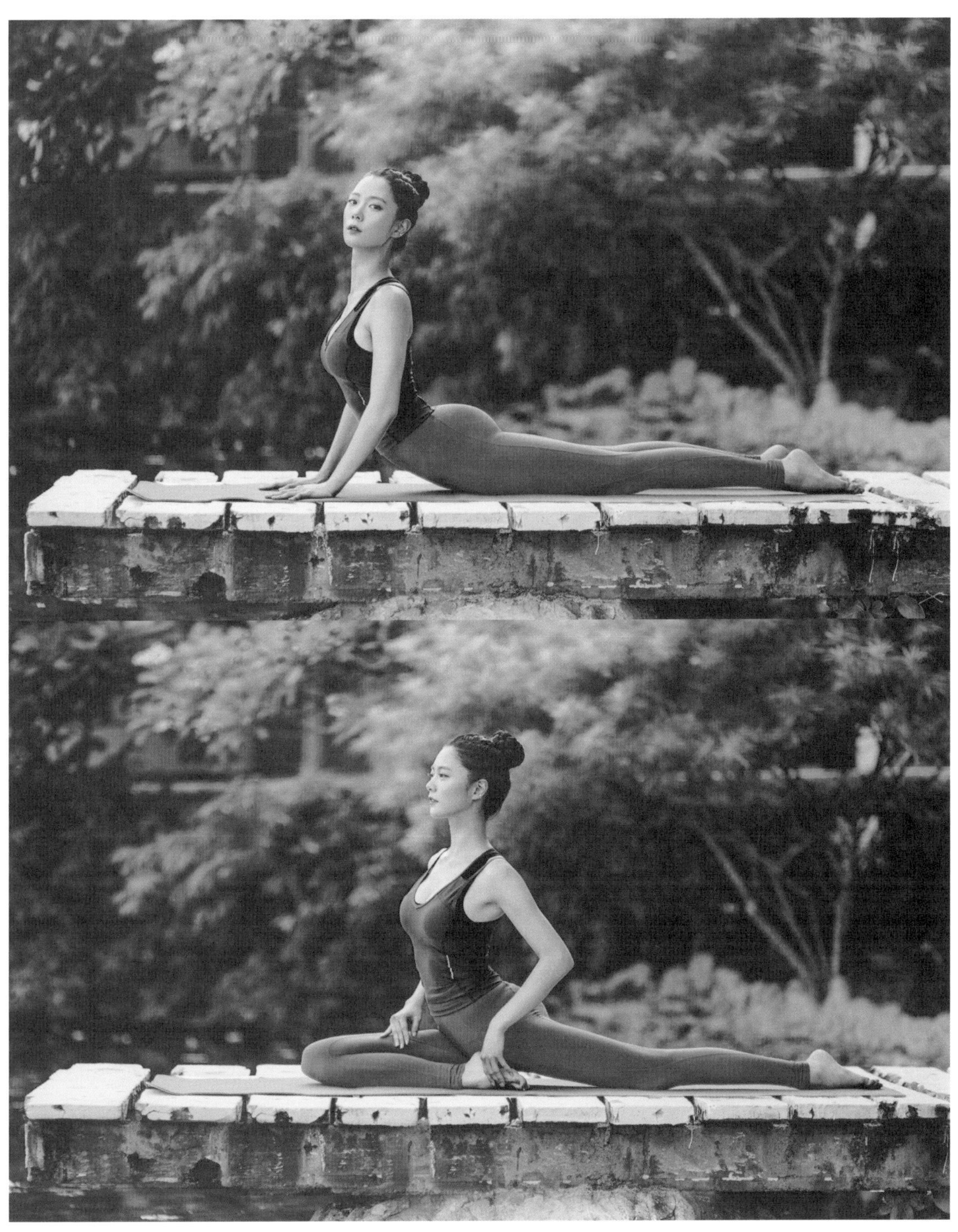

코브라 자세

엎드려서 이마를 바닥에 대고 가슴 옆에 양손을 짚고 있다가 숨을 마시면서 고개와 상체를 서서히 들어 올립니다.
완성자세에서 시선은 위를 향하며 5~7초간 숨을 멈춰주세요. 이후에는 숨을 내쉬면서 배, 가슴, 턱 순으로 바닥으로 돌아옵니다.
힘의 상징인 코브라 자세는 무기력을 극복하는데 가장 좋은 동작 중의 하나입니다. 하체에 자극이 필요하면 다리를 한쪽씩 접어 스트레칭해주세요.

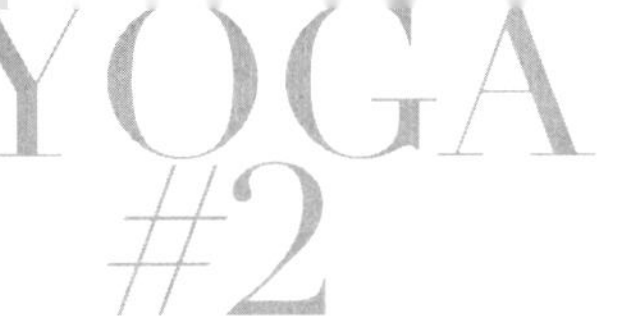

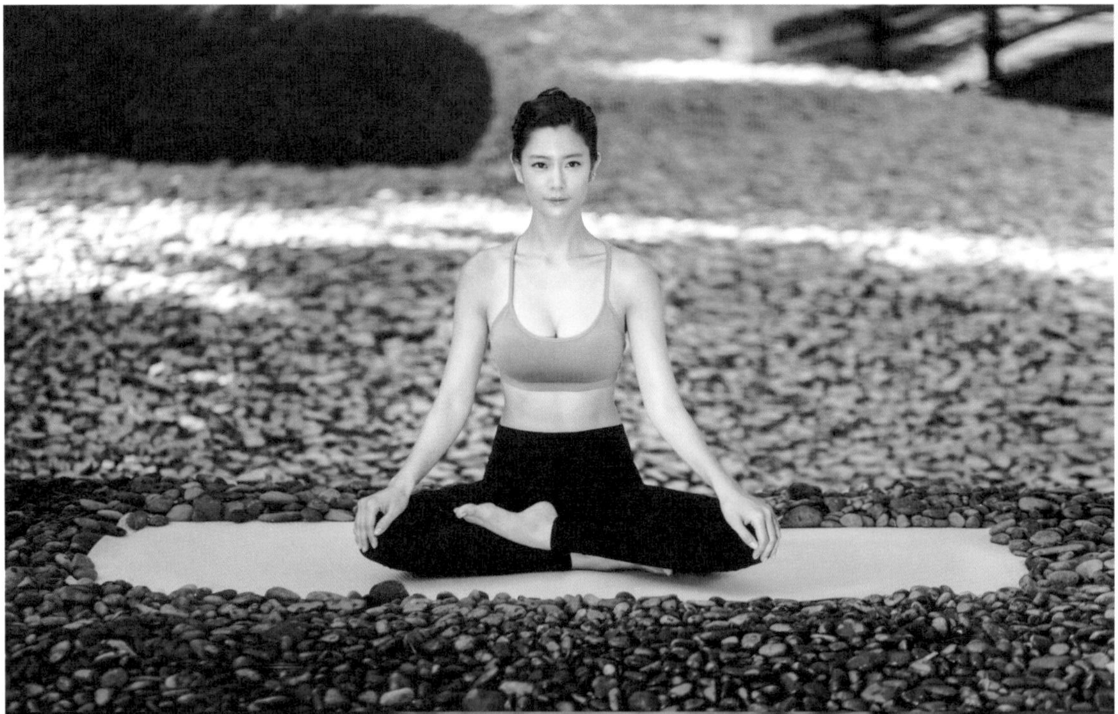

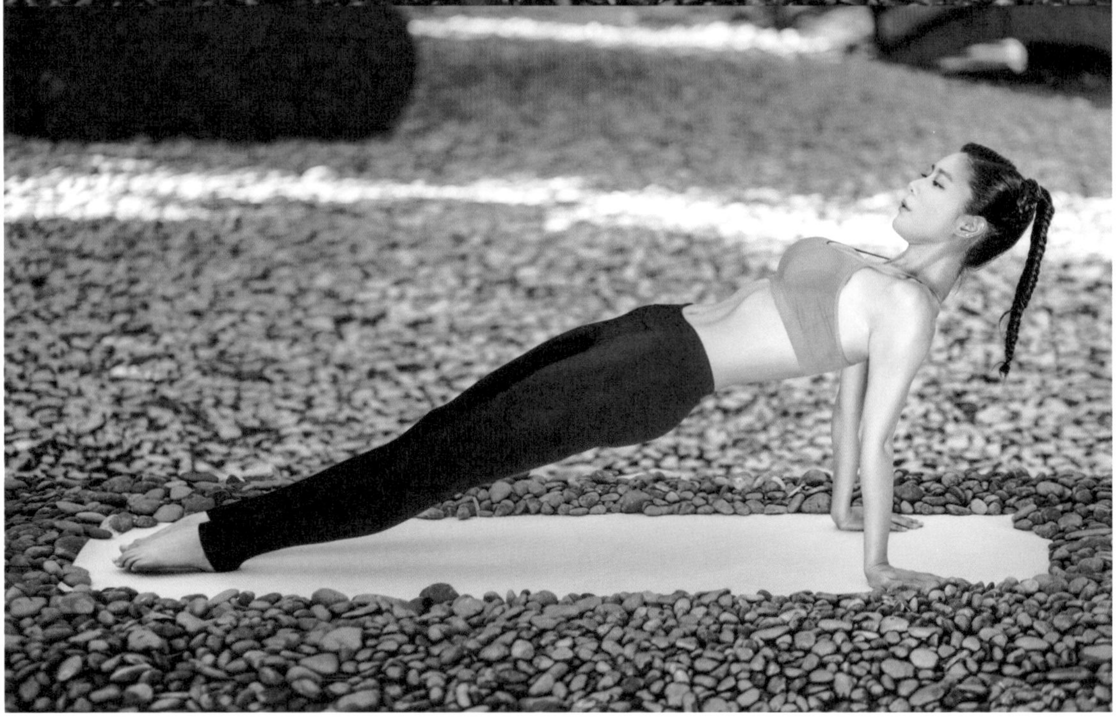

복식 호흡과 다리 자세

편안한 명상 자세로 앉아 척추는 곧게 펴고 턱은 당긴 다음 아랫배를 움직여 숨을 마시고 내쉬어 봅니다. 요가 호흡의 기본인 복식 호흡은 마음을 안정시키고
몸에 에너지를 줍니다. 다리 자세는 손목과 팔에 힘을 길러주고 발과 발목까지 자극하는 전신 순환 촉진 자세예요.
다리를 앞으로 펴고 앉은 상태에서 숨을 마시면서 엉덩이와 허리를 높이 들어 올리고, 이후 내쉬면서 엉덩이를 바닥으로 천천히 내려줍니다.

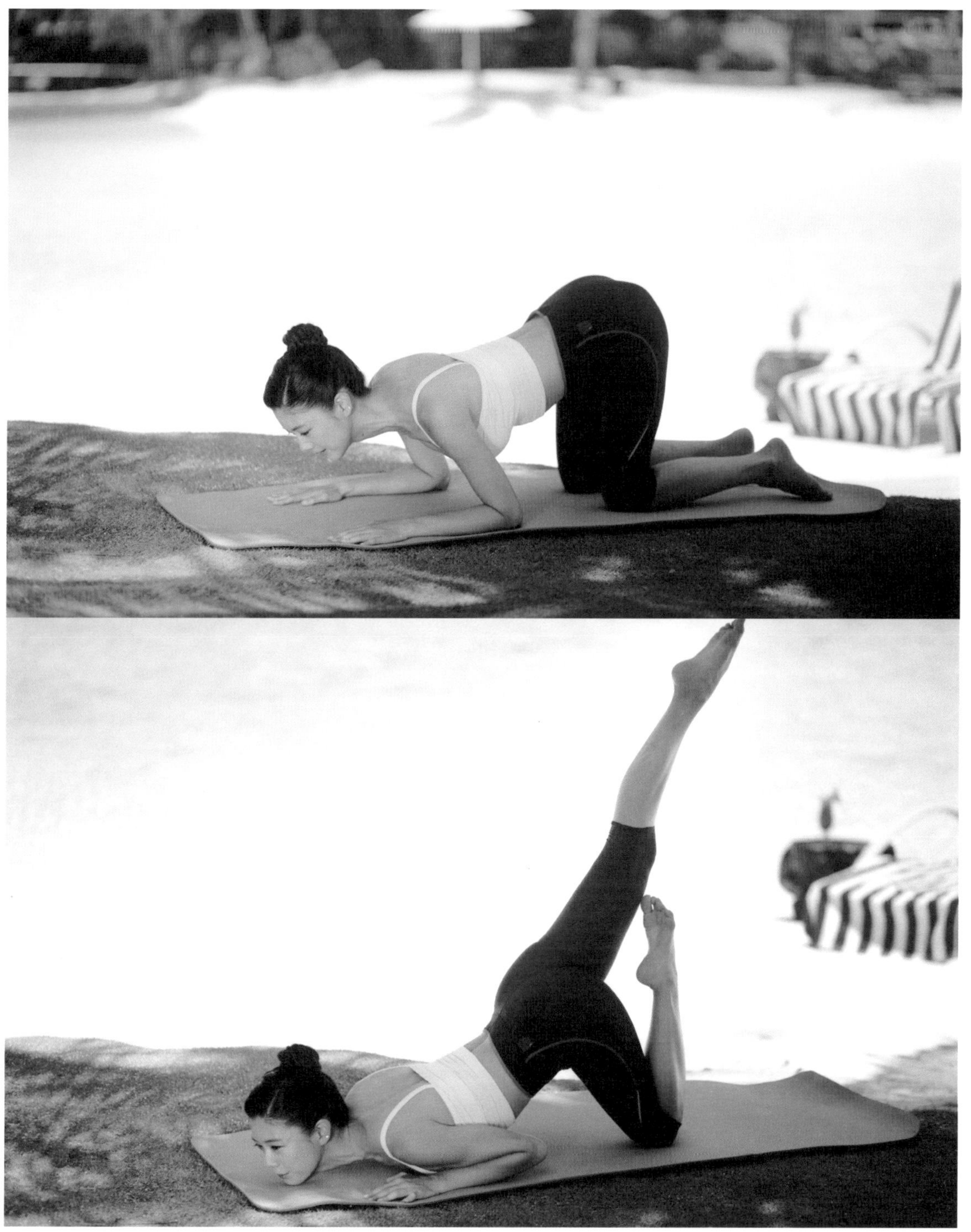

고양이 변형 자세

무릎을 꿇고 손바닥으로 바닥을 짚어 기어가는 자세를 합니다.
상체를 바닥으로 숙인 뒤 다리를 뒤로 차올려주세요. 다리의 곧은 라인이 나오도록 쭉 뻗어줍니다.
고양이 변형 자세는 엉덩이 밑 부분을 자극하여 처진 엉덩이를 업 시켜주는 효과가 있습니다.

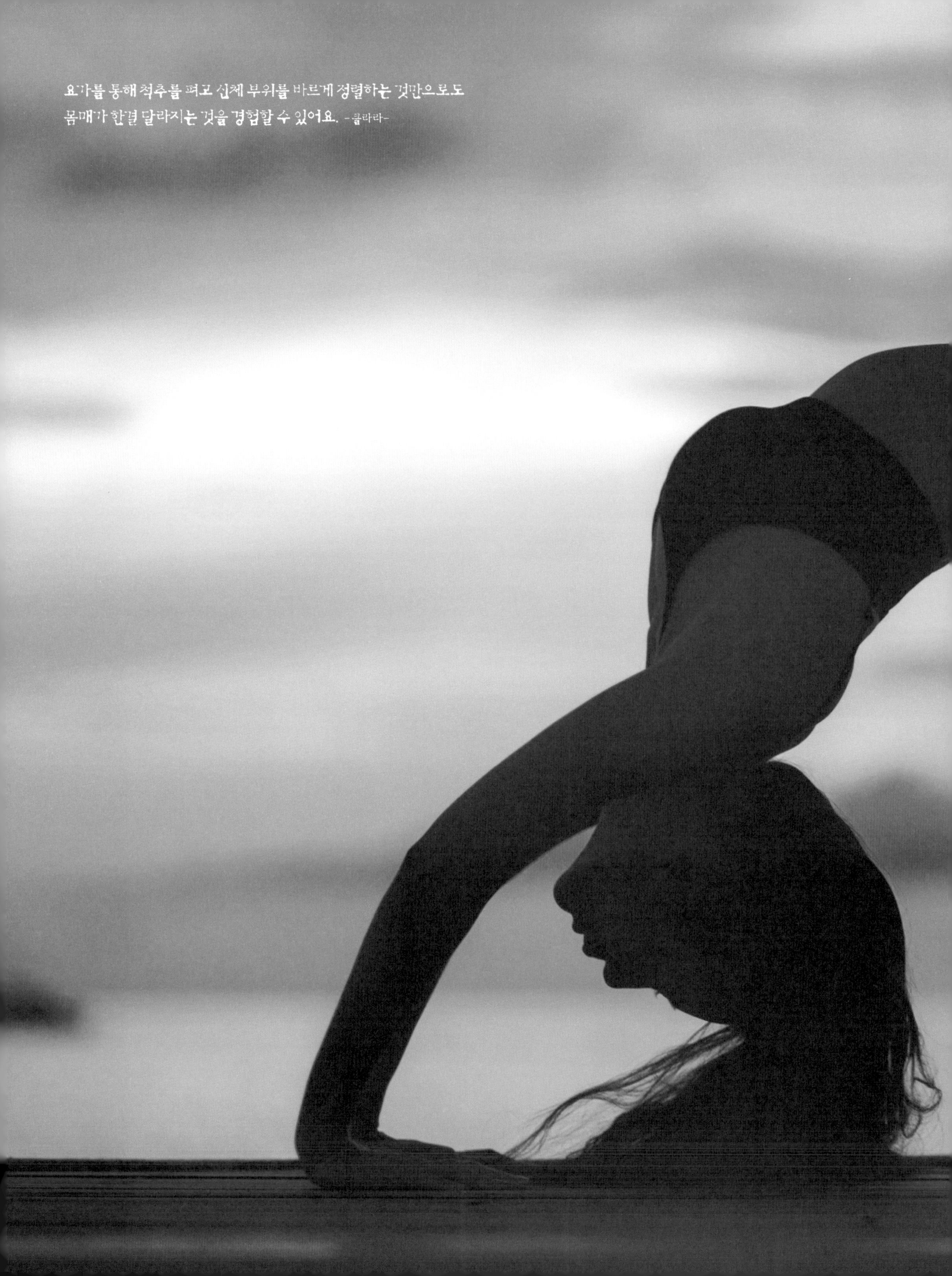

요가를 통해 척추를 펴고 신체 부위를 바르게 정렬하는 것만으로도
몸매가 한결 달라지는 것을 경험할 수 있어요. -클라라-

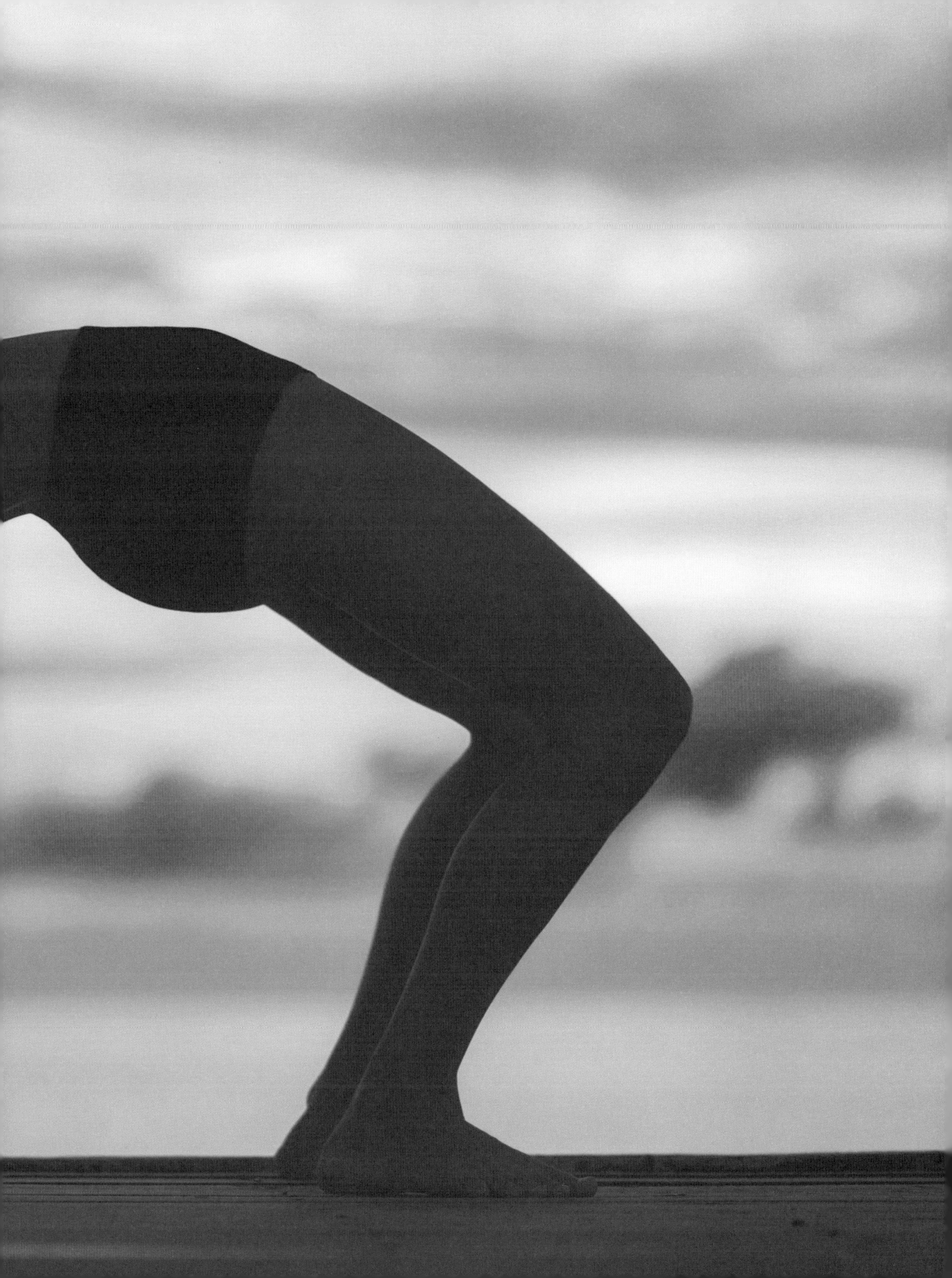

WEIGHT TRAINING #3

웨이트 트레이닝으로 볼륨 있는 몸 만들기

꾸준히 운동을 하지는 않았지만 몸에 밴 다이어트 습관과 한시도 가만히 있지 못하는 성격 때문에 나는 크게 살이 찌지는 않는 편이었다. 어떻게 보면 평범하면서도 약간 마른 몸매였다. 운동을 시작하면서 어느 정도 체력이 생기니 미란다 커처럼 날씬하면서도 건강미 있는 탄탄한 몸매에 대한 욕심이 생기기 시작했다. 그래서 웨이트 트레이닝에 관심을 가지게 됐다.

운동을 시작하고 처음 2주 동안은 기초 자세를 배우고 적응 훈련을 했다. 스쿼트, 데드 리프트, 푸쉬업 등의 기초 자세가 몸에 익자 바로 고강도 훈련이 시작됐다. 무게 있는 덤벨이나 기구를 들어 올리는 동작을 배우기 시작한 것인데 여기서 잠깐! 미스터코리아 대회에 출전할 것도 아닌데 여자인 내가 왜 이런 힘든 훈련을 택한 것일까?

기본적으로 웨이트 트레이닝이라고 하면 근육을 울퉁불퉁하게 가꾸는 남자들을 떠올리게 된다.

하지만 여성과 남성의 근육량과 발달형태에는 근본적으로 차이가 있다. 여성은 근육 형성에 결정적인 영향을 미치는 테스토스테론이라는 성분의 수치가 남성에 비해서 아주 낮다. 따라서 아무리 근육 운동을 한다고 해도 남성들처럼 빵빵하게 부풀어 오르는 근육이 생기기 어렵다. 또 체격 조건상 남성보다 골격이 작은 대신에 체지방 함량이 높으므로 오히려 근육이 만들어지기 불리한 신체조건을 가지고 있다.

그래서 오히려 강한 웨이트 트레이닝을 통해서 울퉁불퉁한 몸이 아니라 지방 비율을 낮추면서도 탄력 있는 근육을 가꿀 수 있다.

무게를 차츰 늘려가면서 강도 높은 운동을 했더니 운동을 시작한 지 5개월이 지나자 처음 시작한 무게보다 무려 3배나 더 들 수 있는 근력이 생겼다. 나와 트레이너 모두 깜짝 놀랐다. 근력이 약해서 처음에는 생각도 못 했던 무게를 내가 들고 있다니! 근력에 자신이 붙으니 무게를 늘려가는 데 점점 더 재미가 붙었다.

"클라라 씨는 손목이 그렇게 가늘어서 어디 이런 덤벨을 들 수 있겠어?"

했던 트레이너조차도 놀라워할 정도였으니 기쁨을 넘어선 뿌듯함이 느껴졌다.

가끔 운동을 하면서 퍼스널 트레이너 없이 운동을 하면 어땠을까 생각해 보곤 한다.

나도 처음엔 동작과 순서만 제대로 익히면 내가 알아서 할 수 있겠지 싶었다. '왜 돈 들여서 퍼스널 트레이너까지 둬야 해?'라고 생각했다.

물론 사람에 따라서는 혼자 운동하는 것이 더 편하고 좋다고 느낄 수도 있다. 하지만 나의 경우엔 조금 달랐다.

내 운동을 도와주는 트레이너는 일반인이 알고 있는 운동 상식만 갖춘 것이 아니라 생리학, 역학, 영양학은 물론이고 체형교정과

재활까지 다양한 지식을 갖춘 전문가다. 전문가가 체계적인 운동 프로그램을 짜고

올바른 자세와 호흡법을 지도해줄 뿐 아니라 식단까지 짜주니 나처럼 늘 시간에 쫓기는 바쁜 사람에게는 제격이었다.

운동하러 가기 귀찮고 막상 운동을 하러 와서도 조금만 힘이 들면 지쳐서 포기하고 싶을 때가 한두 번이 아니다.

그럴 때 옆에서 끊임없이 지켜봐 주고, "자, 근육 움직이는 거 보이죠? 한 세트만 더! 자, Go Go!"

이렇게 외쳐주는 사람이 있다는 것만으로도 큰 도움이 되었다. 그래서 나는 내 몸을 잘 알고 내 역량을 충분히

파악하고 있는 트레이너를 만난 것이 행운이라고 생각한다.

웨이트 트레이닝은 내 몸 근육의 움직임을 바로바로 확인할 수 있어서 좋아요.
어떤 근육이 어떻게 움직이고, 어느 부위가 운동이 되는지 확인하는 재미가 있어요!
운동을 하면 효과가 바로 나타나니 보람도 느껴지고요!
특히 운동할 때 땀 흘리는 내 모습을 거울로 보는 게 정말로 좋아요.
탄탄한 근육이 살아 움직이는 것을 확인할 때의 그 쾌감! 내가 정말로 아름다워 보인답니다.
-클라라-

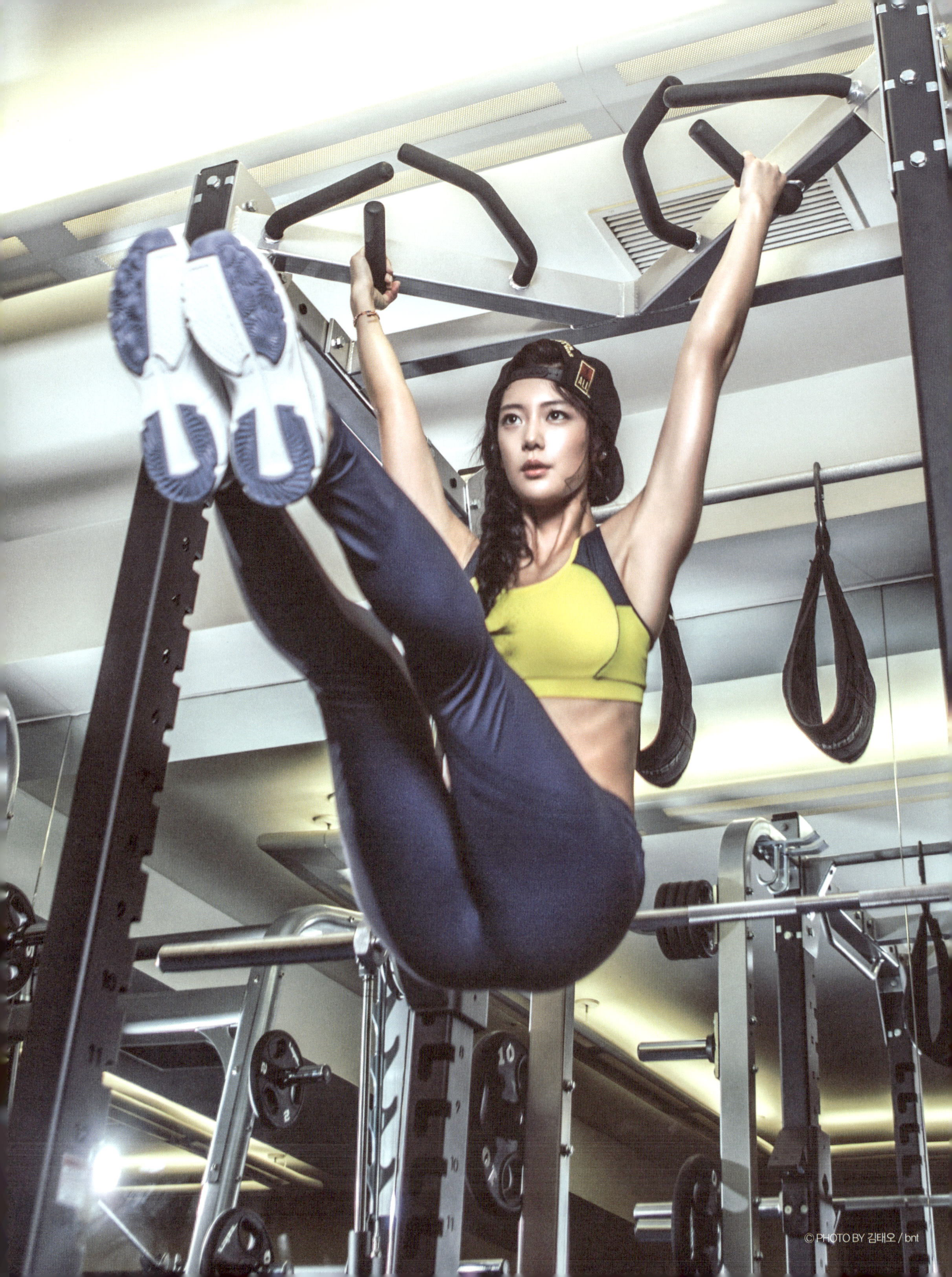
© PHOTO BY 김태오 / bnt

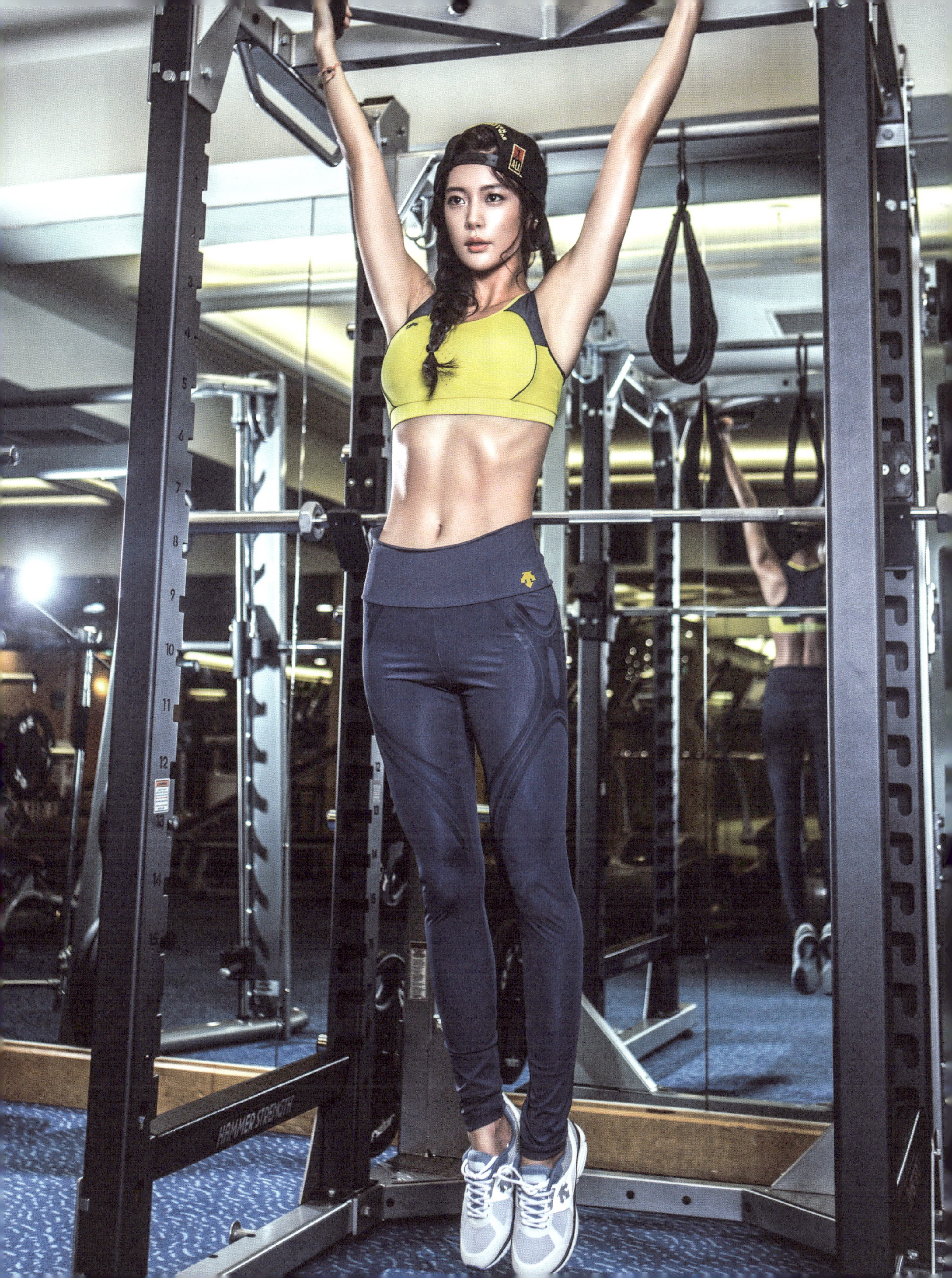

TAEKWONDO & THAI BOXING #4

TNT로 자신감과 순발력 키우기

나는 TNT라는 운동을 방송을 통해서 처음 접했다.

그전엔 복싱 글러브 한 번 껴본 일이 없고, 태권도 도장 근처조차 가본 적이 없던 나였다.

그러나 취재차 들른 미국 마이애미의 TNT 도장에서 나는 새로운 세상을 경험했다. 가지런한 태권도 도복을 갖춰 입고

힘있게 발차기를 하는 모습, 글러브를 끼고 열정적으로 펀치를 날리는 모습에 나는 푹 빠지고야 말았다.

TNT는 무에타이(타이복싱)와 태권도의 중간쯤 되는 운동이다. 순발력과 근력이 필요하고 한 번 하고 나면

몸이 날렵해진다는 느낌을 받기 때문에 여성들이 하기에 손색이 없다. 특히 호신술로도 응용이 가능하니

요즘처럼 흉흉한 세상에 두어 가지 동작쯤 배워두면 마음이 든든해질 것이다.

무엇보다 격투기를 하는 여성, 정말로 섹시하지 않은가!

아직 한국에는 보편화돼 있지 않지만 미국에서는 유명 인사들이 헬리콥터로 관장님을 모셔가서 배우곤 한다니

'신종 럭셔리 격투기'라고 불러도 좋겠다.

한국에 TNT 도장이 없어서 자주 운동을 하지는 못하지만 1년에 몇 번씩 미국으로 여행을 갈 때마다

도장을 찾아서 운동을 한다. 복장은 하얀 태권도 도복을 입어도 되고 복싱 트레이닝복을 입어도 된다.

TNT는 순발력을 길러주는 스포츠예요. 태권도와 타이복싱이라는
두 가지의 어려운 종목을 쉽고 즐겁게 배울 수 있도록 합쳐놓은 트레이닝 프로그램이죠.
역동적이어서 재미있고 제 몸을 날렵하게 만들어 주니까 고마운 운동이고요.
무엇보다 스트레스 해소에 그만이에요! -클라라-

클라라의 TNT 선생님, 강상구 관장님과 함께
국내에는 아직 TNT 도장이 없기 때문에 미국에 여행을 가거나 강상구 관장님이 한국에 오는 스케줄에 맞추어 짬짬이 TNT를 즐긴다.
TNT에 관한 좀 더 자세한 정보를 원한다면 http://MasterTNTAcademy.com을 참고할 것!

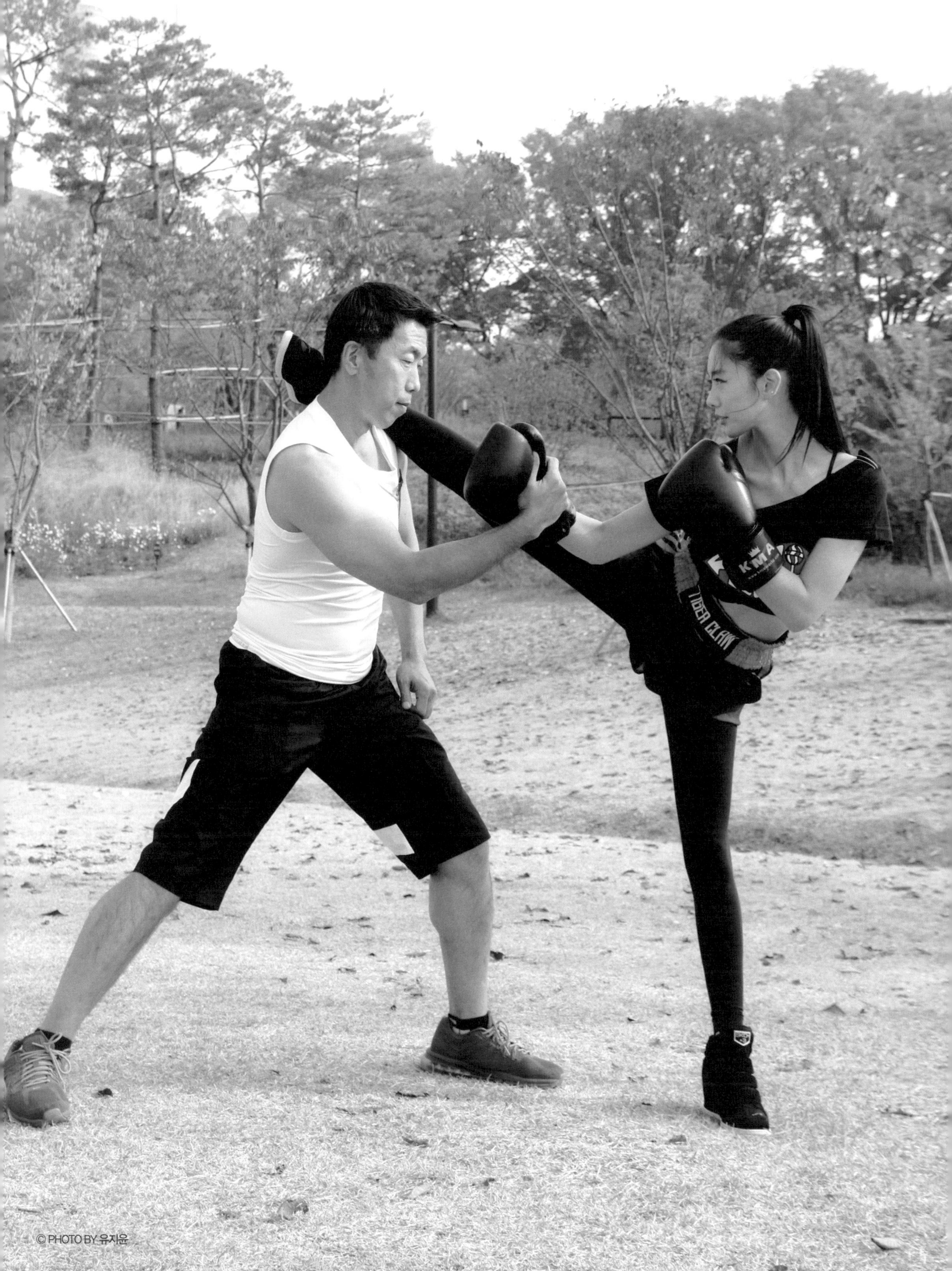

DANCE
#5

댄스로 즐겁게 몸 만들기

나는 춤추는 것을 정말로 사랑한다. 학창시절을 미국에서 보낸 덕에 비교적 어린 나이부터 클럽에 갈 수 있었는데.

그곳에서 나오는 음악과 자유로운 분위기에 도취되곤 했던 기억이 있다. 심장을 울리는 것 같은 강렬한 비트의 음악과 화려한 조명.

남의 시선 따윈 의식하지 않고 즐기는 사람들……. 그 속에서 나 또한 리듬에 몸을 맡기며 열정적으로 춤을 추곤 했다.

일상생활에서도 노래를 흥얼거리거나 춤추기를 좋아하는 나. 누가 뭐래도 나는 클럽에 가는 게 쇼핑하러 가는 것만큼이나 신이 난다.

물론 한국에 와서 연예인이 된 지금도 친한 친구들과 함께 종종 클럽에 가곤 하니. 어떤 클럽에서 나를 발견하더라도 놀라지 말고

반갑게 눈인사를 보내주시길! ^^

사실 한국의 클럽에서는 사람들이 서로 눈치를 너무 많이 보는 것 같다. 춤을 춰도 쭈뼛쭈뼛 남을 의식하면서 추니 말이다.

그리고 반드시 만취해야 한다는 일종의 룰이 있는 것 같다. 술에 취해야 자신감이 생기니까 그런 걸까?

내가 가 본 다른 나라의 클럽은 그렇지 않다. 누구는 캥거루 춤을 추고 누구는 브레이크 댄스를 추고…….

유행 따윈 신경 쓰지 않고 오로지 춤추는 것에만 열중하는 것이다. 술은 마시지 않고 물만 마시는 사람들도 있다.

다른 사람을 의식하지 않으니 나 또한 더욱 자유롭다. 그래서인지 한국에서 춤을 출 때보다 외국의 클럽에 가면

춤이 더 자연스럽게 잘 나온다. 여러 사람이 춤을 추는 스타일을 보면서 따라해보고 내 것으로 만들기도 한다.

따라하고 배우는 것을 좋아하기 때문에 여러 가지를 시도해보면서 나에게 맞고 재미있는 걸 찾는 것이다.

지난 연말, 하우스룰즈와의 피처링 작업은 정말이지 특별한 경험이었다. 정식 가수도 아닌 내가 여러 사람들 앞에서 노래를 부르고.

클럽이 아닌 방송 무대에서 춤을 추다니! 내가 좋아하고 신나는 일을 하니까 빡빡한 스케줄 속에서도 지치지 않고

더욱 힘을 낼 수 있었던 것 같다. 덕분에 가수, 특히 댄스가수가 얼마나 멋진 직업인지를 간접적으로나마 체험할 수 있었다.

다함께 어울려서 즐겁게 춤추고 즐길 수 있는 〈Invitation〉은 시작부터 끝까지 한시도 몸을 가만히 둘 수 없게 만드는데.

지금 이 순간 내가 이 무대의 주인공이라는 생각으로 열정적으로 흔들다보면 음악과 하나 되는 기분을 느낄 수 있는 곡이다.

비트가 강한 음악일수록 춤도 강렬하고 역동적으로 추게 되니 안무 연습 자체만으로도 다이어트에 엄청난 효과가 있다.

동작 하나라도 온몸의 근육을 사용한다는 기분으로 했더니 살짝 늘어졌던 복근도 다시 팽팽하게 조여졌고, 옆구리 살도 쏙 들어갔다.

무엇보다 살만 빠지는 게 아니라 근육에 힘이 들어가는 것이 느껴졌다.

클럽에 가지 않더라도 집에서 클럽 댄스를 연습해보자. 방안에 크게 울리게 음악을 틀 수 있다면 좋겠지만.

이어폰을 끼고 클럽에 있는 기분으로 신나게 흔들다보면 살도 빠지고 기분도 한껏 상쾌해질 것이다.

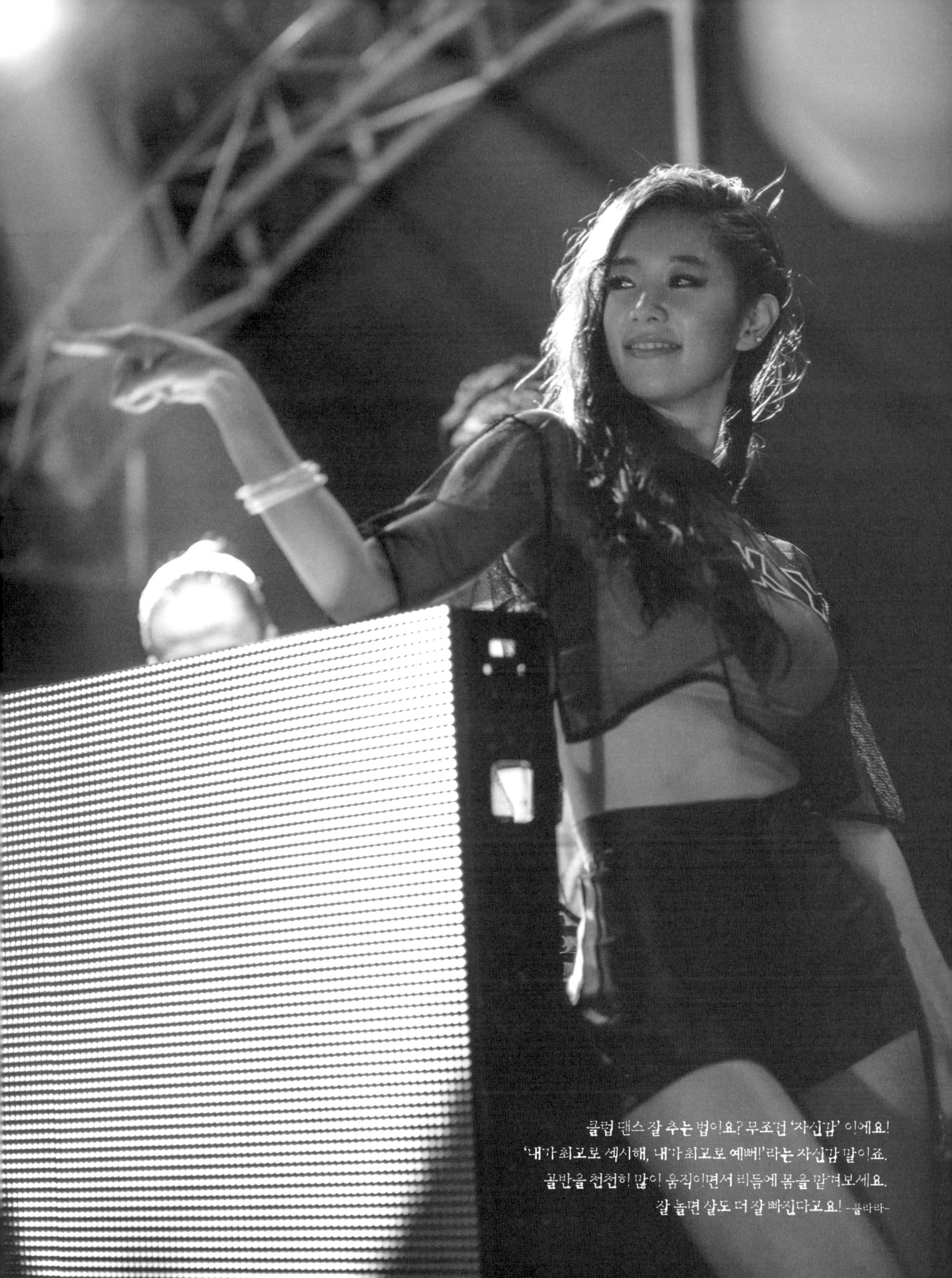
클럽 댄스 잘 추는 법이요? 무조건 '자신감' 이에요!
'내가 최고로 섹시해, 내가 최고로 예뻐!'라는 자신감 말이죠.
골반을 천천히 많이 움직이면서 리듬에 몸을 맡겨보세요.
잘 놀면 살도 더 잘 빠진다고요! -클라라-

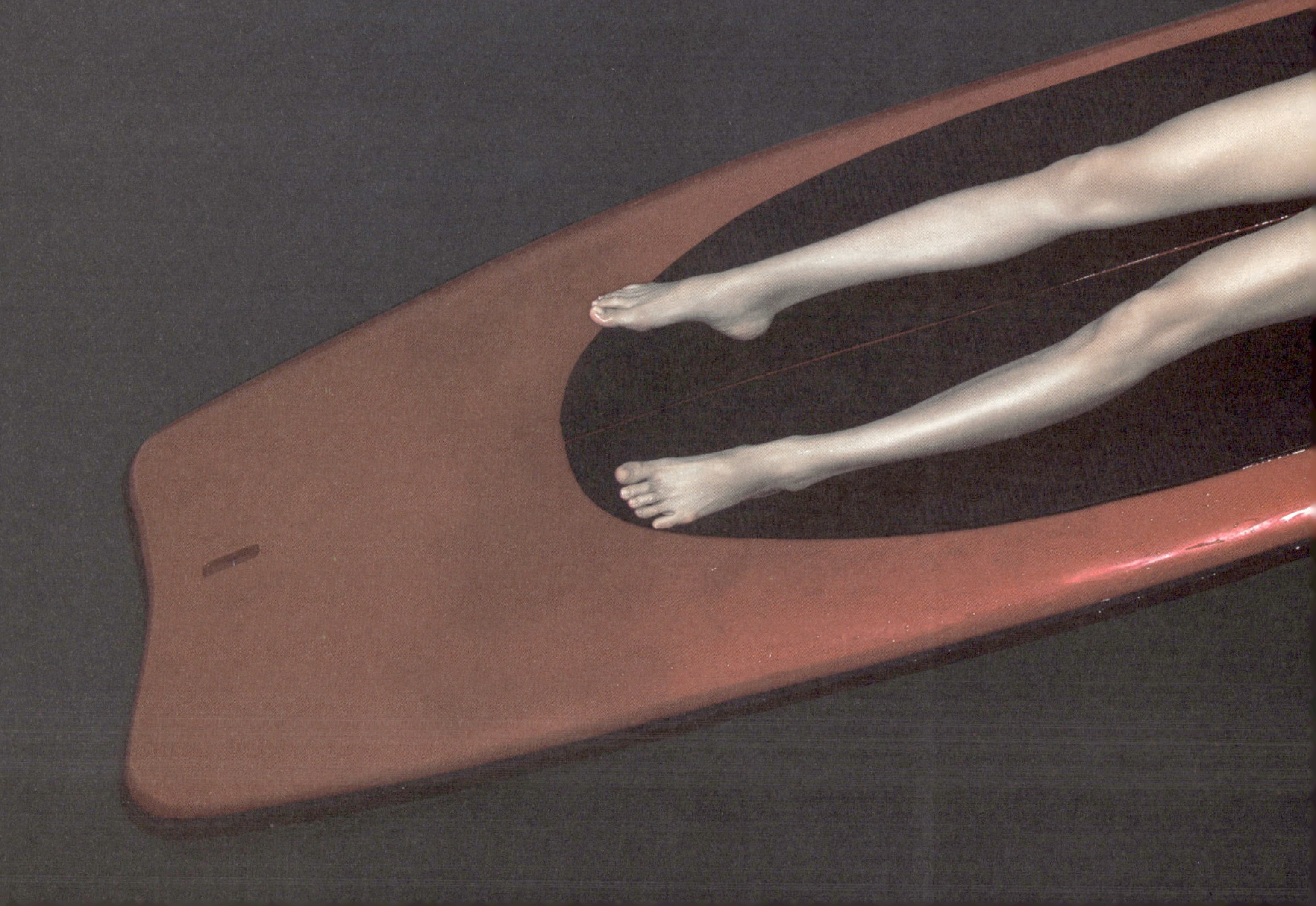
FASH
BEAU

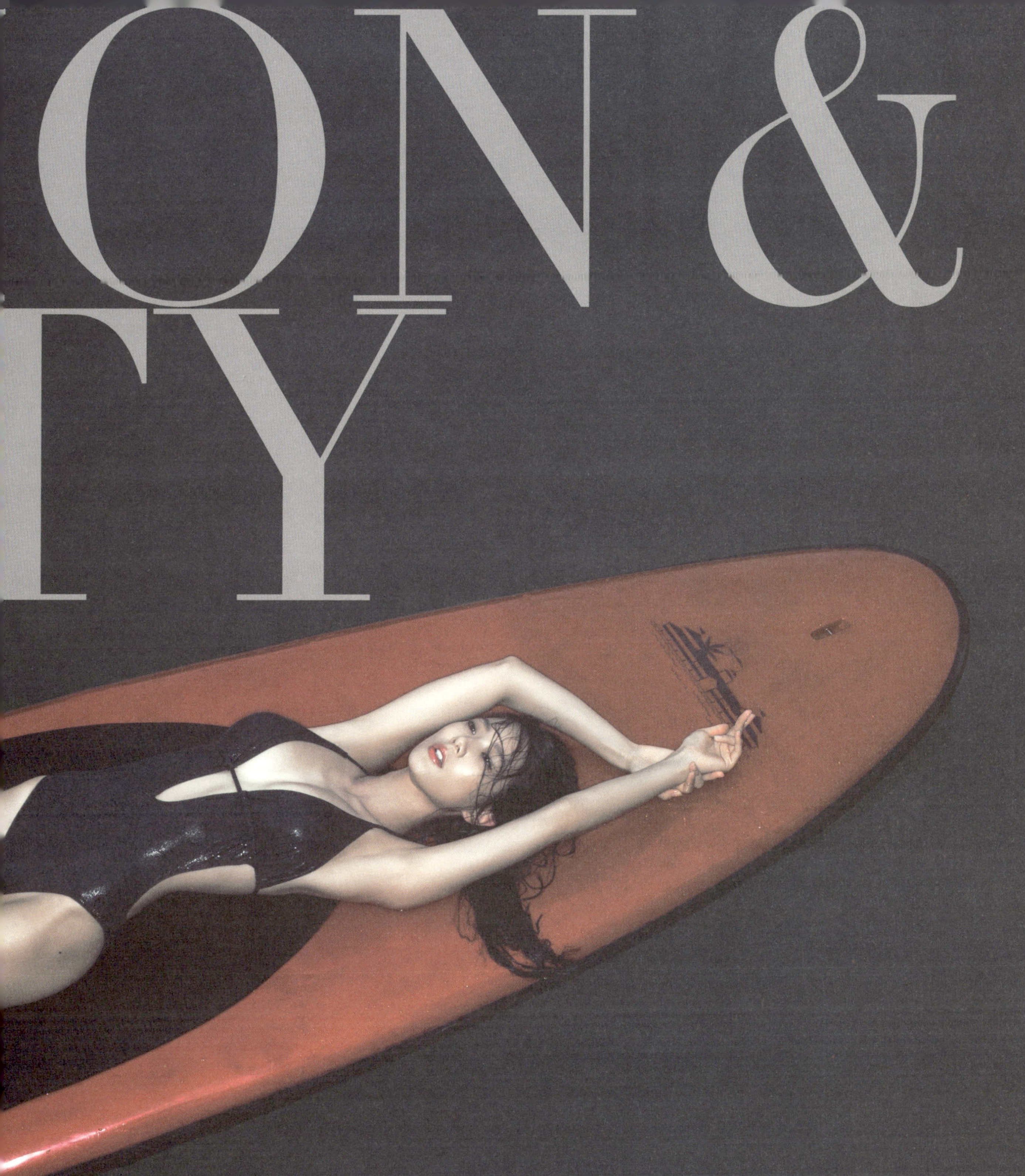

ON &
LY

(PART 5)

매력적인 나를 완성하는 패션&뷰티

SMART & CHIC #1

스마트한 세상, 스마트한 스타일링

어릴 적부터 동경해왔던 할리우드의 스타들과 빅토리아 시크릿의 모델들.

그녀들이 내 눈을 사로잡은 것은 단순히 몸매가 좋고, 얼굴이 예뻐서가 아니었다.

길거리에서 아무렇게나 찍힌 것 같은 사진 속의 그녀들은 그저 머리 하나 질끈 묶었을 뿐인데,

청바지에 심플한 셔츠 하나 입었을 뿐인데 왜 그렇게 멋져 보이는 걸까?

대부분의 사람들은 이렇게 말한다. "그래, 기럭지가 다르니 뭘 입어도 다른 게 당연하지."

"패션의 완성은 얼굴, '패.완.얼.' 몰라? 저런 얼굴이니까 저런 패션이 가능한 거라고." 과연 그런 걸까?

처음엔 나도 그들처럼 살을 빼면, 혹은 얼굴에 조금만 더 신경 쓰면 예뻐 보이겠지 했는데 실상은 그게 아니었다.

무심한 듯 하지만 어딘지 모르게 나와 달라 보였던 비결은 바로 철저한 스타일링에 있었다.

할리우드의 이른바 패셔니스타들이 물론 조막만한 얼굴에 길쭉길쭉한 팔다리, 잘록한 허리로 인해 노력하지 않아도

스타일이 좋아 보이는 경우도 있지만 전혀 그렇지 않은 경우도 많다.

전 세계 여성들을 열광시켰던 드라마 〈Sex and the City〉의 주인공 사라 제시카 파커.

할리우드의 '패션 종결 자매'라 불리는 애슐리 올슨과 메리 올슨은 160cm가 채 되지 않는 키로도

얼마나 늘씬하고 시크해보이는 스타일이 가능한지 잘 보여준다.

팝의 디바 비욘세는 또 어떤가. 한 '꿀벅지'하는 그녀 역시 자칫 펑퍼짐해 보일 수도 있는 몸매를

섹시하고 글래머러스하게 보이게끔 하는 영리한 스타일링 감각을 가지고 있다.

자, 이제 패셔니스타가 되느냐 패션테러리스트가 되느냐는 타고난 몸 때문이 아니라 스타일링의 한 끗 차이임이 분명해졌다.

"나는 다리가 짧고, 허리가 길고, 키가 작고, 얼굴이 크고……. 그래서 뭘 입어도 태가 안나."

혹은 "옷 잘 입으려면 우선 옷이 많아야 하는 거 아냐? 그럴 돈이 어디 있어?"라며

온갖 핑계로 스타일링을 포기하지 마시라. 굳이 시간과 돈을 들이지 않더라도 사소하게 지나쳤던

잘못된 스타일링 습관만 바로잡는다면 '옷 좀 입을 줄 아는 여자'로 변신할 수 있다.

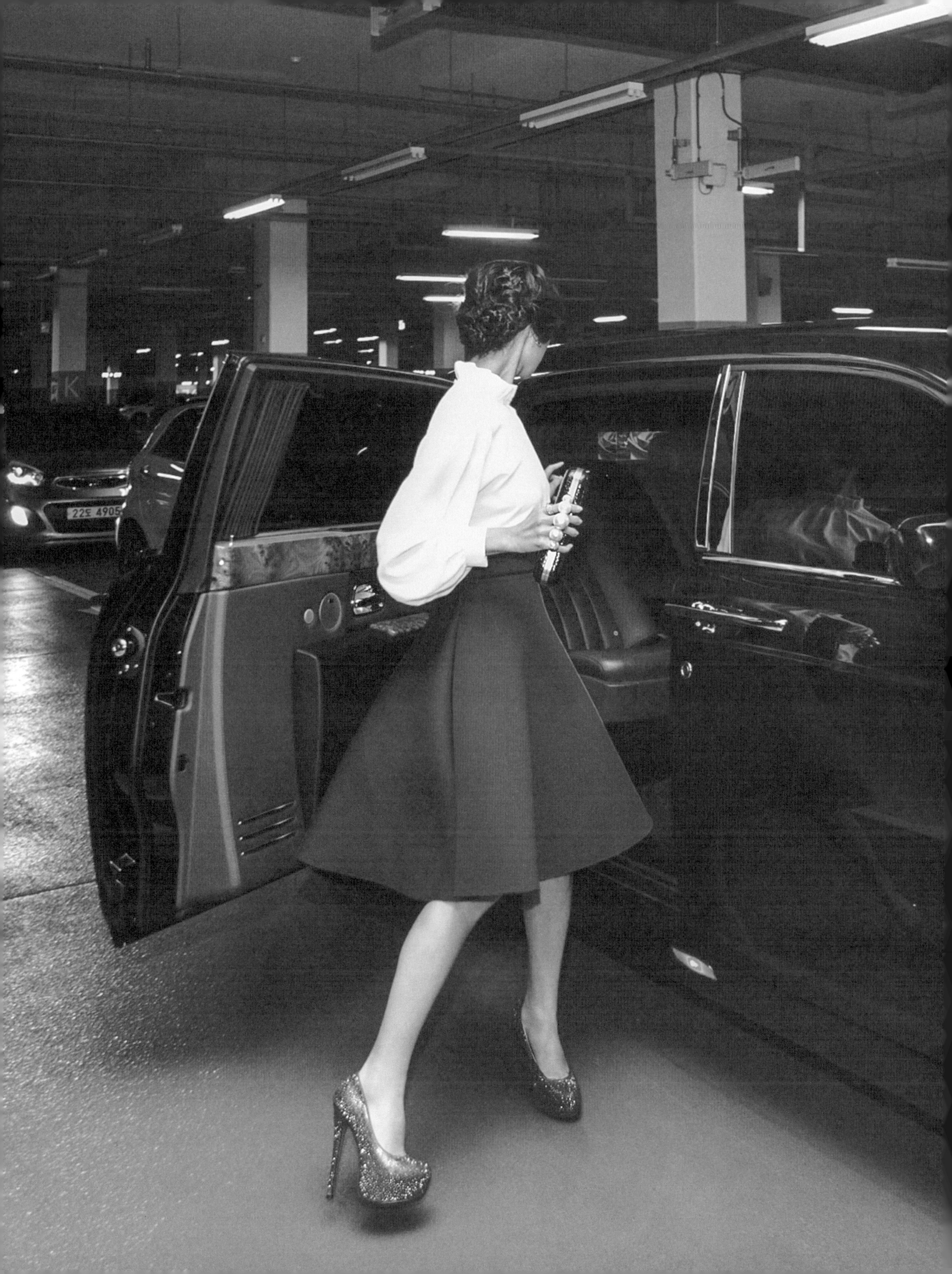

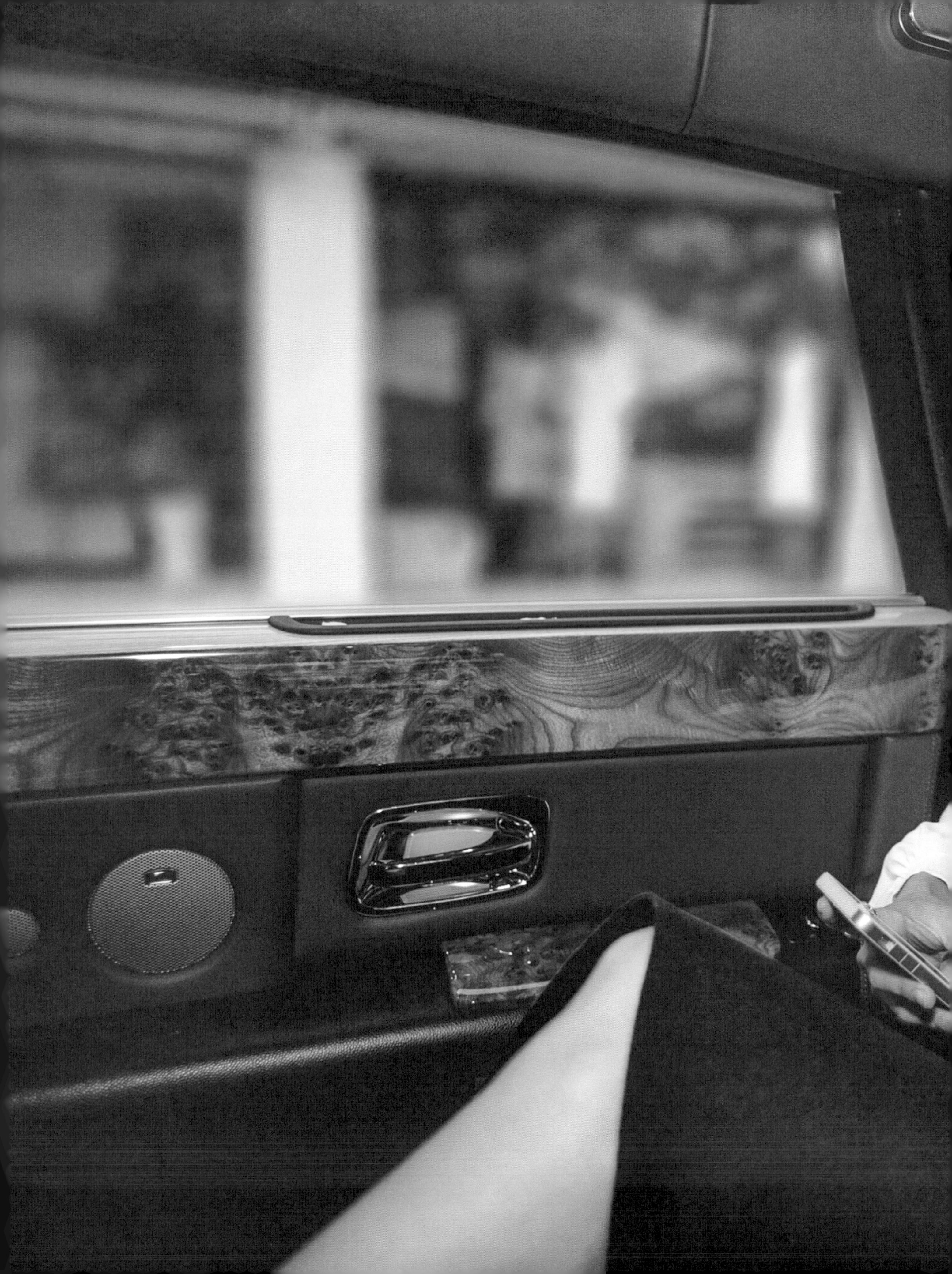

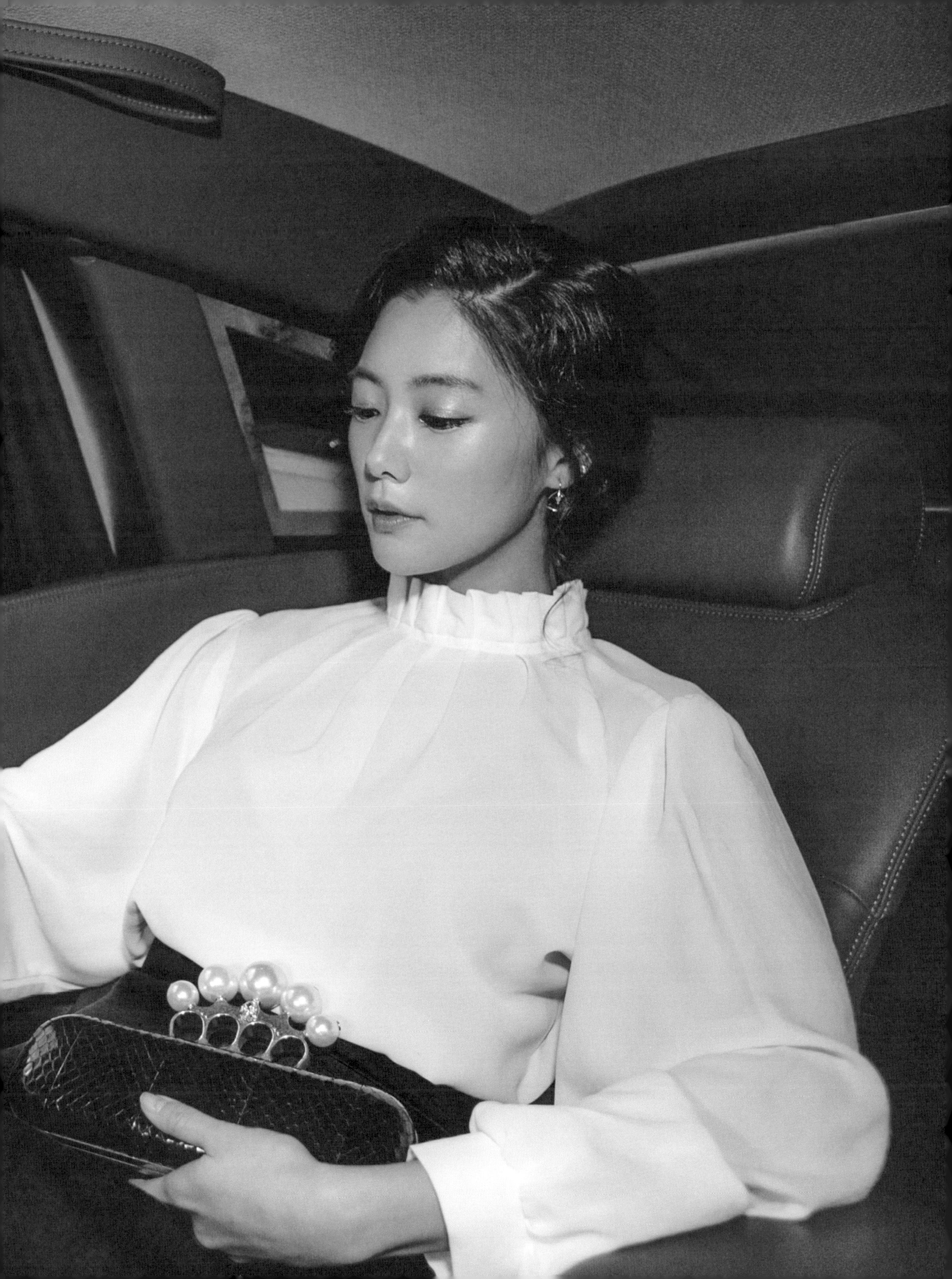

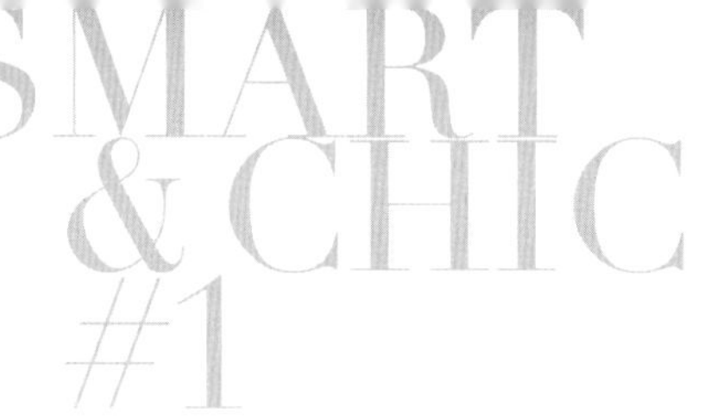

스타일링을 위한 첫 걸음, 옷장 정리

외출 준비를 할 때마다 옷장 앞에서 서성이게 된다. 이유는 단 하나, 오늘은 대체 뭘 입나하는 고민 때문. 지난 봄에는 대체 뭘 입었던

건지, 왜 옷은 사도 사도 입을 게 없는 건지, (내 옷장에 구멍이 나 있나?) 옷장을 열 때마다 풀리지 않는 미스터리가 가득하다면

지금 당장 옷장 정리부터 시작할 것. 나는 원래 정리하는 것을 좋아한다. 그래서 옷장뿐만 아니라 책상 서랍이나 거실의 장식장,

책장, 신발장도 자주 청소하고 정리하는 편이다. 그래서 조금이라도 스케줄이 빌 때 집에 있으면 굳이 지저분하지 않더라도

이것저것 정리를 하곤 한다. 다른 사람들 눈엔 깨끗해 보일지 몰라도 내게만 보이는 뭔가 지저분한 것도 있고, 정리를 하면

뭔가 더 편리하고 깔끔하지 않을까 하는 생각이 들기 때문이다. 한시도 가만히 있지 못하는 성격이 여기서도 나타나는 모양이다.

덕분에 얼마 전엔 내 키보다도 높은 서랍장을 정리하다가 물건이 쏟아지는 바람에 이마 한쪽에 반창고를 붙이고 다니기도 했다.

일단 정리를 자주 하면 쉽게 지저분해지지 않는다. 평소에 정리가 잘 되어 있으니 마음먹고 청소할 일도 없어진다.

보기에 좋은 떡이 먹기에도 좋다고, 물건들이 가지런히 정리되어 있으면 필요할 때 찾아 쓰기 편하니 급하게 허둥지둥할 일이 없다.

나만의 정리 팁이 있다면 '정돈'과 '비움'이다. 옷장을 정리할 때에도 셔츠면 셔츠, 바지면 바지, 재킷이면 재킷 등 비슷한 형태의 옷들을

한데 모으고 이 중에서도 색깔별로 나누어 개어놓거나 옷걸이에 걸어둔다. 그래야 한눈에 들어오고 필요할 때 바로 꺼낼 수 있기

때문이다. '그 옷이 어디 있더라?' 하며 시간 낭비할 일이 전혀 없다. 또 한두 계절이 지나도록 손이 가지 않는 옷들은 살 때 그만한

이유가 있었다 하더라도 결국엔 짐으로 남기 때문에 미련 없이 집 밖 재활용 박스로 보내버린다.

흔히 연예인들의 집이 미디어에 공개될 때 가장 눈길을 끄는 것이 드레스 룸이다.

수만 가지 종류의 옷들이 마치 옷가게나 세탁소처럼 차곡차곡 걸려있는 것을 보고 '연예인들이나 그렇게 하는 것' 혹은 '보여주기 식으로

정리한 것'이라고 생각하기 쉽다. 그러나 나는 직업이 무엇이건 옷의 양이 얼마나 되건 그렇게 정리할 필요가 있다고 생각한다.

옷장을 잘 정리하면 스타일링에 큰 도움이 된다. 아이템들이 한눈에 들어오니 상의와 하의, 이너와 아우터를 어떻게 코디하면

좋을지 아이디어가 팡팡 떠오른다. 항상 스타일링에 신경 써야 하는 연예인은 말할 것도 없고, 옷차림에 다소 제약이 있는 회사원이라도

몇 가지 종류의 셔츠와 스커트, 재킷을 적절하게 믹스&매치 할 수 있다면 얼마나 센스 있어 보일까. 엉망인 채 방치된 옷장을

자세히 들여다보면 내가 이런 걸 언제 샀나 싶은 낯선 물건이 튀어나오고, 비슷한 스타일의 옷이 있는데도 또 샀구나 싶어

한숨만 나오는 아이템도 있다. 몇 번 입지도 않았는데 제대로 세탁하지 않고 쳐박아둬서 아예 옷이 상한 경우도 분명히 있다.

가지고 있는 옷을 모두 꺼내어 먼지를 탈탈 털고 나만의 규칙을 만들어서 다시 정리해 보자. 내가 주로 산 옷이 어떤 스타일인지,

내가 유독 좋아해서 여러 개 가지고 있는 컬러가 무엇인지 한눈에 들어올 것이다.

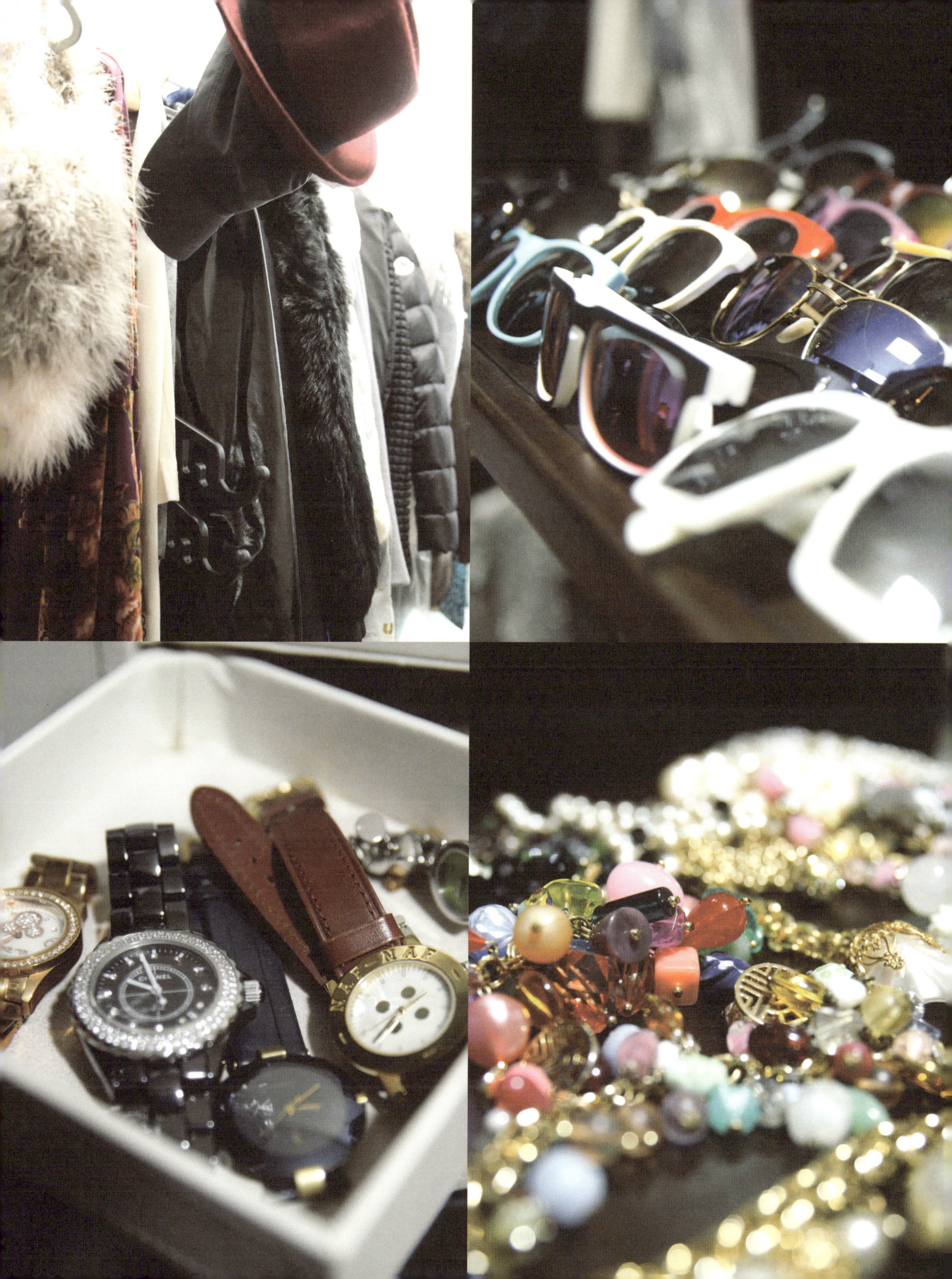

LONG & LEAN #2

'기본'의 힘! 롱&린 셔츠

나를 실제로 만나는 사람들이 자주 하는 말은 "생각보다 키가 크지 않네요?"다. 물론 "화면보다 실물이 더 예쁘시네요~"도 있지만…….

TV나 화보 속 내 모습을 보고 170cm가 훌쩍 넘는 줄 알았다는 사람들이 많은데, 실은 나도 쭉쭉 뻗은 모델을 동경하는 평범한 체격의 사람일 뿐이다.

하지만 다른 사람들에게 보이는 내 모습이 실제보다 더 날씬하고 길어 보인다는 건 분명 기분 좋은 일이다.

조금이라도 커 보이고 늘씬해 보이도록 스타일링에 세심하게 신경을 쓴 결과이기 때문이다.

어떻게 해서 평범한 클라라가 '모델' 소리를 듣게 됐는지, 이제부터 하나하나 구체적인 팁을 공개할 테니 모두 주목!

90년대는 어떻게 그런 포대자루 같은 옷을 입고 다녔나 싶을 정도로 오버 사이즈 핏이 유행했다.

TLC, 자넷 잭슨 같은 외국 스타는 물론이고 보아, 핑클, 베이비복스 같은 국내 여가수들도 죄다 몸집보다 두 배나 큰 헐렁한 티셔츠에 벨트로 부여잡기도 벅찬 힙합바지를 입는 게 트렌드였다. 한마디로 그 시절의 패션이란 커다란 옷 안에 몸매를 감추고 여성스러움이란 고이 접어둘 수밖에 없는 것이었다.

그런데 2000년 하고도 10년이 훌쩍 넘어버린 지금의 패션 트렌드는 어떠한가?

스커트나 바지할 것 없이 무엇을 입든 최고의 여성미를 추구하는 게 유행이 되었다.

풍만한 가슴과 잘록한 허리, 쭉 뻗은 다리 등 가능한 한 신체의 모든 여성스러움을 한껏 드러내는 게 대세가 되었다.

어떤 것이든 있는 그대로의 아름다움이 가장 아름답다는 것이 나의 지론인데, 그런 점에서 요즘의 패션 트렌드와

내가 지향하는 패션 스타일은 아주 잘 맞아 떨어지는 것 같다. 과장하지도, 그렇다고 감추지도 않는, 가장 클래식한 것이 바로 정답이다.

한 시대를 풍미했던 힙합바지도, 승마바지도, 나팔바지도 지금은 모두 한물간 옷 취급을 받지만 정통 클래식을 지향하는

샤넬 라인의 스커트 정장은 예나 지금이나 고급스럽고 우아하다.

모든 유행을 따라해 본 결과 남는 것은 '정통'의 초점을 빗나가지 않는 것들이다. 가늘고 긴 몸매를 돋보이게 하는 아이템으로

내가 첫손가락에 꼽는 것이 바로 시대를 불문하고 가장 기본적인 아이템으로 여겨지는 긴 팔 면 셔츠이다.

뭔가 특별한 것이 나올 줄 알았는데 너무 심심하고 단순해 보인다고? 이 글을 계속 읽다 보면 생각이 달라질 것이다.

팔목과 손등을 덮는 길이의 긴 팔 면 셔츠는 어깨부터 허리 라인까지 쭉 달라붙기 때문에 몸에 잘 맞는 사이즈를 고르는 게

무엇보다 중요하다. 쫀쫀한 질감 덕분에 팔은 원숭이처럼 유난히 가늘고 길어 보이고, 전체적인 실루엣이 말라 보인다.

너무나도 기본적인 아이템이지만 정작 옷장을 뒤져보면 이런 셔츠가 없을지도 모른다. 그만큼 우리는 아직까지 가장 기본적인 아이템의

강력한 파워를 미처 깨닫지 못하고 있다는 뜻이다. 가격도 비싸지 않은데 1년 365일 입어도 한결같이 세련되어 보일 수 있는 긴 팔 면 셔츠.

컬러별로 장만해 두면 다양한 코디에 활용할 수 있다.

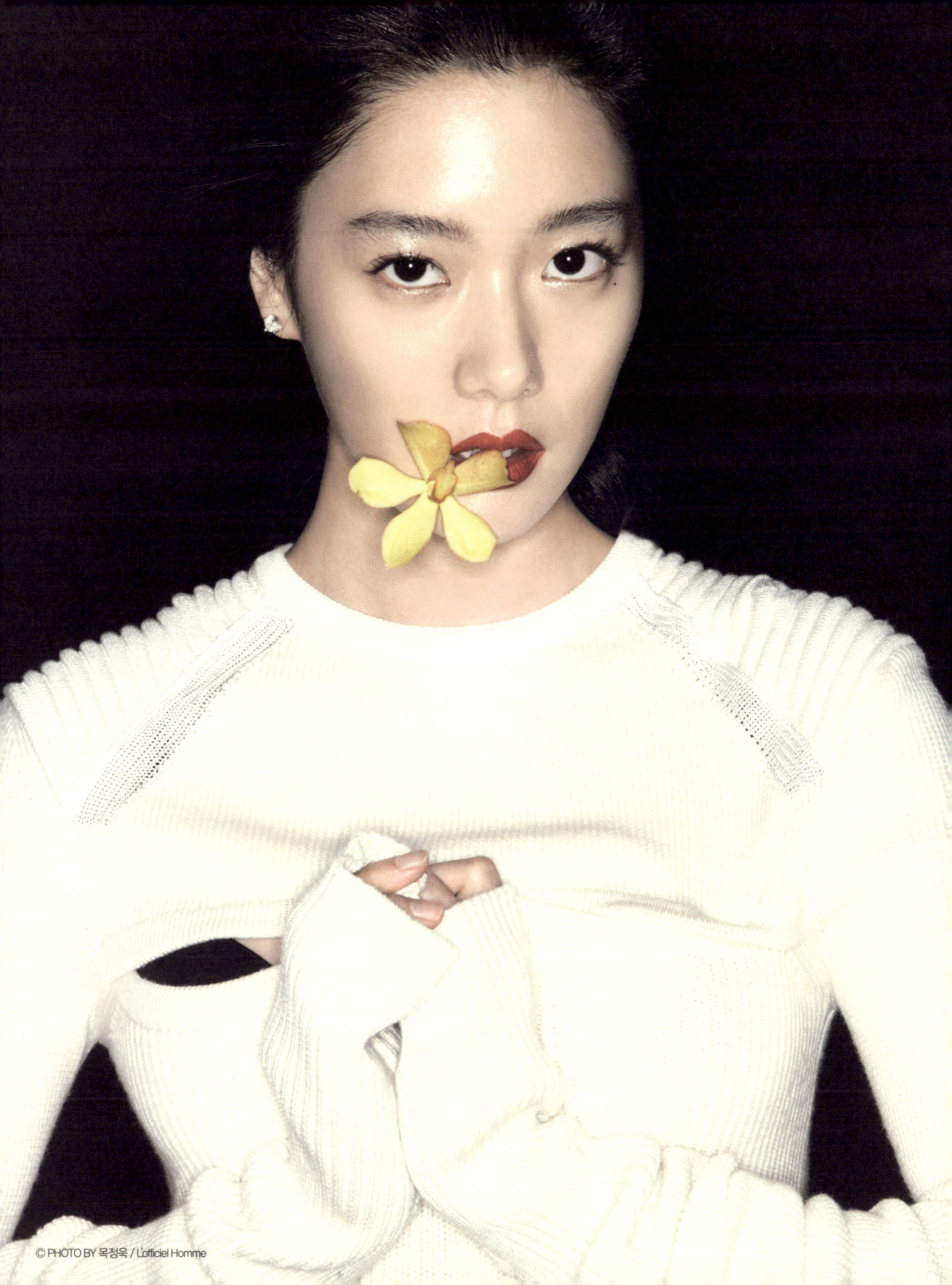

© PHOTO BY 목정욱 / L'officiel Homme

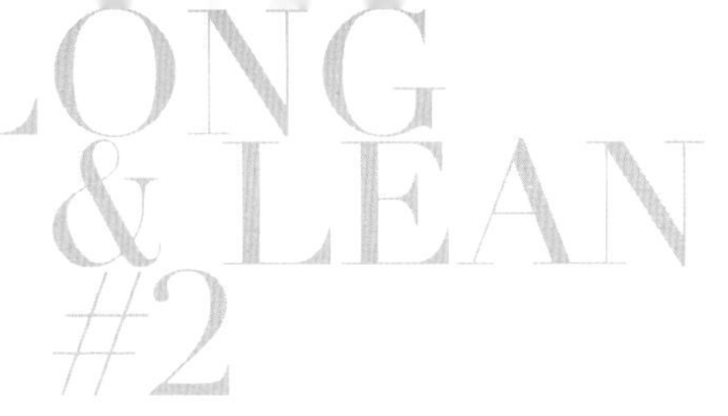

허리선을 위로~ 하이웨이스트 팬츠

팝스타 브리트니 스피어스는 골반 뼈가 훤히 드러나는 '로우 라이즈 팬츠(Low-Rise Pants, 허리선이 낮고 밑위 길이가 짧은 팬츠)'를 입어 전 세계를 열광시킨 적이 있었다. 배꼽티와 팬츠 사이로 드러난 탄탄한 복근은 건강미와 섹시미의 상징이기도 했다.

영미권의 청소년들. 특히 남자들은 지금도 (왜 그들의 속옷을 다 보여주는 건지 의심스러울 정도의) 극단적인 로우 라이즈 팬츠를 즐기기도 하지만, 우리와 같은 동양인 체형의 여성들에게는 그 팬츠를 별로 추천하고 싶지 않다.

나는 상의가 롱&린 긴 팔 셔츠라면, 하의는 무조건 하이웨이스트를 꼽는다.

긴팔 셔츠와 마찬가지로 하이웨이스트 팬츠 역시 클래식한 것이 얼마나 효과적인지를 잘 보여준다.

하이웨이스트는 말 그대로 허리선이 보통의 위치보다 높게 올라와 있는 것을 말한다.

보통 배꼽 정도의 높이에서 허리 라인이 시작하는데, 가슴 바로 아래에서 시작해 갈비뼈를 덮을 정도로

높이 올라오는 스타일도 있다. 하이웨이스트의 가장 큰 장점은 허리선을 높인 만큼 다리가 길어 보인다는 것이다.

실제 허리 라인을 강조하지 않고 옷의 라인이 자연스럽게 떨어지기 때문에 하체의 결점을 가리는 데도 효과적이다.

허리가 두꺼운 체형이라도 오히려 말라 보이게 하는 착시 효과도 있다.

나는 하이웨이스트 중에서도 쇼트 팬츠를 선호한다.

어중간한 길이를 입는 것보다는 아예 확 드러내는 게 다리가 훨씬 더 길어 보이기 때문이다.

허벅지에 살집이 있는 편이라면 긴 바지로 감추는 것보다 차라리 짧은 바지가 낫다.

두꺼운 허벅지 살이 옷 안에 끼어있으면 오히려 더 강조돼 보이기 때문이다.

물론 와이드 팬츠라면 다리의 살을 어느 정도 가려주겠지만, 품이 넓은 옷일수록 마른 사람에게

잘 어울린다는 사실을 기억해야 한다. 일본에서 '미각(美脚) 그룹'으로 유명한 '소녀시대'가

짧은 쇼트 팬츠를 애용하는 것도 긴 바지보다 쇼트 팬츠를 입었을 때 각선미가 더 살아나기 때문이다.

하이웨이스트 팬츠는 골반이 없는 밋밋한 몸매가 오히려 잘 어울리지만, 골반이 조금 크다 하더라도

늘씬하고 다리가 길어 보이는 효과가 있다. 하체가 통통하거나 키가 작은 편이라면 상의를 밝고

화려한 컬러로 매치하자. 시선을 위로 끌어올려 하체가 늘씬해 보인다.

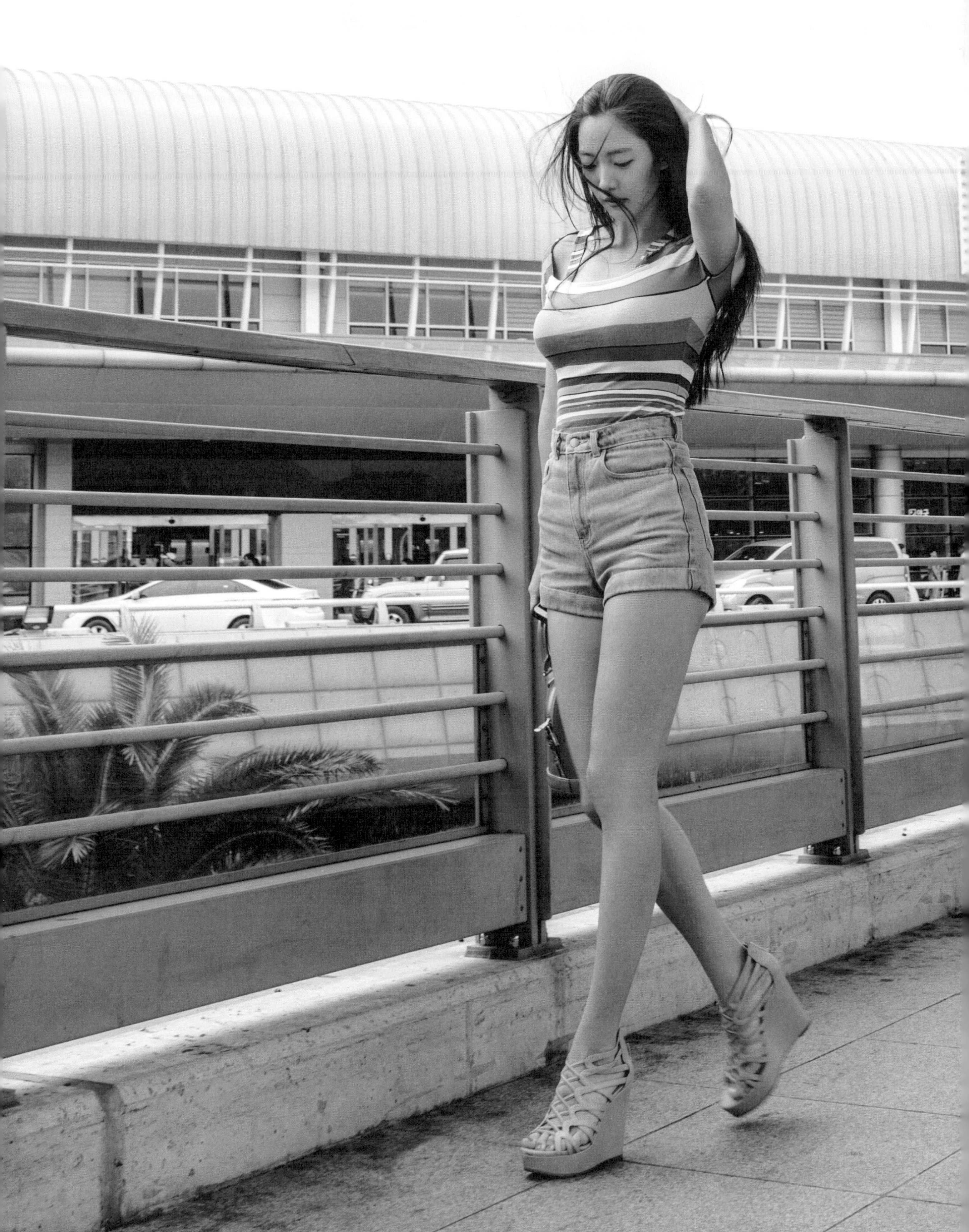

다리 길이를 두 배로~ 슈즈의 비밀

상의와 하의를 멋지게 코디했다면 이제 스타일링의 완성은 슈즈다.

아마 남자들은 죽었다 깨어나도 모를 것이다. 색상과 디자인, 굽의 모양, 높이 등 아주 작은 디테일에 따라

수백 수만 가지의 변신이 가능한 슈즈의 매력을……

다이아몬드 반지 대신 구두로 프로포즈를 받은 〈Sex and the City〉의 슈어홀릭 캐리나

3천 켤레 이상의 구두를 소유했던 사치의 여왕 이멜다까지는 아니더라도 여성이라면 굽의 높이에 따라,

모양에 따라 몇 켤레의 구두를 가지고 있을 것이다. 때로는 옷 이상으로 패션 감각을 드러낼 수 있는 아이템인 슈즈!

가장 중요한 건 스타일링에 따라 적절하게 앞코의 모양과 굽 높이를 선택하는 것이다.

3cm의 통굽을 신느냐 8cm 이상의 오픈토(open-toe) 힐을 신느냐에 따라 전체적인 무드를 가늠할 수 있기 때문이다.

다리를 길게, 발목을 가늘게 보이도록 해서 어떤 스타일링에도 무난하게 잘 어울리게 도와주는 것이 플랫폼 힐이다.

플랫폼 힐은 구두 앞부분부터 도톰하게 굽이 들어있는 힐을 가리킨다.

평소에 내가 가장 애용하는 디자인이기도 한데 그렇다고 아찔하게 높은 굽의 슈즈를 매일 신으면 몸에 무리가 생기기 마련이다.

플랫폼 슈즈만큼 높은 힐을 신을 자신은 없고, 그렇다고 스타일도 포기하고 싶지 않다면?

앞모양이 둥근 슈즈보다는 뾰족하게 튀어나온 포인트 슈즈를 선택한다. 같은 굽이라도 앞 코가 뾰족하면

다리가 훨씬 길어 보이기 때문이다. 다리를 모두 드러내는 미니스커트나 쇼트 팬츠를 입었을 때 반드시 기억해 두면 좋다.

단, 앞이 뾰족한 하이힐보다 앞이 뾰족한 플랫슈즈가 오히려 더 불편할 수도 있다는 사실을 명심하자.

사이즈를 제대로 고르지 않으면 발가락과 발 볼이 으스러질 정도로 아프다.

발이 불편하면 모든 것에 집중력이 떨어진다. 중요한 미팅이 있는 날에는 스타일도 좋지만 편한 신발을 신을 것을 권한다.

또 하나, 다리가 길어 보이려면 최대한 맨살의 색깔과 동일한 컬러의 슈즈를 골라야 한다.

커피색 스타킹을 신었거나 아예 맨다리일 경우에는 누드톤의 슈즈를 신으면 다리가 훨씬 길어 보인다.

검은색 스타킹이나 레깅스엔 당연히 검은색 슈즈가 최고!

모양에 상관없이 최대한 어두운 톤의 슈즈를 신어야 다리가 길어 보인다.

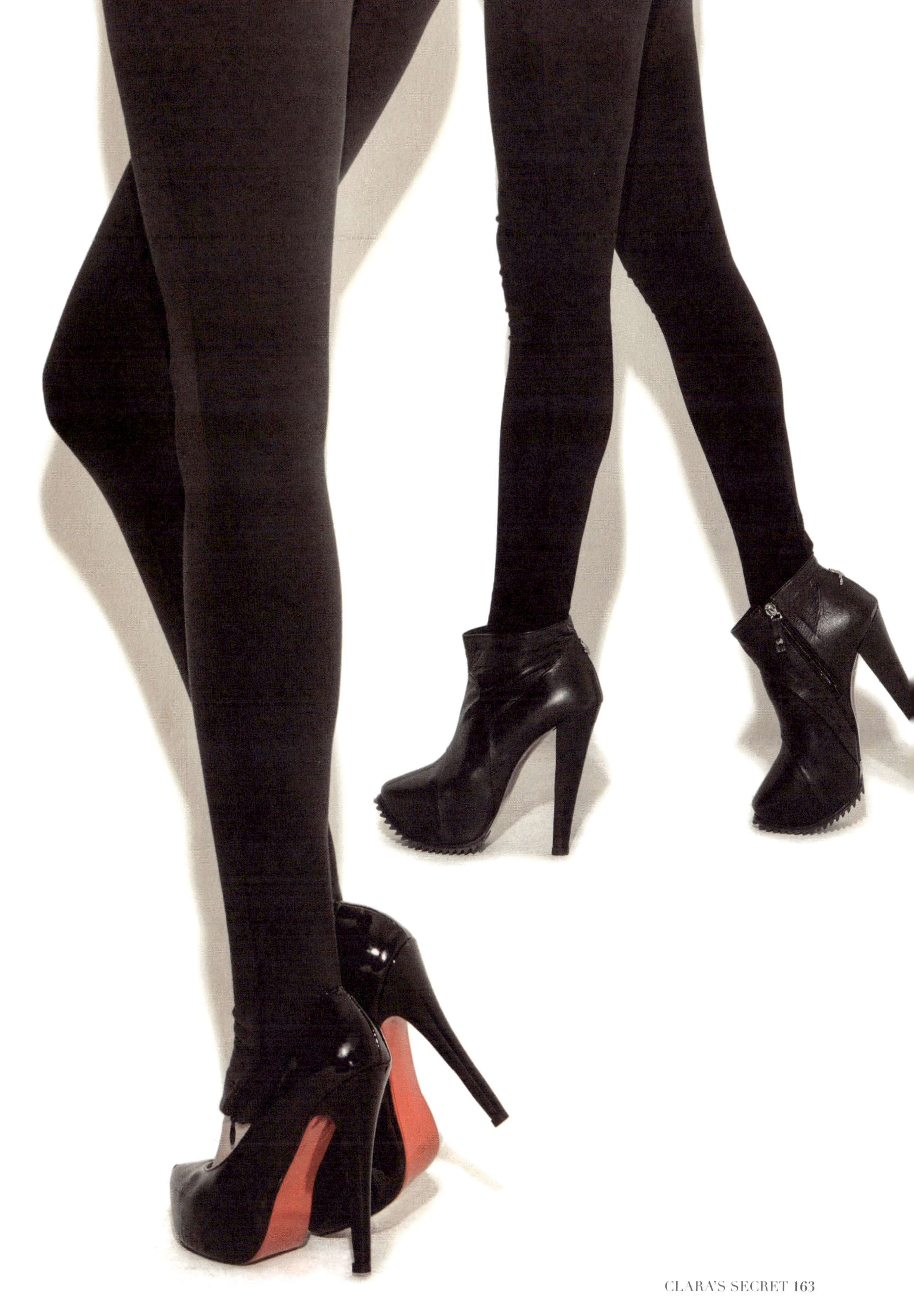

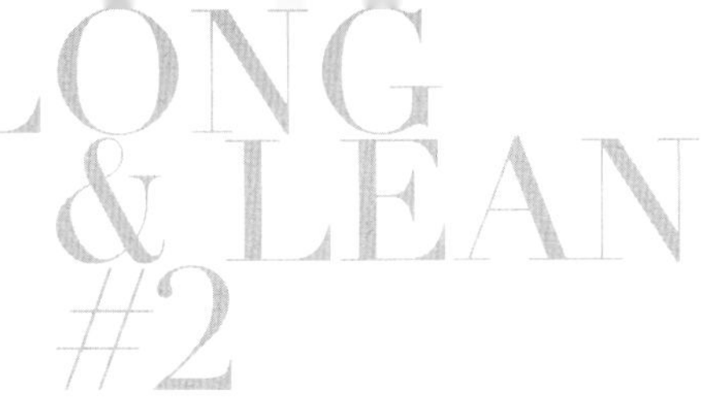

작은 소품의 커다란 차이

누구나 두세 개쯤은 가지고 있는 소품이 바로 벨트이다. 원피스를 샀는데 세트로 딸려서 온 경우도 있고,

쇼핑하다 우연히 너무 예쁜 걸 발견해서 하나 두 개 산 경우도 있을 것이다.

그런데 막상 사면 옷장 어딘가에 깊숙이 넣어두고 한 번도 꺼내보지 않거나 어디 걸어놓기도 곤란해서 버리려고 했다가

아까운 생각이 들어 다시 옷장에 집어넣어 버렸던 경험이 다들 있을 것이다. 호피무늬 벨트. 반짝이 스톤이 박힌 화려한 벨트.

밋밋한 검은색 벨트. 색깔도 재질도 어중간한 브라운 컬러의 벨트…….

막상 꼽아보니 작정하고 사서 모은 것도 아닌데 종류별로 꽤 많다.

사실 바지를 입을 때 하는 벨트는 상의에 가려져서 드러나지 않는 경우가 허다하고, 가끔 입는 원피스에 매치하는

벨트는 세트로 정해진 것만 하게 되니 나머지 벨트들은 쓸모없게 여겨지곤 한다.

하지만 벨트는 패션의 알짜배기 중의 알짜배기, 효자 아이템이다. 입고자 하는 의상과 잘 어우러지기만 한다면 지겹도록

입어왔던 원피스도 수년 째 간직했던 바지들도 모두 새롭게 재탄생된다. 살 때만 해도 신상이라 예쁘다며

매일같이 입었지만 이제는 하도 입어서 시들해져 버린 허리 라인 없이 밋밋한 H라인의 원피스.

이제 벨트 하나로 날씬하게 연출할 수 있다!

단, 원피스에 벨트를 두를 때에는 위치가 중요하다. 가슴 바로 아래에 벨트를 바짝 올리면 오히려 허리가 부해 보인다.

아랫단이 퍼지는 A라인 스커트라면 모를까 H라인일 때는 허리선에 꼭 맞게 벨트를 해야 날씬하고 길어 보인다.

반대로 벨트 위치가 너무 아래로 내려오면 허리 라인이 부각되지 않아 덜 날씬해 보이고 다리도 짧아 보인다.

또한 별다른 무늬가 없는 단색의 원피스일 경우 벨트 하나만 해도 분위기가 달라질 것이다.

신치 벨트는 일명 '챔피언 벨트'라고 불리는 굵은 띠 타입의 벨트이다. 특별한 모임이나 파티가 있을 때 원피스에 매치하면,

평범한 원피스도 화려한 드레스로 변신할 수 있다. 원피스뿐만 아니다. 길이가 긴 셔츠나 롱 가디건에도 벨트를 이용해 보자.

허리가 잘록해 보여서 훨씬 날씬해 보인다. 원래 펑퍼짐한 체형이라 상의도 길고 풍성한 것만 골랐다면,

과감하게 허리 라인을 부각시키는 게 오히려 낫다. 몸집이 크다고 큰 옷만 입으면 정말 내 몸통이 커다란 옷만 하게

보일 수밖에 없다. 몸 한가운데인 허리를 벨트로 묶어서 포인트를 주면 전체적인 실루엣이 훨씬 가늘고 날렵해 보인다.

이밖에도 상의와 비슷한 컬러의 팬츠를 입었을 때 자칫 밋밋할 수 있는 코디에 색감이나 재질이 확 튀는 벨트를 하면

확실한 포인트가 된다.

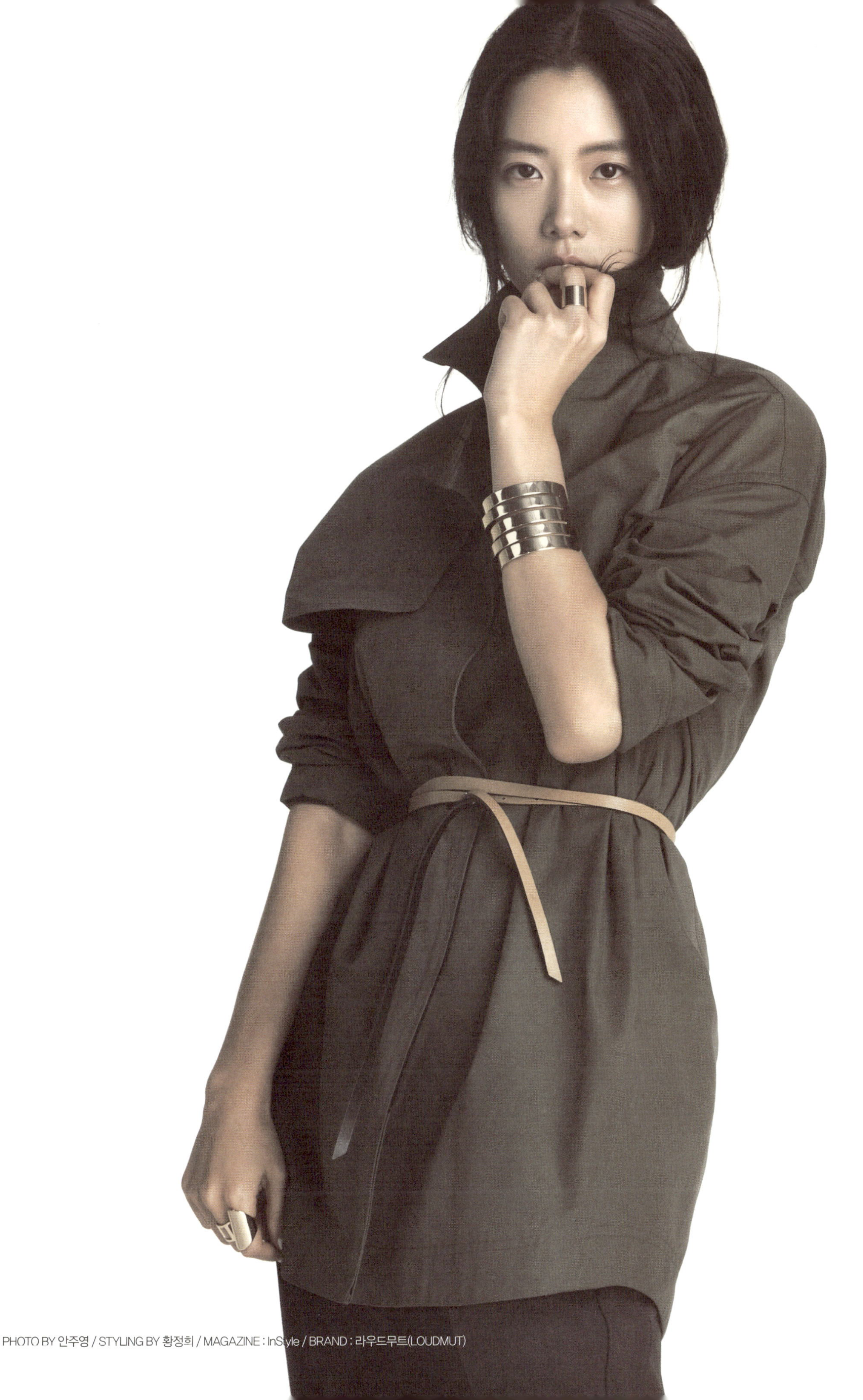

VIEWING: FITNESS WEAR #3

운동 시간을 즐겁게! 트레이닝복 스타일링

운동복 역시 내겐 스타일링의 연장선이다. 처음엔 나도 '운동복이 다 거기서 거기지~'라고 생각했다.

그런데 스케줄이 많아지니 운동 후에 바로 누군가를 만나러 가거나 가벼운 미팅을 하게 되는 일이 잦아졌다.

그럴 때를 대비해서 상의는 금방 갈아입더라도 하의만큼은 일반 의상과 맞춰도 어색하지 않은 것으로 고르기 시작했다.

그렇게 하다 보니 운동복으로도 충분히 패셔너블한 스타일링이 가능하다는 것을 알게 됐다.

트레이닝복의 기본은 운동복 본연의 기능을 최대화할 수 있어야 한다는 것이다.

그러려면 움직임이 자유로운 짱짱한 소재여야 하고, 땀 흡수와 통풍이 잘되도록 통기성이 좋아야 한다.

운동할 때 아직은 조심스럽고 창피해서 펑퍼짐한(혹은 피트니스 센터 이름이 등에 박힌) 티셔츠와 반바지만을 고집하는 사람들이

있는데 아주 잘못된 생각이다. 운동을 하려면 내 몸이 적나라하게 드러나는 타이트한 옷을 입는 편이 좋다.

상의가 헐렁하면 동작이 잘 보이지 않고 소매가 걸려서 기구 운동을 할 때 방해가 되기 때문이다.

하의 역시 마찬가지다. 발에 밟히거나 기구에 걸리면 예기치 못한 사고가 발생하기도 하니

몸에 잘 맞는 옷을 입어야 안전하게 운동을 할 수 있다.

지금 내 몸의 어느 부분이 움직이고 있는지, 내 운동 자세가 제대로 된 건지, 내 몸의 어떤 부위에 좀 더 운동을

집중해야 할지 끊임없이 눈으로 확인하면서 운동을 하는 것과 그렇지 않은 것은 하늘과 땅 차이다.

반드시 거울 속의 내 모습을 보면서 운동하도록 하자.

실제로 요즘은 피트니스 센터에 가면 확실히 예전보다 과감하게 트레이닝복을 입는 사람들이 많아진 것 같다.

다른 사람의 시선을 의식하지 않고 몸에 딱 달라붙는 톱과 레깅스를 입고 열심히 땀 흘리며 운동하는 사람을 보면

얼굴이나 몸매를 떠나서 얼마나 아름다워 보이는지 모른다.

기왕이면 다홍치마! 기능도 좋고, 입었을 때 예뻐 보이기까지 한다면 그것보다 훌륭한 운동복은 없다.

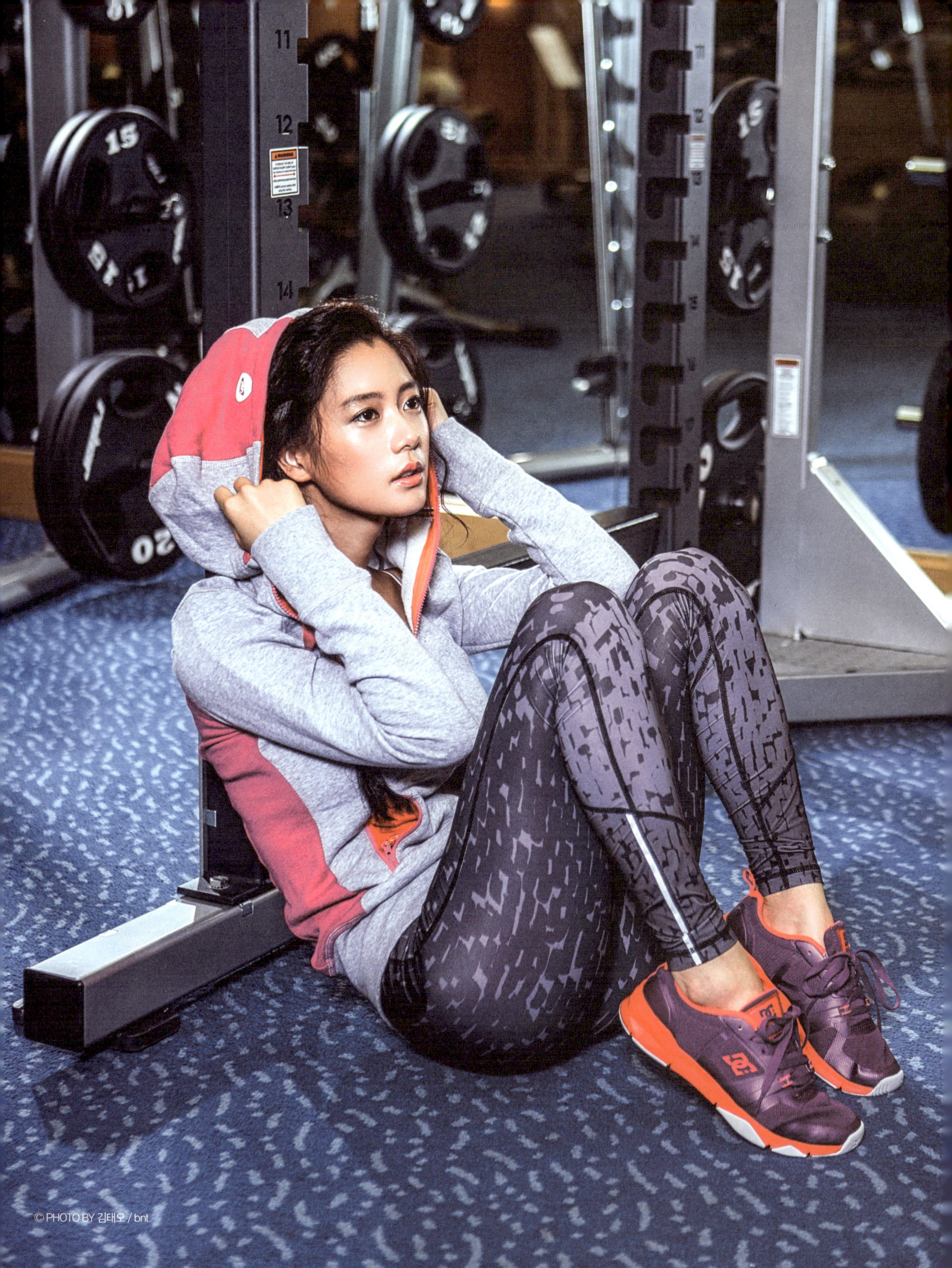
© PHOTO BY 김태오 / bnt

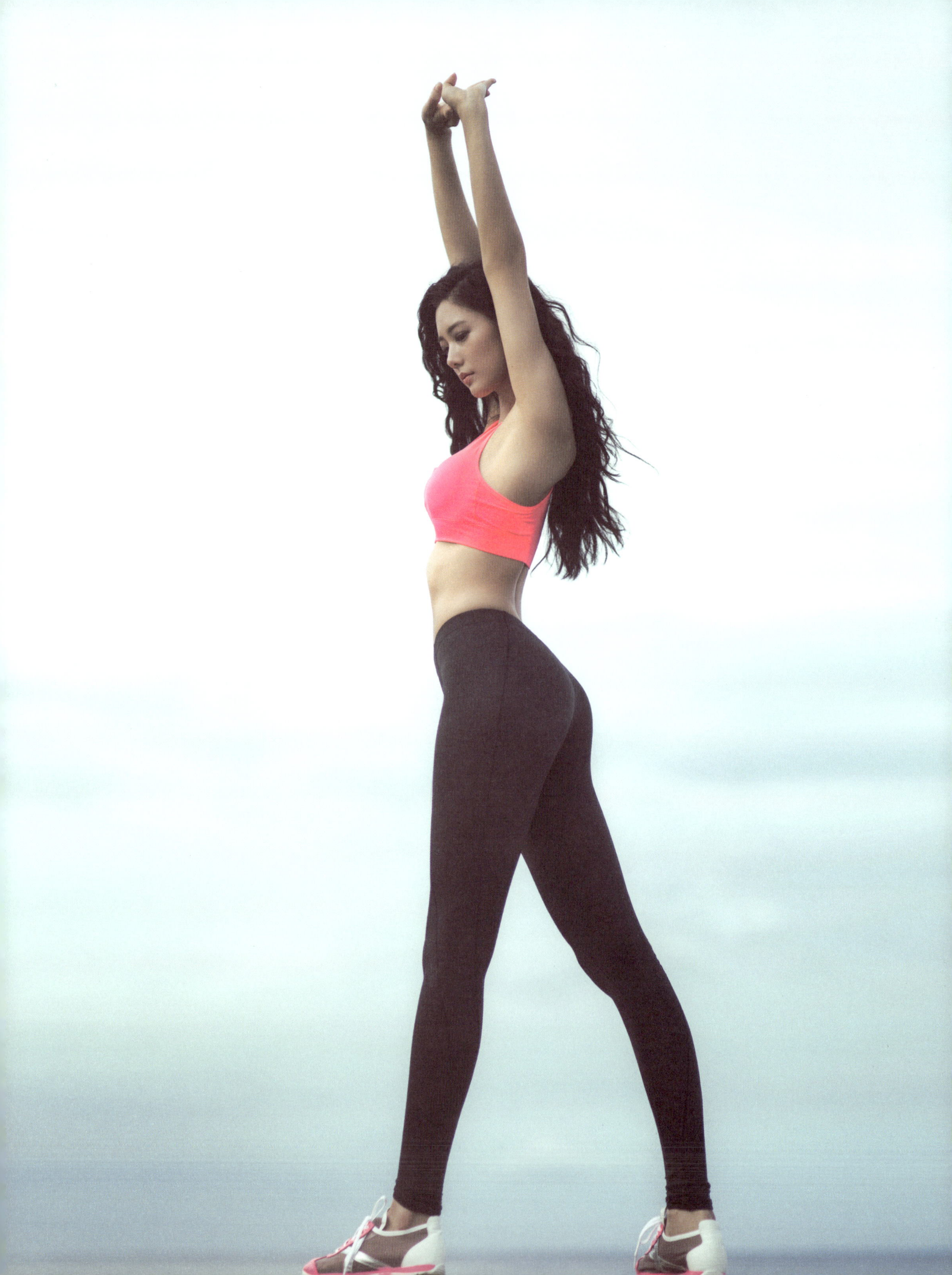

운동하는 내내 거울 속 내 모습을 체크할 수 있도록 '예쁜' 트레이닝복을 추천한다.

먼저 레깅스는 타이트하고 신축성이 좋은 것을 골라야 한다. 대신 엉덩이가 지나치게 눌리는 것은 피한다.

레깅스는 입어보고 사기 어려운 아이템이기 때문에 처음에 고르기가 쉽지 않지만,

몇 번 사서 직접 입어보고 경험해 보면 어떤 스타일이 내 몸에 잘 맞고 몸매가 좋아 보이는지 감이 온다.

만져봤을 때 탄력이 짱짱한 게 좋다. 운동할 때는 굽이 없는 납작한 운동화를 신어야 하므로

다리가 길고 늘씬해 보이는 게 중요하다. 헐렁헐렁~ 일명 '추리닝 바지' 말고 무조건 짱짱한 레깅스를 고르자.

또한 운동화와 레깅스의 컬러 매치도 중요하다.

검은 레깅스를 입는다면 검은 양말, 검은 운동화가 정답이다. 시선이 허리부터 발끝까지 이어져야 다리가 더 길어 보인다.

상의는 허리 부분이 드러나도록 몸에 피트 되는 톱이 좋다. 허리가 펑퍼짐한 건 절대 금물!

허리 부분이 달라붙어야 옆구리 어디에 살이 삐져나와 있고, 어느 부분을 빼야 할지가 보인다.

그래서 운동할 땐 최대한 타이트하게 입는 게 중요하다.

또한 비싼 트레이닝복이라고 해서 다 좋은 건 아니다. 저가 브랜드나 내가 애용하는 동대문 상가에서도

충분히 품질 좋고 예쁜 것을 구입할 수 있다.

밝은 옷을 입으면 기분 역시 밝아지고, 톤 다운된 옷을 입으면 뭔가 차분해지는 기분을 느껴본 적이 있을 것이다.

운동복 역시 마찬가지다. 어떤 날은 상의에서부터 신발까지 올 블랙으로 코디해보고,

어떤 날은 블링블링하게 오렌지나 옐로우, 그린 컬러로 코디해 보자.

색다른 기분으로 운동에 집중할 수 있다.

트레이닝복 스타일링 법칙
하나. 몸에 피트 되는 톱 / 둘. 탄력 짱짱 레깅스 / 셋. 레깅스 컬러에 맞춘 운동화

MAKE-UP LESSONS #4

한 끗 차이로 분위기를 색다르게! 메이크업의 힘

아무래도 직업이 직업이다 보니 다른 사람들보다 여러 가지 스타일의 메이크업을 하게 된다.

화보, 인터뷰, 드라마, 뮤직비디오 등 다양한 콘셉트의 촬영이 있다.

내 메이크업의 핵심은 어렵지 않고 도전적이라는 것이다.

복잡한 것 싫어하고 남들 다 하는 지루한 것을 싫어하는 내 성격과 딱 맞아떨어진다.

메이크업이 어떻게 도전적일 수가 있냐고? 이것저것 새로운 걸 많이 시도해 본다는 뜻이다.

나의 메이크업을 책임지는 김수빈 원장님은 내 얼굴 대하기를 마치 화가가 캔버스를 대하듯이 한다.

절대 함께 쓸 수 없을 것 같은 질감이나 컬러의 화장품들을 이리저리 조합한다.

섀도를 입술에 바르기도 하고, 반대로 립스틱이 눈이나 치크에 올라가기도 한다.

그렇게 하다 보니 화보에 실리는 내 사진을 보고 "클라라 메이크업의 비결은 뭔가요?"라고

질문하는 사람이 많아졌다. 뻔한 느낌을 뺀 클라라만의 캐릭터가 메이크업에도 표현되는 것이다.

매스컴에 오르내리는 내 화려한 모습만 보고 평소에도 그렇게 완벽한 풀 메이크업을 하고 다니냐고 물어보는 사람도 있는데,

물론 촬영이 없는 날엔 나도 진한 메이크업에서 해방되고 싶다.

가볍게 비비크림을 바르고 블러셔로 생기를 주는 정도면 충분하다.

원래는 맨 얼굴로 다니기도 했는데 여기저기서 셔터를 눌러대는 사람들이 많아진 덕분에 비비크림이라도

꼭 바르게 됐다. 누군가의 카메라에 '민폐 클라라'의 사진이 기록되는 건 끔찍하니까! ^^

메이크업에도 T.P.O가 있다. 옷에만 해당되는 이야기가 아니다.

동성 친구와 이성 친구를 만날 때의 메이크업이 달라야 하고, 놀러 갈 때와 일하러 갈 때도 당연히 메이크업은 달라져야 한다.

Don't miss it!

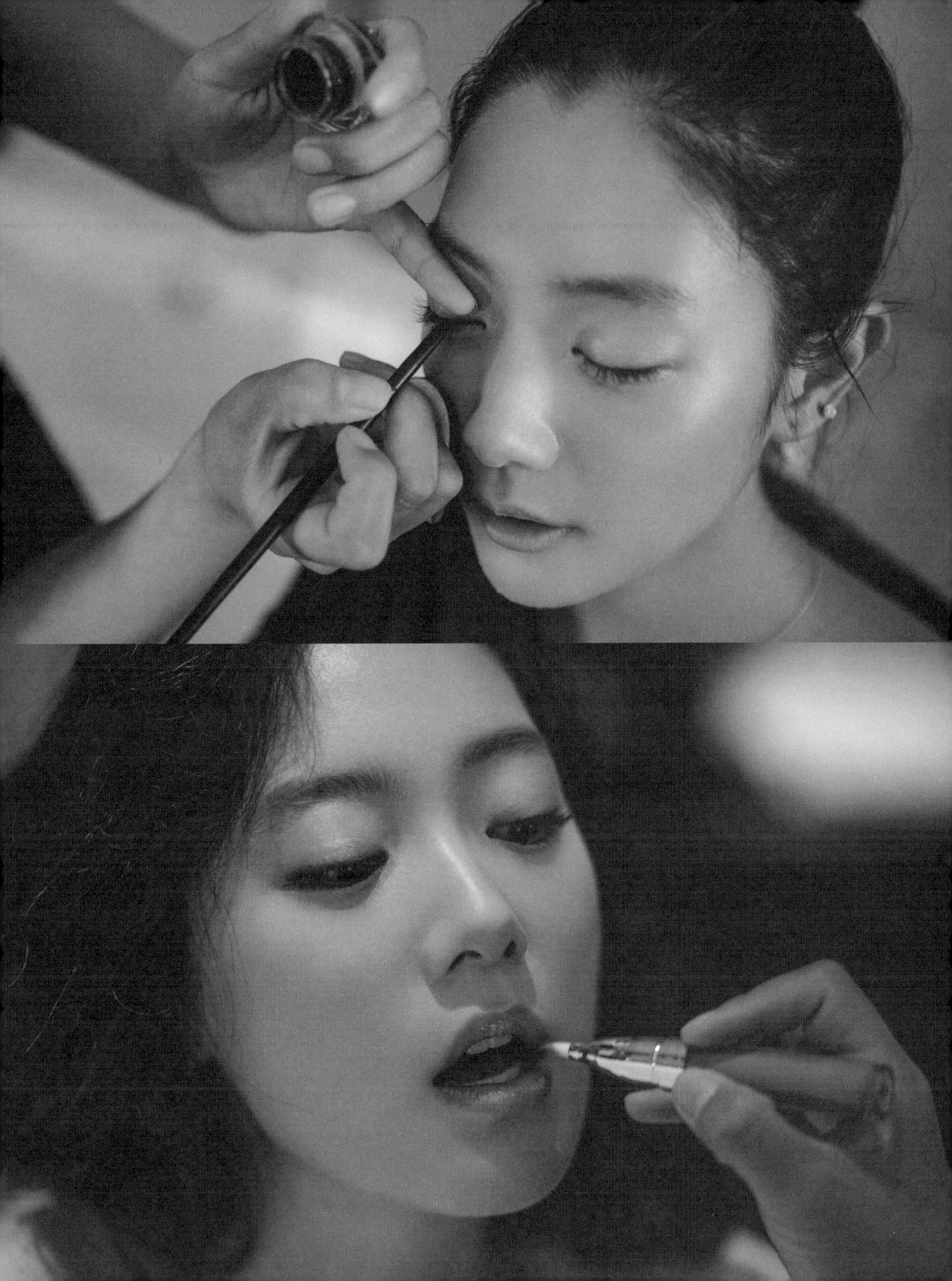

HEALTHY HAIR #5

피부처럼 소중한 여자의 머릿결 관리

바쁜 스케줄을 소화하다보면 헤어스타일을 자주 바꾸게 되는데, 화보 촬영 등이 있는 날에는 같은 자리에서

열 번 정도를 바꿀 때도 있다. 이런 스케줄 속에서 잠도 잘 자지 못하고 영양 보충도 충분하지 못해 걱정되지만

우려에 비하면 내 머릿결은 꽤 건강한 편이다. 그 비법은 의외로 간단하다.

우선 샴푸 단계를 철저히! 모든 스킨케어의 기본이 깨끗한 클렌징이듯이 헤어 관리도 마찬가지이다.

피곤한 하루를 보내고 밤늦게 집에 들어가면 당장 침대에 뛰어들고 싶은 유혹을 느끼지만,

화장을 지우고 머리를 감고 샤워를 하는 매일의 과정을 지키려 노력한다.

그 다음엔 두피 건조를 철저히! 두피가 젖은 채 잠자리에 드는 것은 머리를 감지 않은 것보다 더 좋지 않다고 한다.

축축한 두피는 비듬이나 탈모의 원인이 되기 때문. 뷰티숍에서 스타일링을 받기 전에도 타월 드라이 후에

헤어드라이어로 두피를 충분히 건조시키며, 외부 촬영이라면 이동 중에 자연 상태로 건조시킨다.

마지막으로 일주일에 한 번, 20분의 헤어트리트먼트를! 욕조에 물을 받으며 린스와 계란을 섞은 팩을 머리에 바른 후

헤어캡을 쓴다. 욕조물에 몸을 담근 채 명상을 즐기다 보면 뭔가 달라져 있음을 느끼게 될 것이다.

샴푸 후 빗질을 해보면 이러한 변화를 확실히 느낄 수 있다.

나의 헤어스타일을 담당하는 김선연 실장님은 드라이 기초 단계부터 세심하게 신경써주신다.

"클라라 씨처럼 긴 생머리라면 헤어드라이어를 쓸 때 머릿결의 반대 방향으로 넘기며 말려야 해요.

그래야 정수리부터 볼륨업의 효과를 주어 얼굴선을 살리거든요."라고 조언하신다.

드라이 단계가 끝나면 손끝 전체를 사용해 정수리 부분을 지압하듯이 마사지를 한 뒤 굵은 쿠션브러시로

5분 정도 빗질을 해준다. 엉켜있는 모발도 빗질이 잘 되도록 풀어주고, 혈액순환을 돕기 위한 방법으로

긴장도 함께 풀어주어 두피건강에 많은 도움이 된다.

여자에게는 피부만큼 소중한 머리카락 역시 관리에는 왕도가 없는 듯하다.

매일 매일의 일상 속에서 습관처럼 꾸준히 해나가는 게 중요하다는 교훈을 다시금 얻어 본다.

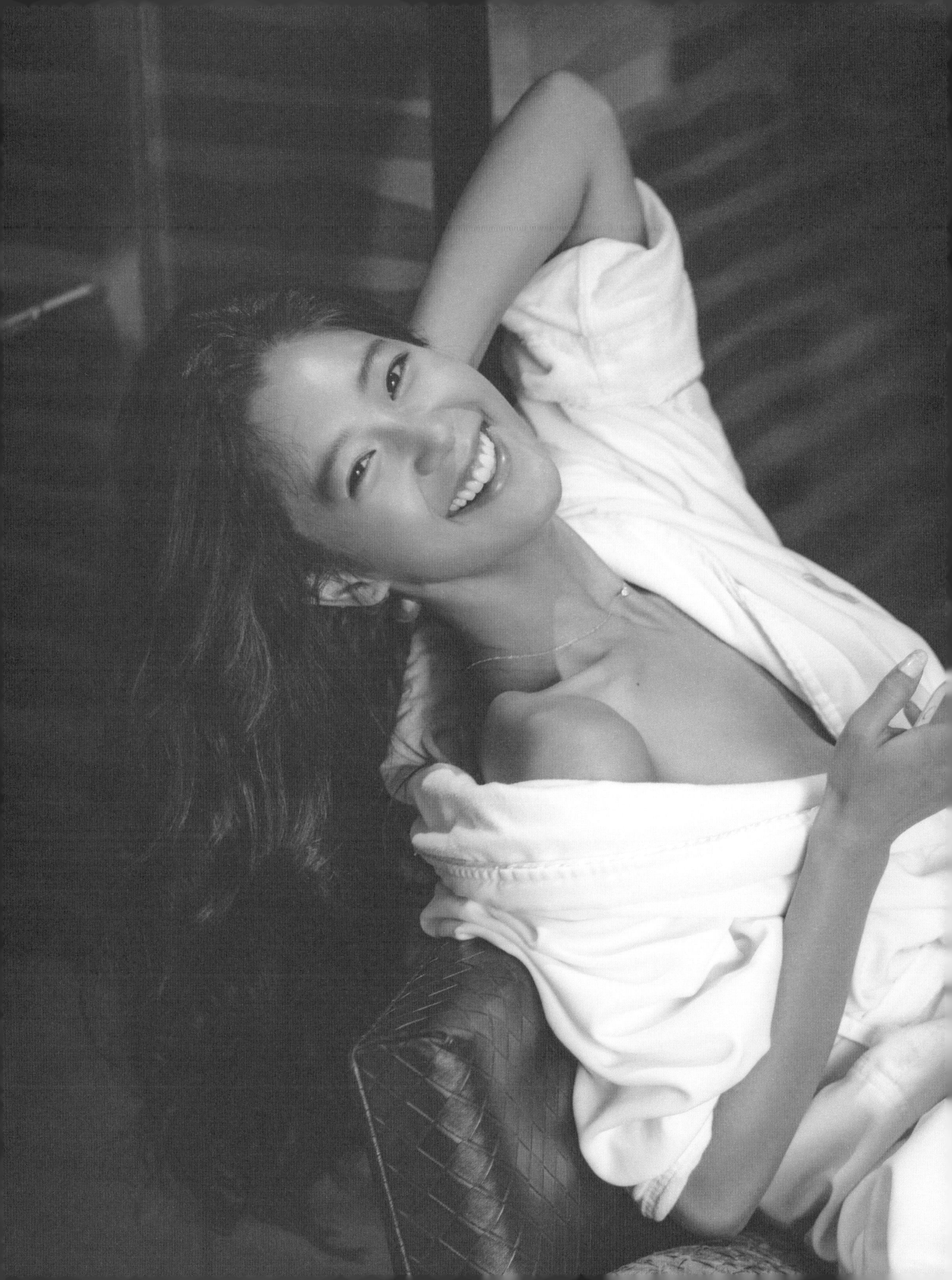

BEING PHOTO -GENIC #6

스타일을 판가름하는 포토제닉의 비밀

어릴 때부터 사진 찍는 것을 좋아했던 나는 틈만 나면 혼자서 거울을 보면서 온갖 폼을 잡곤 했었다.

요염하게 고개를 들어보기도 하고 오른쪽 얼굴이 예쁜지 왼쪽 얼굴이 예쁜지 번갈아 확인해 보기도 하고

손을 허리에 척 올려보기도 하고……. 어쩌면 어린 시절에 이미 연예인이 될 것을 예감하기라도 했나 보다.

게다가 지난 2004년 모 업체의 얼짱 포토콘테스트에서 1위를 하면서 데뷔를 했으니 사진과 나는 아무래도 인연인가 보다.

2013년 한 해 시구 사진 한 장 덕분에 너무나도 많은 사랑을 받은 이후로 각종 화보를 찍으면서 사진 잘 찍히는

나만의 노하우도 제법 생겼다. 공식적이든 비공식적이든 누군가의 카메라에 찍힌 내 모습이 포토제닉 감이라며

인터넷에 올라오곤 하는데, 이런 사진들이 내 포트폴리오에 차곡차곡 쌓이는 기분이란 말로 다 설명할 수 없을 만큼 황홀하다.

요즘도 나는 시간이 있을 때마다 패션지를 열심히 들춰보면서 어떤 포즈가 멋있는지 연구한다.

계속 연습을 해서 내 몸에 자연스럽게 익으면 다음번 화보 촬영 때 반드시 도전해 본다.

데뷔 초반에 찍었던 사진들은 지금 보면 열 손가락이 모두 오그라들 만큼 '초보'의 느낌이 팍팍 나지만 최근에 찍은 사진은

내가 봐도 '음, 좀 멋진데?' 싶은 것들이 꽤 된다. 이렇게 된 데에는 모두 내 얼굴과 몸의 장단점을 파악하려는 노력이 뒷받침됐다.

이 책을 쓰다 보니 운동이건 패션이건 메이크업이건 간에 가장 많이 강조하게 된 말이 '스스로를 잘 알아야 한다'가 돼 버렸다.

근데 이건 정말 사실이다! 나도 타고난 완벽한 외모의 소유자가 아니기 때문에 더더욱 그렇다.

얼굴의 각진 부분을 최대한 감추기 위해서 카메라를 바라보는 각도에 신경 써야 하고 몸매도 끊임없이 다듬어야 한다.

화보를 찍을 때는 최대한 부어 보이지 않게 하는 게 중요하다. 실제보다 카메라 속의 모습이 1.5~2배 정도 퍼져 보이는 게

일반적이기 때문이다. 그래서 화보 촬영 스케줄이 잡히면 식사량을 철저히 조절한다.

촬영 전날 오후 5시 이후로는 어떤 음식도 입에 대지 않는다. 가급적 물도 마시지 않는다.

그러다가 목이 너무 탈 때는 무설탕 캔디를 먹거나, 입술을 축이는 정도로만 물을 마신다.

탄력이 있어 보이려면 근육에서 수분이 빠져야 하기 때문이다. 하지만 나도 사람인지라 화보를 찍는 중간중간에

체력이 너무 달릴 때에는 드레싱 없이 채소만 먹는데 공복감도 줄어들고 입안이 상쾌해진다.

한 매체를 통해 '클라라의 화보 촬영 D-3' 스케줄이 공개돼 화제가 된 적이 있다.

최대한 음식을 먹지 않고, 운동에 매진하는 나를 보고 대단하다 못해 지독하다고 말하는 사람들도 많다.

하지만 누구나 자신의 일에 철저해야 하는 건 당연하다. 나는 프로니까, 이게 내 직업에 최선을 다하는 길이라고 믿는다.

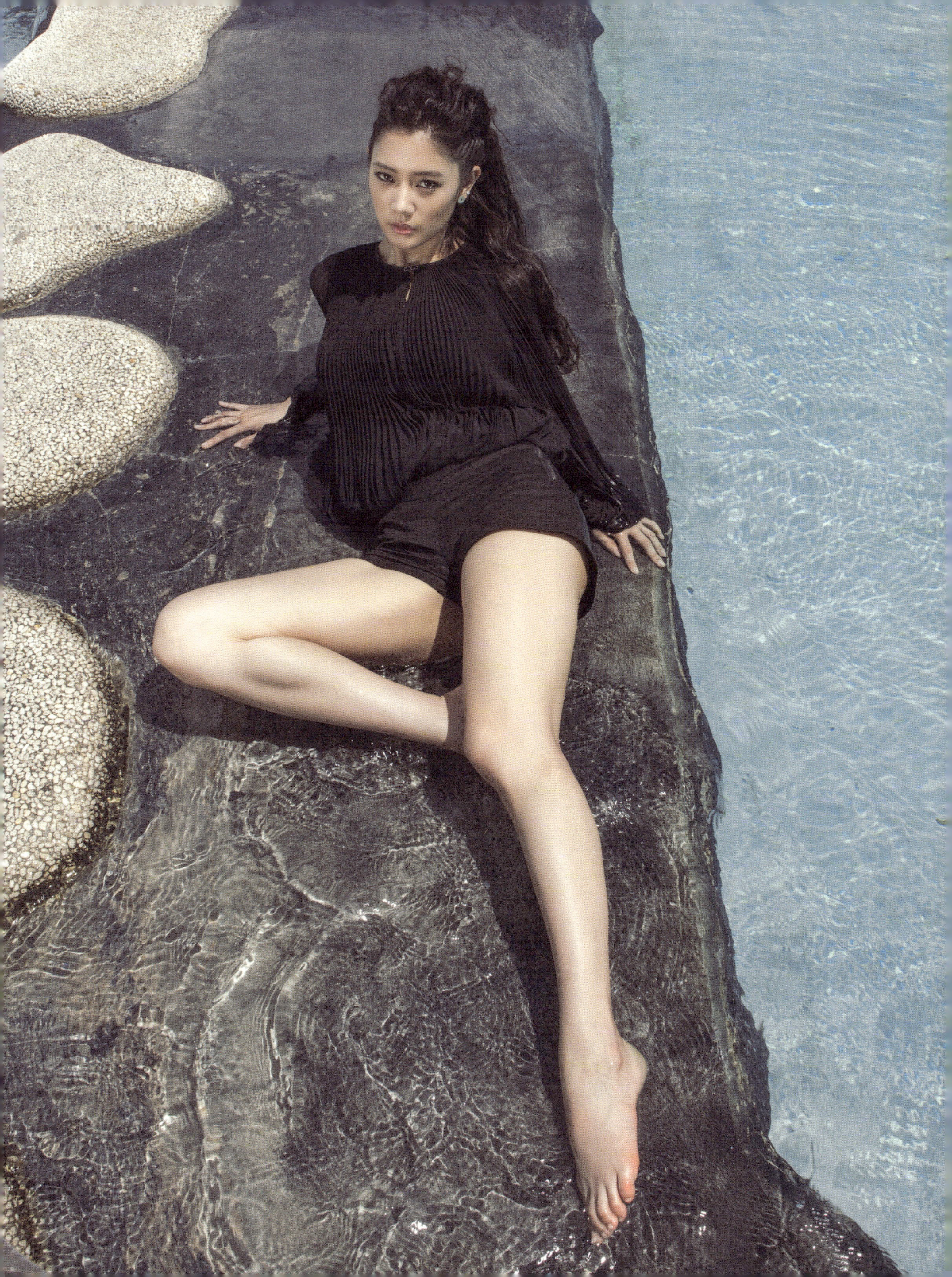

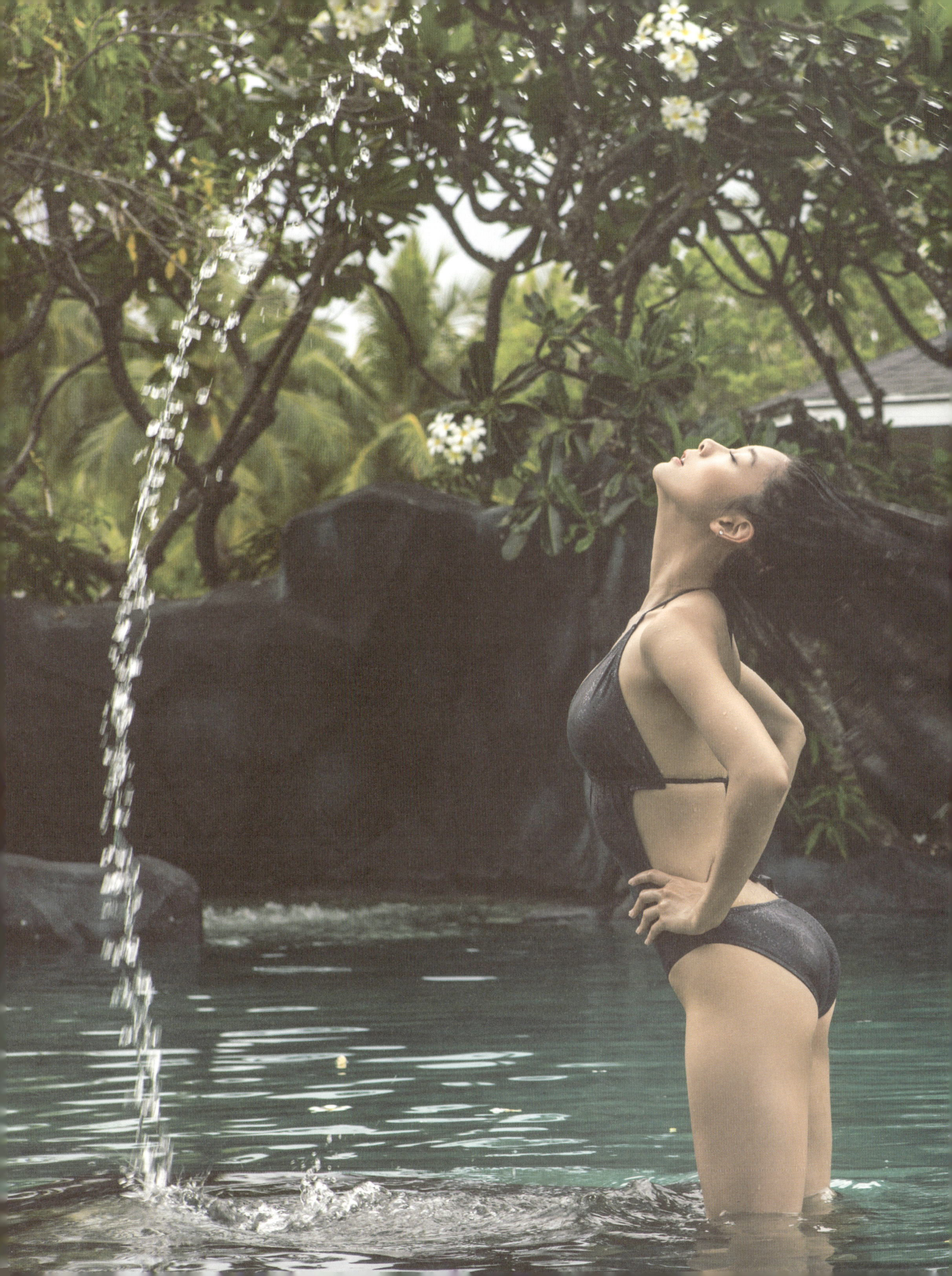

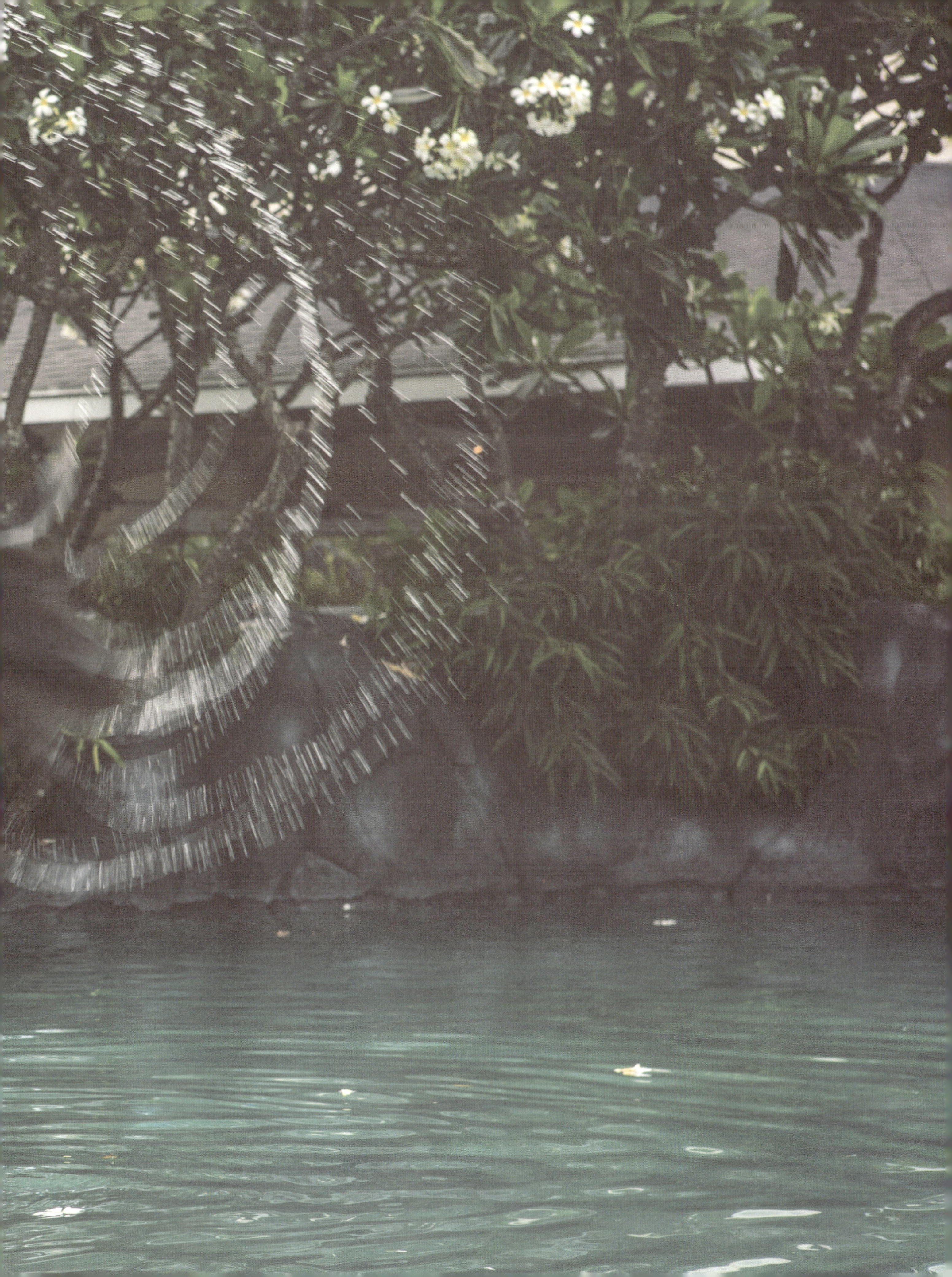

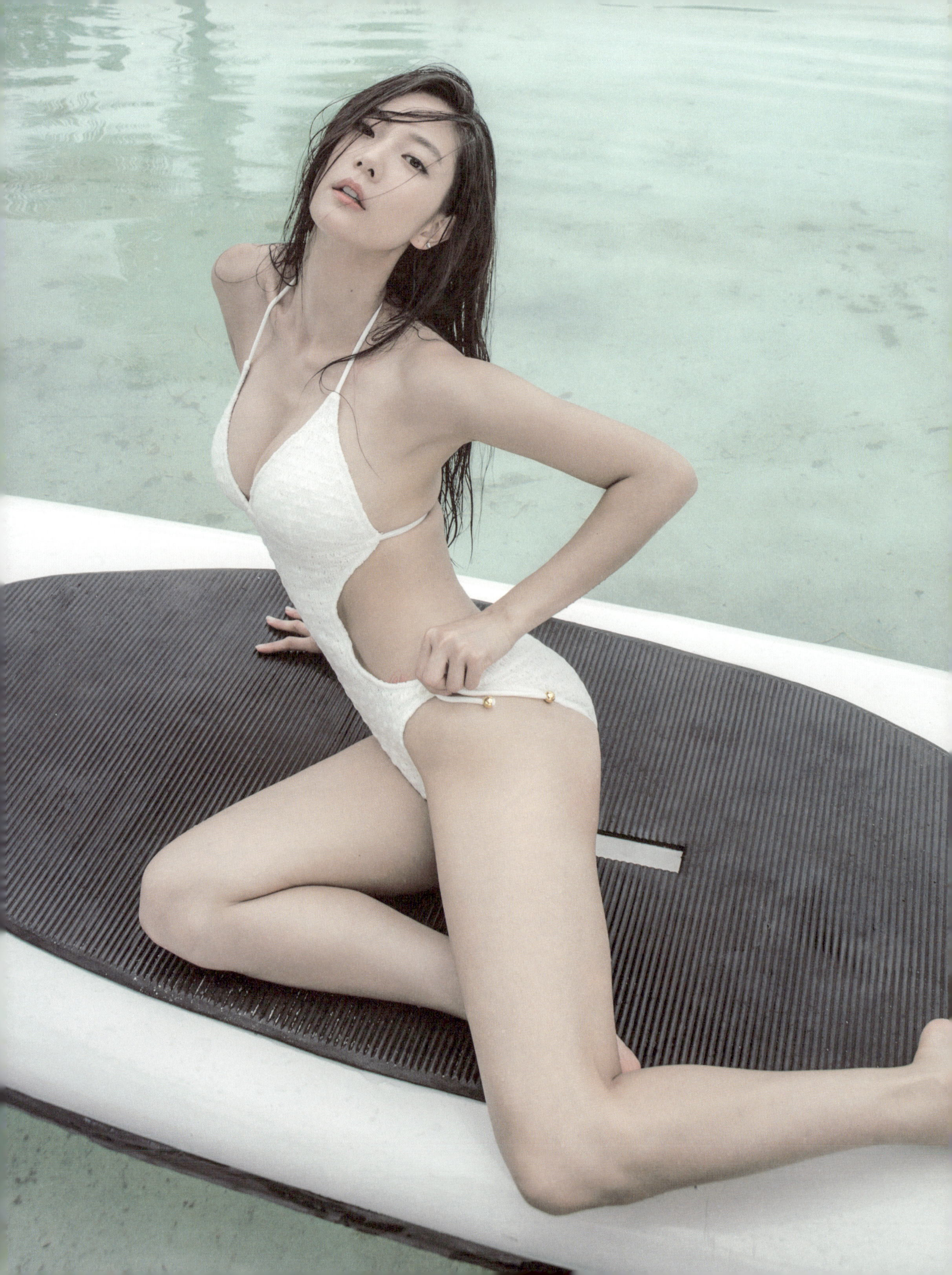

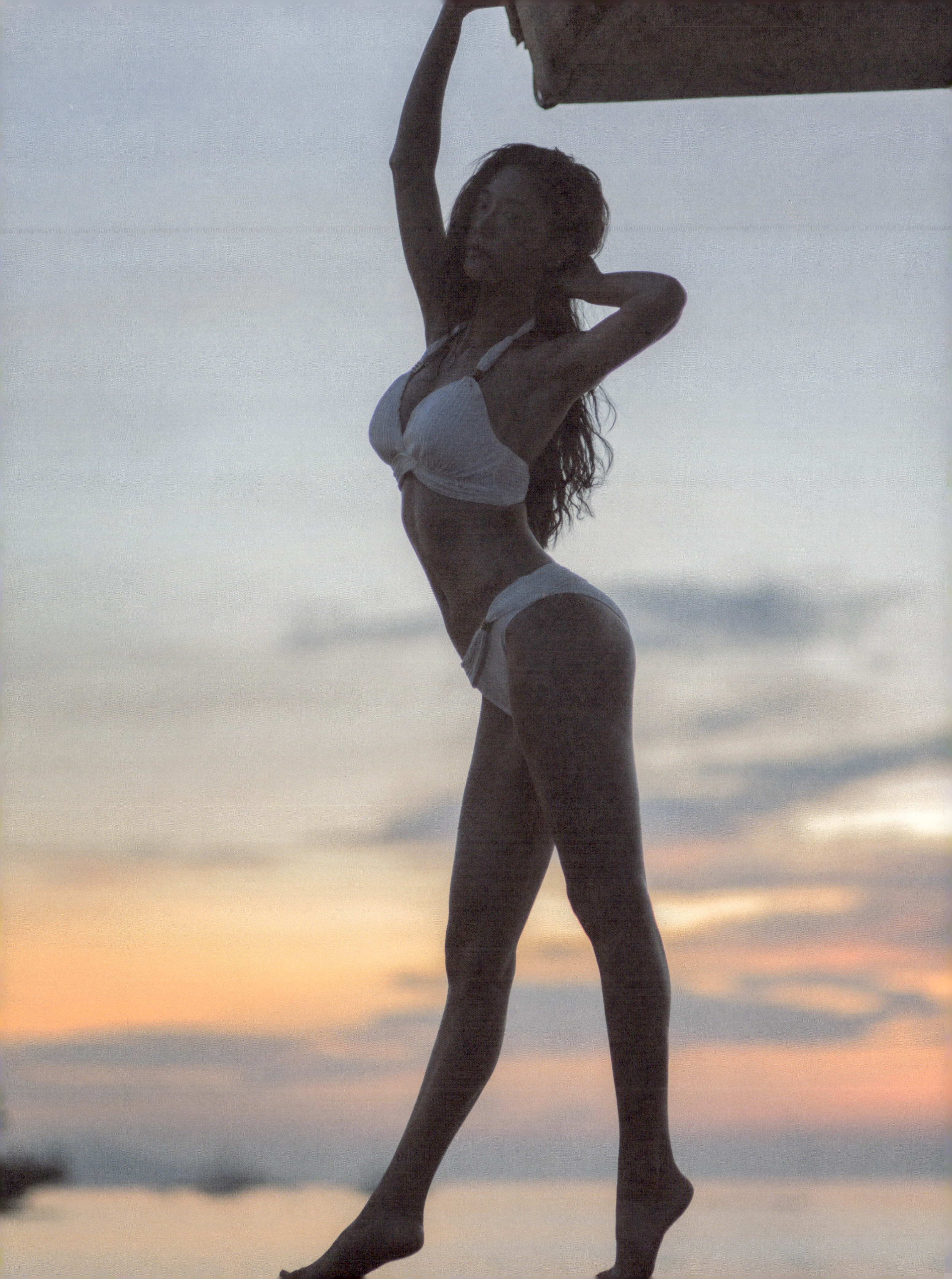

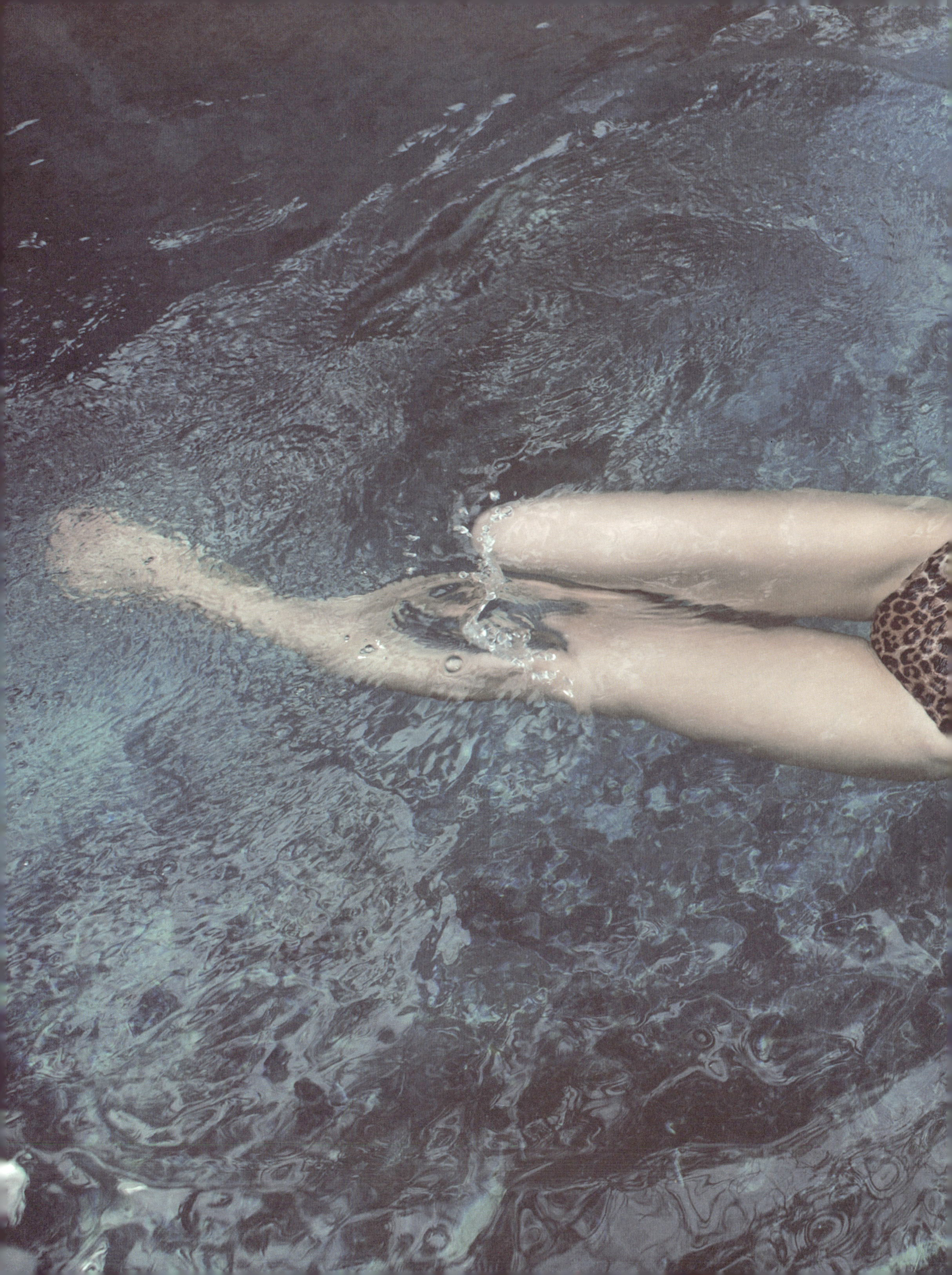

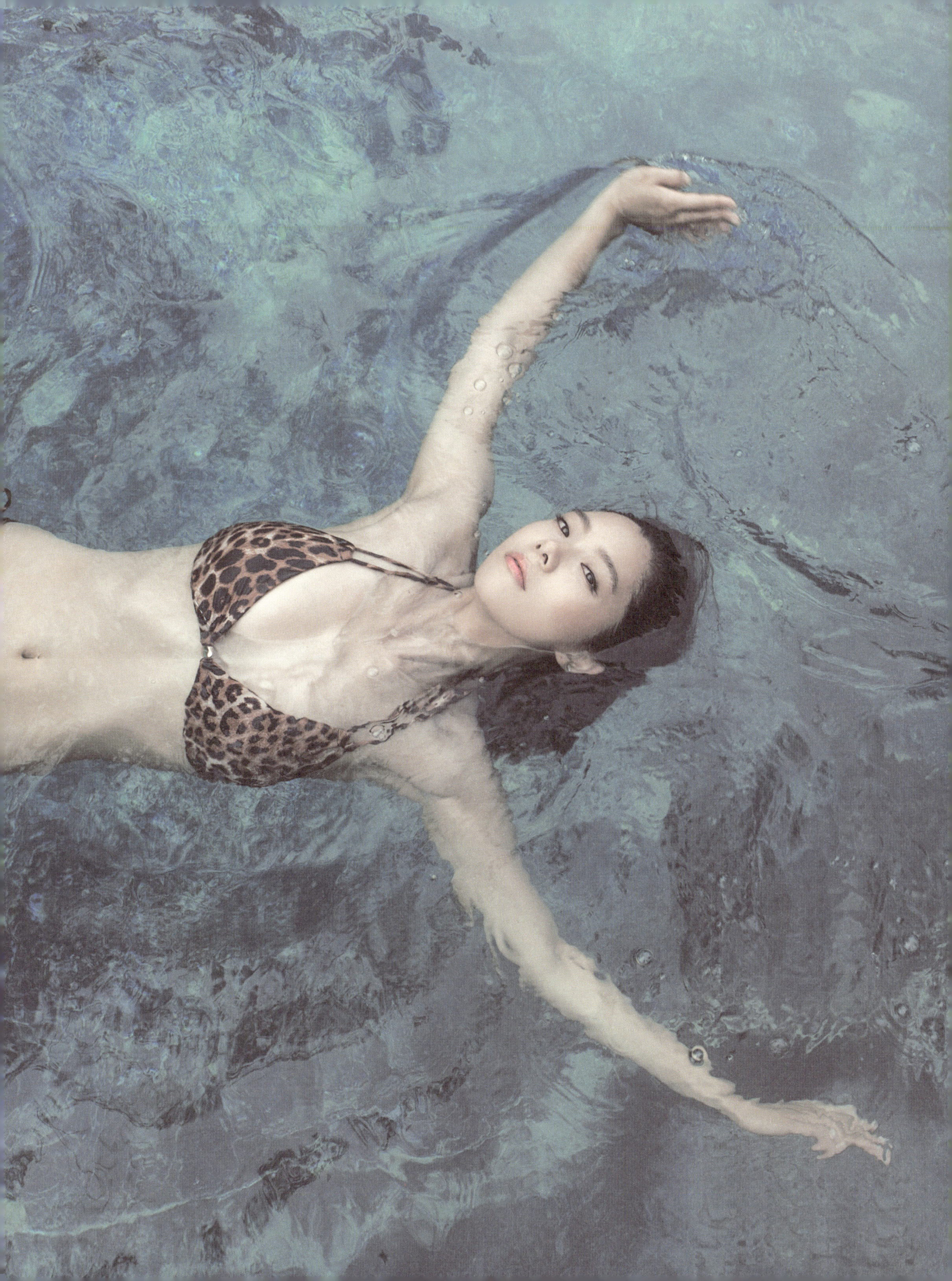

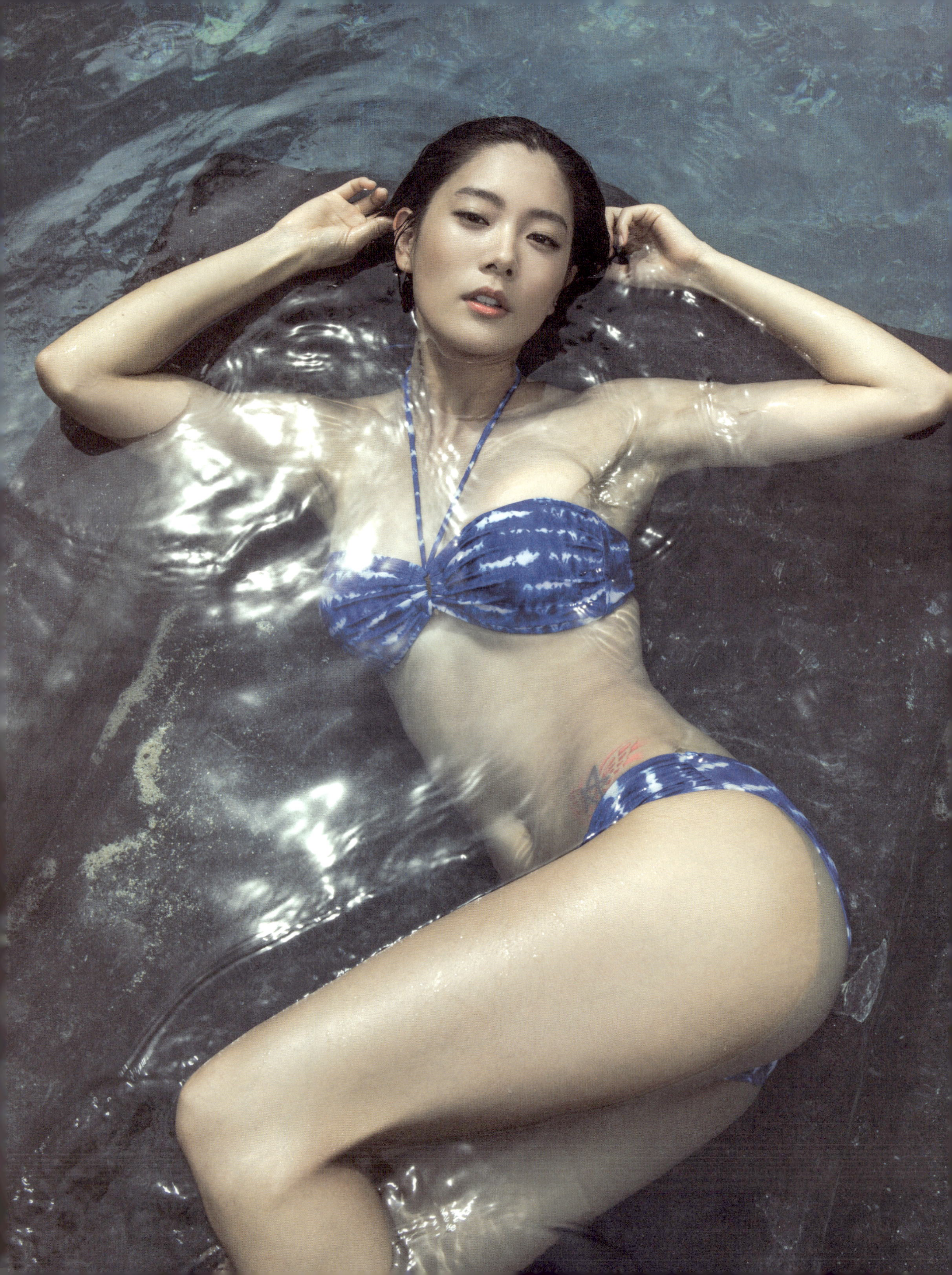

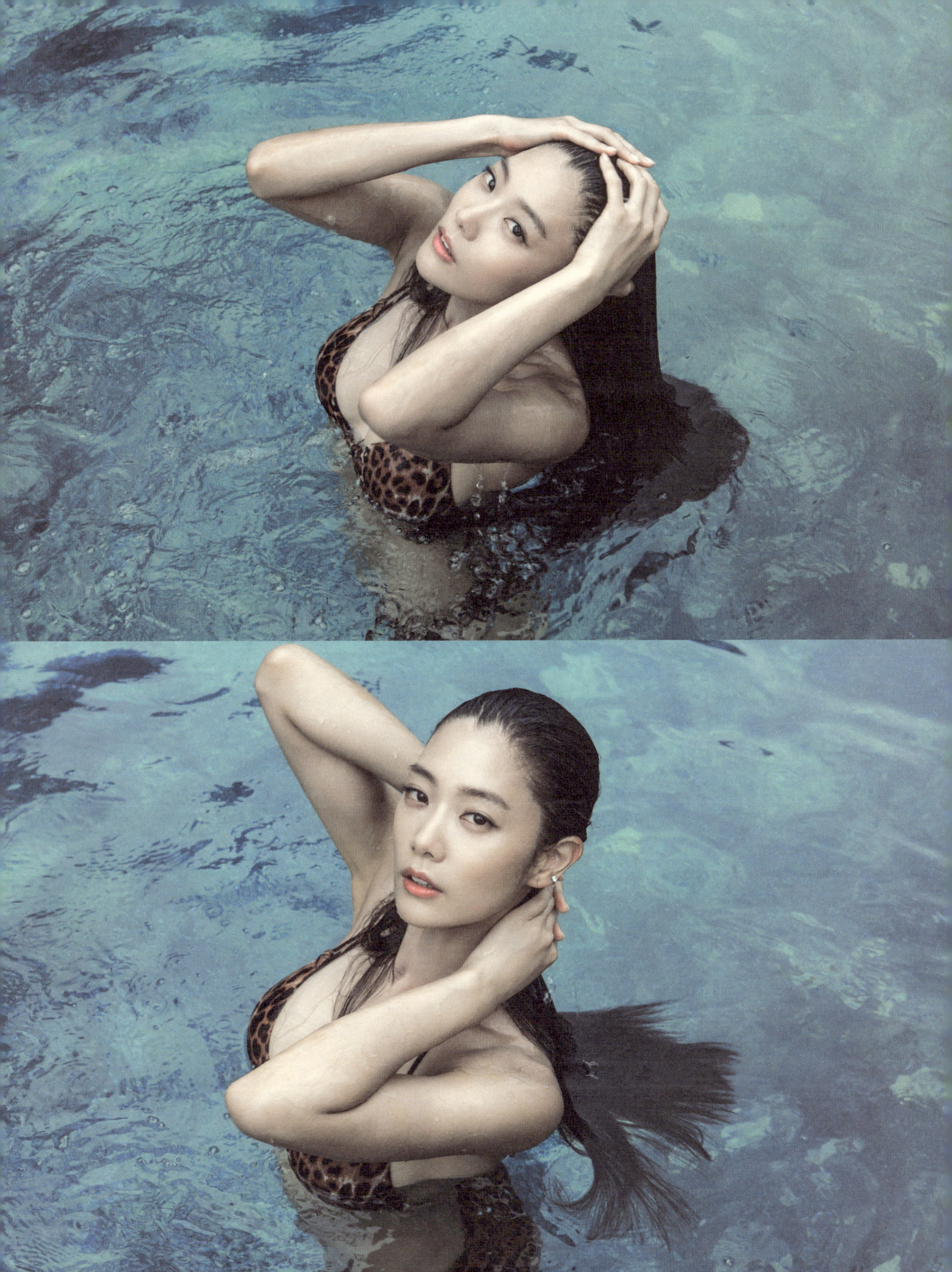

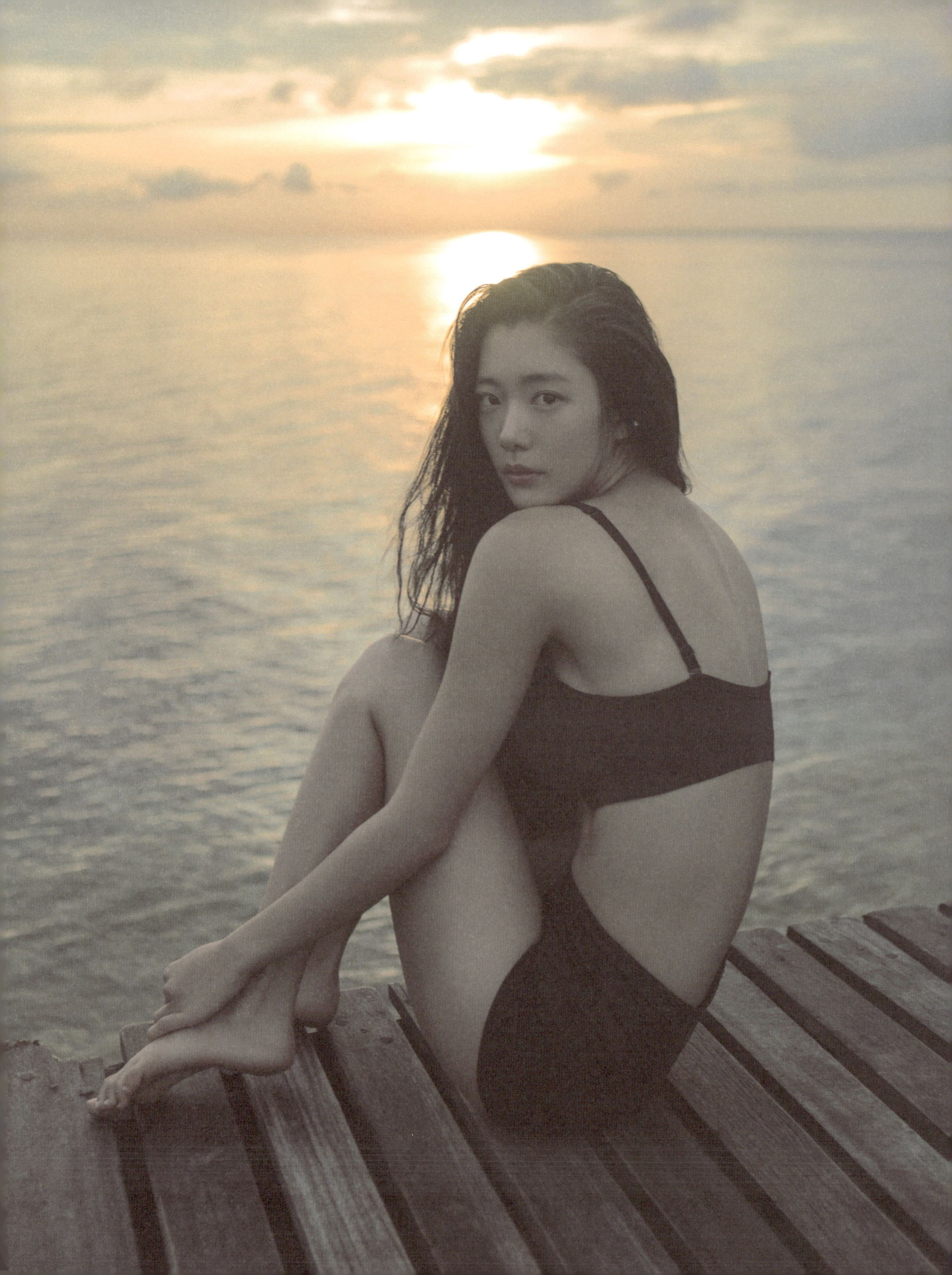

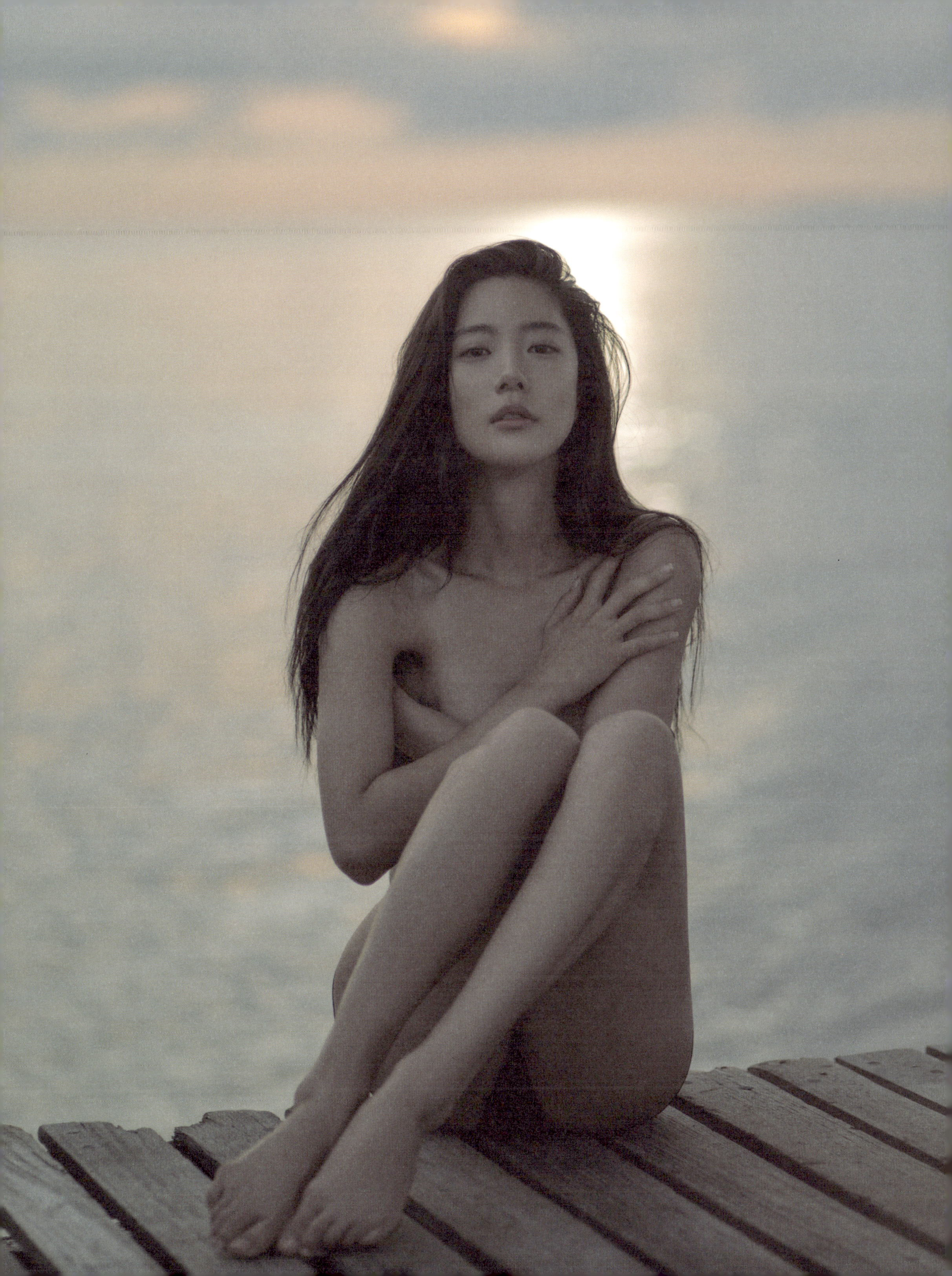

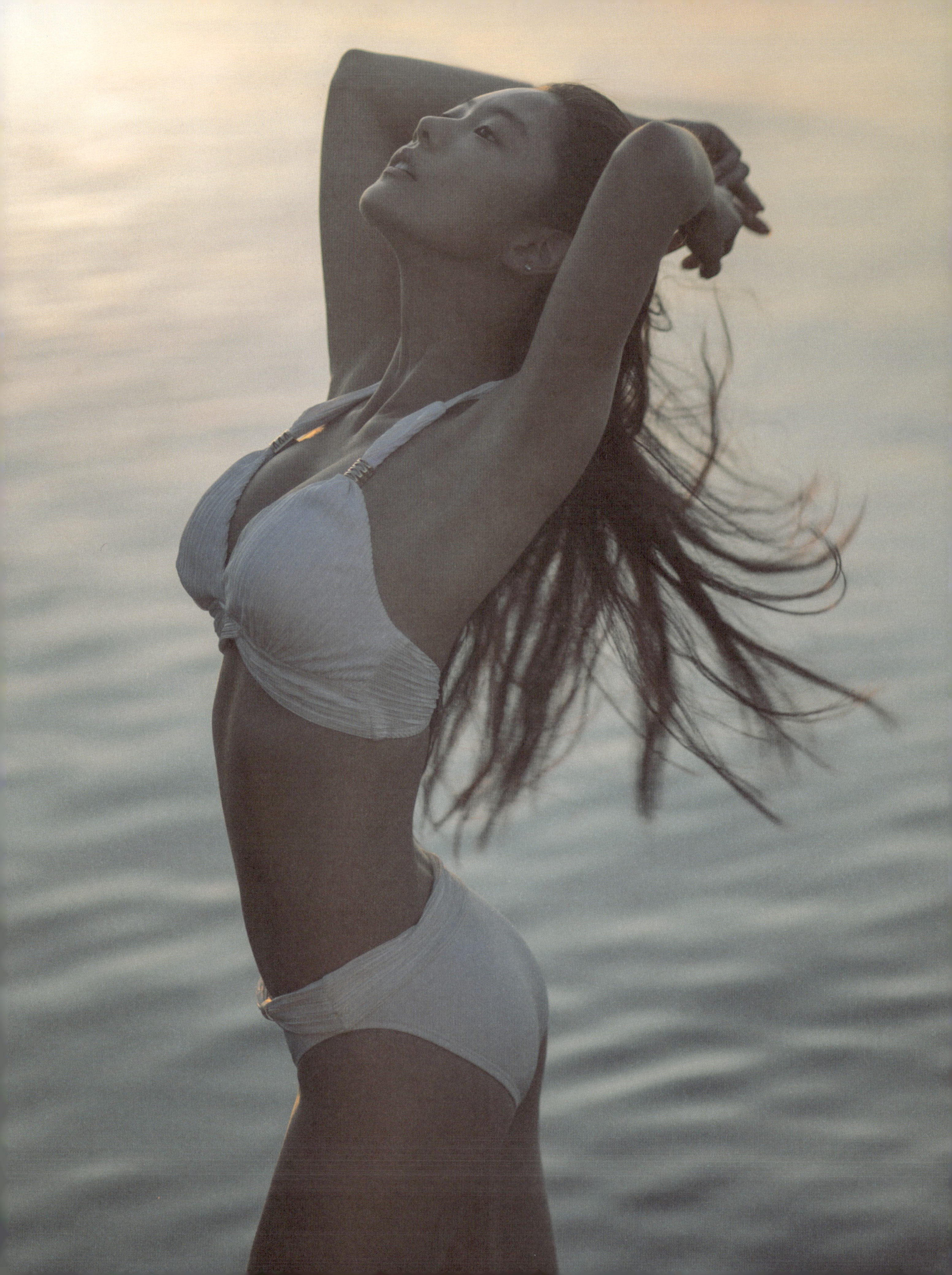

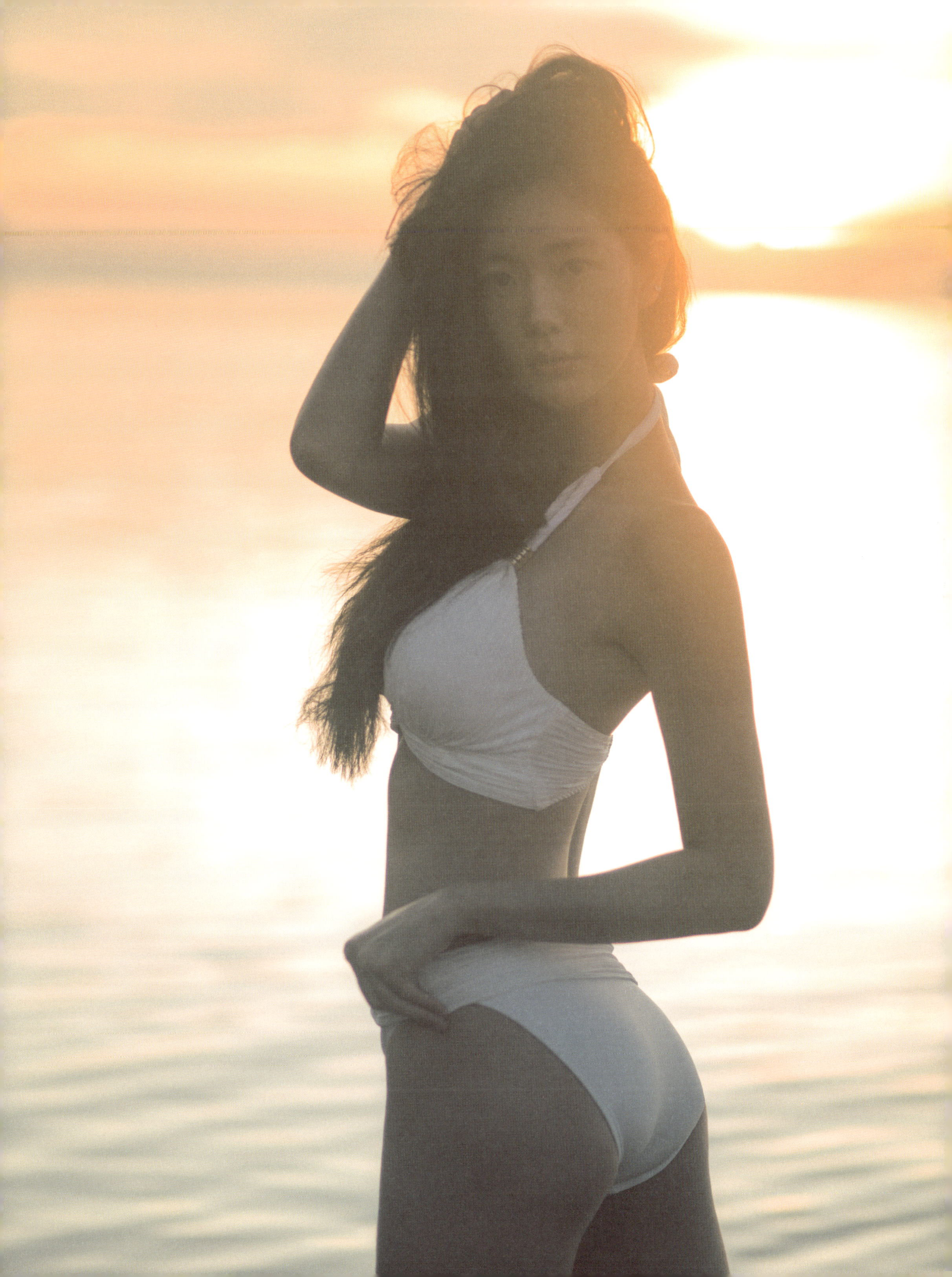

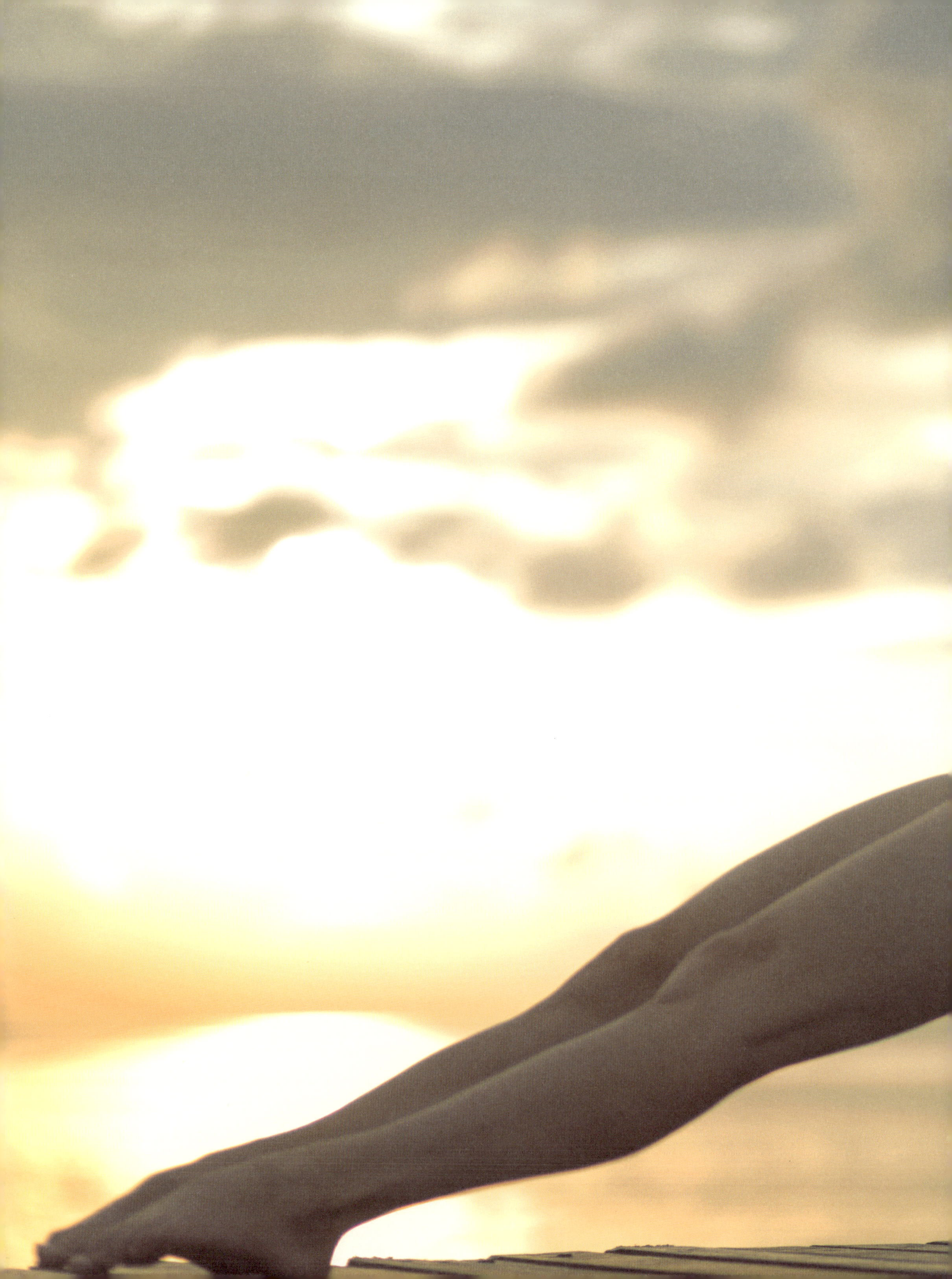

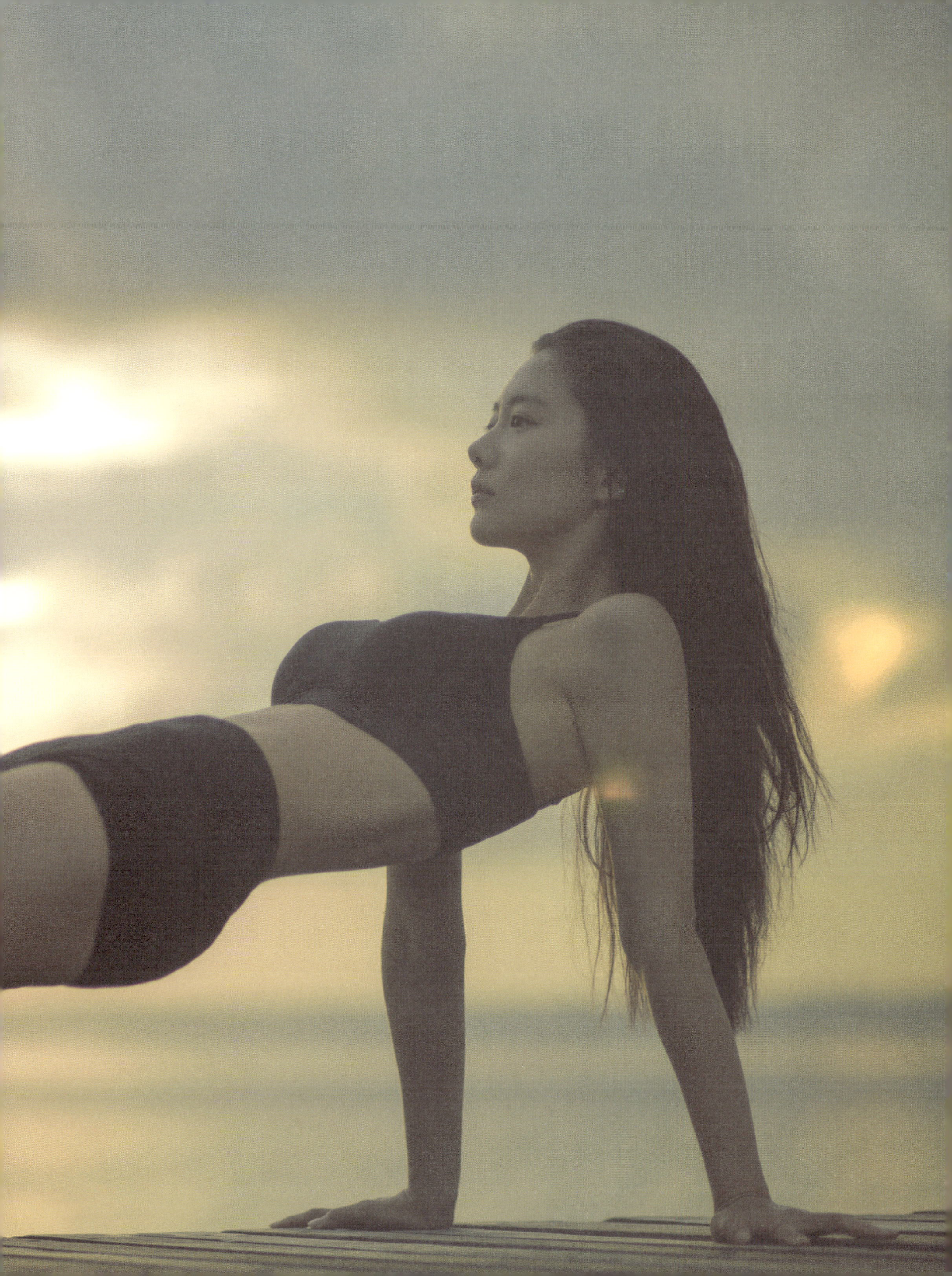

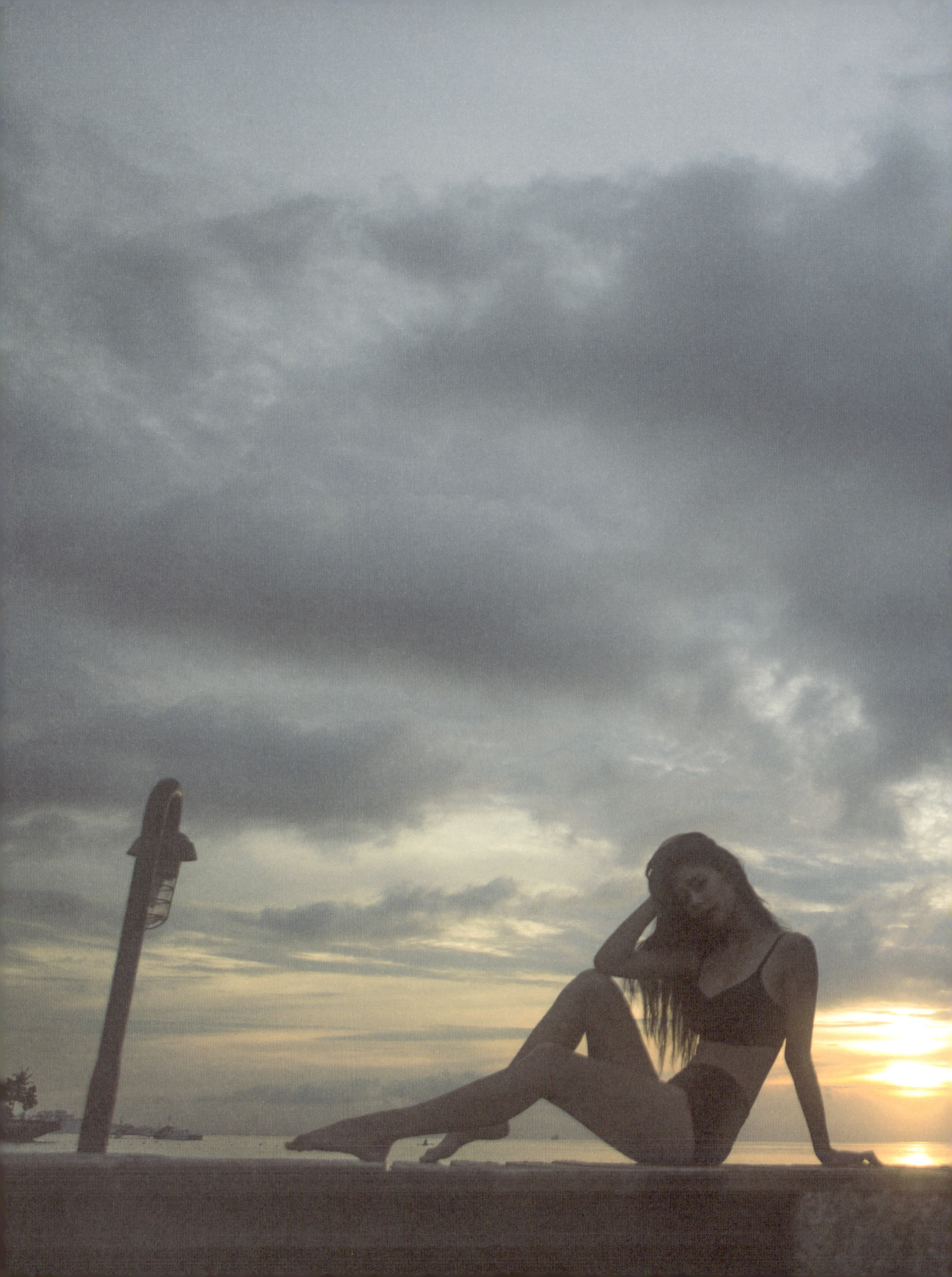

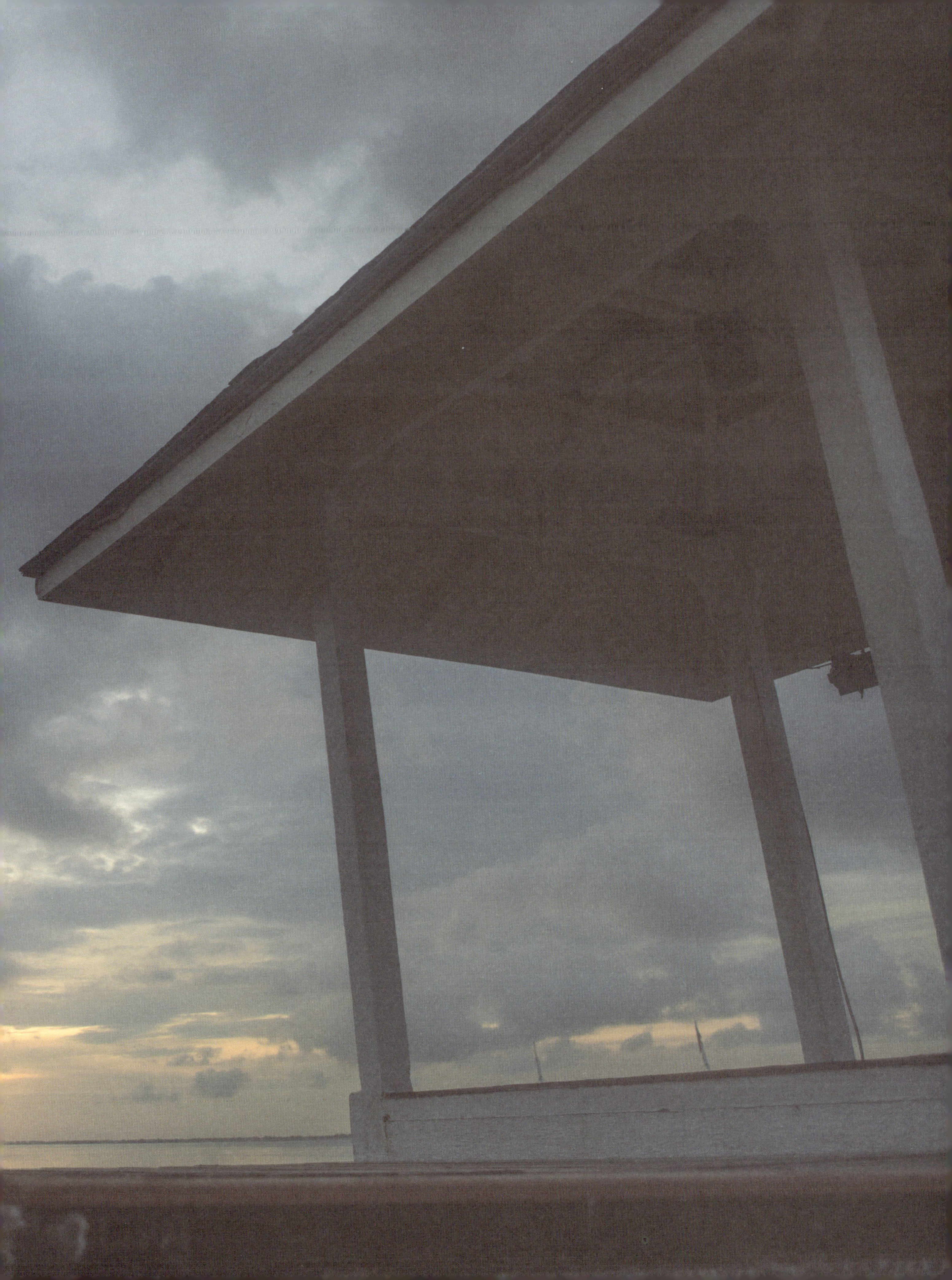

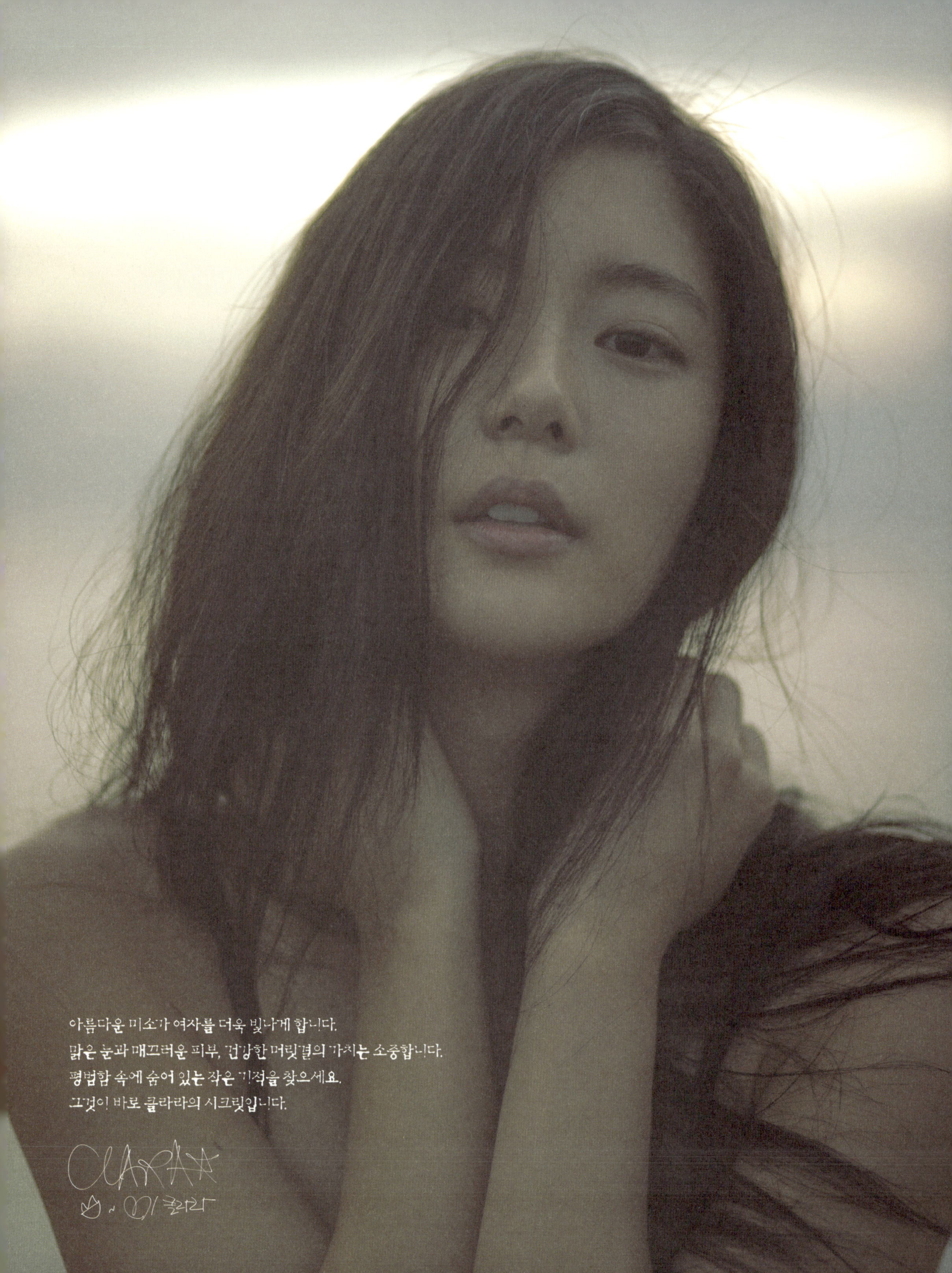
아름다운 미소가 여자를 더욱 빛나게 합니다.
맑은 눈과 매끄러운 피부, 건강한 머릿결의 가치는 소중합니다.
평범함 속에 숨어 있는 작은 기적을 찾으세요.
그것이 바로 클라라의 시크릿입니다.
CLARA
이 클라라

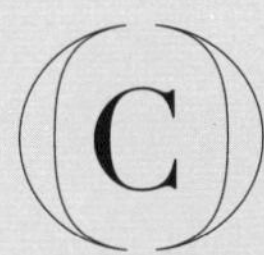

클 라 라 의 시 크 릿 팁

CLARA'S SECRET

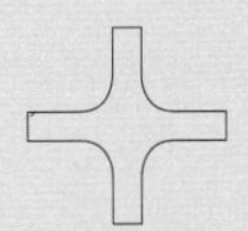

TIP

지금 바로 따라하자, 클라라의 클렌징 비법!

평소에 진한 메이크업을 즐기진 않지만 직업 특성상 일반인들보다는 과한 메이크업을 하는 경우가 잦다.
피부 자체에 파운데이션을 여러 겹 바르기도 하고 눈이나 입술에 포인트 메이크업을 진하게 하므로 스케줄을 마친 후에 클렌징을 하는 것도
보통 일이 아니다. 특히 요즘처럼 녹초가 돼서 집에 돌아온 날이면 1분이라도 빨리 침대 위로 다이빙하고 싶은 생각이 간절하지만
내일의 피부 컨디션을 위해 욕실로 직행!

(CLEANSING HOW TO)

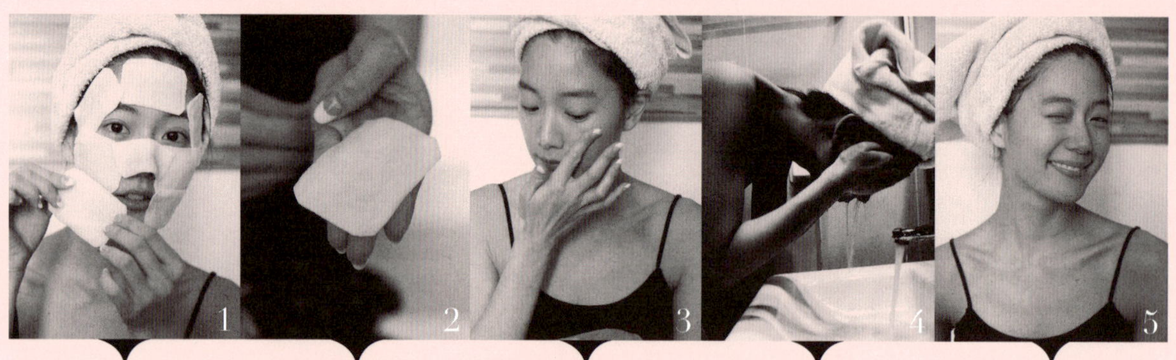

자극 없이 닦아내기

색조 메이크업을 자주 하므로 웬만한 클렌징은 몇 단계에 걸쳐서 하는 편이다. 먼저 첫 번째 단계. 클렌징 워터로 자극 없이 얼굴 전체를 닦아준다. 클렌징 워터를 화장솜에 듬뿍 발라서 얼굴 위에 잠시 올려둔다. 클렌징 워터가 메이크업 잔여물을 녹일 시간을 주는 것이다. 최대한 자극 없이 닦아야 하므로 화장솜이 흠뻑 젖을 정도로 클렌징 워터를 듬뿍 묻히고, 살살 얼굴을 닦아낸다. 입술 위에도 화장솜을 올렸다가 살짝 닦아낸다.

포인트 메이크업 완벽하게 지우기

눈은 아이 메이크업 전용 클렌징 오일을 사용해야 더욱 말끔하게 닦인다. 아이섀도나 마스카라, 아이라이너 등 아이 메이크업 제품은 발색이 잘 되고 고정력이 강할수록 사용하기에는 좋은 제품이지만 반면에 그만큼 닦아내기는 수월하지가 않다. 컬러가 많이 들어가거나 제형이 단단한 아이 메이크업 제품은 꼭 전용 리무버를 사용해 닦아내야 한다. 클렌징 오일을 화장솜에 묻혀서 눈 위에 올려놓고 메이크업을 녹인다. 한쪽 눈의 메이크업 잔여물을 녹이는 동안, 면봉에 오일을 묻혀서 다른 쪽 눈의 아이라인을 꼼꼼히 닦아낸다. 속눈썹과 눈 안쪽, 꼬리 부분까지 세심하게 닦아내야 눈가 피부에 검게 흡착되지 않는다.

피부에 휴식을 주는 마사지

클렌징 제품에는 크림, 오일, 워터, 밤 등의 다양한 종류의 제품이 있는데 나는 밤 타입을 선호한다. 민감하고 건조한 피부라 오일 성분이 풍부하게 들어간 밤 타입이 개인적으로 잘 맞는 것 같다. 클렌징 밤은 쫀득쫀득한 왁스 타입인데 적당량을 손에 덜어서 체온으로 잘 녹여준다. 잘 녹은 클렌징 밤을 얼굴에 충분히 발라준다. 이때 메이크업 잔여물이 묻어있는 헤어라인과 얼굴과 목 경계선도 꼼꼼히 발라준다. 메이크업할 때는 신경을 쓰면서 정작 클렌징할 때는 놓치기 쉬운 부위다. 밤 역시 충분한 양을 잘 녹여서 발라야 얼굴에 자극이 생기지 않는다. 손가락으로 원을 그리면서 양 볼과 이마, 턱 등을 꼼꼼히 바른다.

말끔하게 헹궈내기

부드럽게 마사지까지 마쳤다면 미지근한 물로 깨끗하게 얼굴을 닦아낸다. 이때 얼굴을 문지르지 말고 부드럽게 아래에서 위로 물을 적시는 기분으로 닦는 것이 포인트. 깨끗이 닦아야 한다고 해서 뽀드득 소리가 날 정도로 피부를 문지르는 것은 오히려 자극이 되니 반드시 피할 것. 마무리는 찬물로 해야 벌어졌던 모공을 확실하게 조일 수 있다. 찬물로 가볍게 두드리듯이 물을 끼얹으면 자연스럽게 패팅이 되어 피부가 탄탄해진다.

수분 빼앗기지 않기

세안 후에는 수건으로 가볍게 눌러서 물기를 제거한다. 피부에 자극이 될 수 있으니 역시 문지르지 않는다. 세안 직후, 기초 제품을 바르기 전까지가 피부의 수분이 날아가 버릴 수도 있는 아주 중요한 시간이다. 욕실 안에 화장품 냉장고를 비치해두고 모든 기초제품을 관리하는 이유가 바로 이것 때문이다. 애써 꼼꼼하게 클렌징을 해놓고 한순간에 수분을 몽땅 잃어버릴 수는 없는 노릇. 3초 안으로 피부에 수분을 공급하기 위해 세안 직후 바로 미스트를 충분히 뿌린다. 세안 후에 즉시 미스트를 뿌리는 이유는 다른 제형의 화장품은 뚜껑을 열고 화장솜이나 손에 덜어야 하는 시간이 들기 때문이다.

(혼자서도 간단하게! 클라라표 페이스 마사지)

피부 마사지에 따로 시간을 낼 수 없다고 아쉬워하지 말자. 클렌징 밤을 바른 후 손가락을 이용해서 마사지를 하면 전문 피부관리실이 부럽지 않다.
날렵한 턱선, 맑은 혈색을 가진 얼굴을 갖고 싶다면 오늘부터 림프절 마사지를 해보자. 림프는 체내의 수분이나 노폐물을 흡수해서 걸러내는 기관이다.
림프만 잘 자극해도 피부 트러블이 줄어든다. 림프절은 주로 귀밑에 모여 있다. 손가락으로 귀 밑을 만져보면 움푹 팬 곳이 느껴질 것이다.

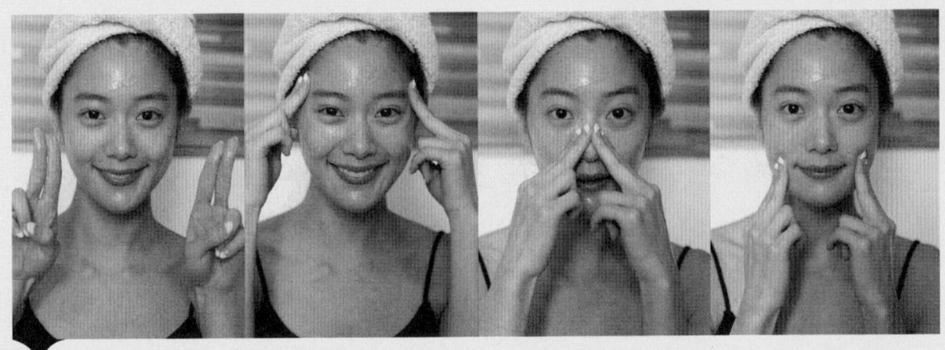

1 먼저 양손의 검지와 중지를 붙여 마사지손 만들기!
이후 눈 밑과 관자놀이, 팔자주름과 입가, 광대뼈 라인을 따라 꾹꾹 눌러준다.
전문가가 아닌 이상 10분을 넘어서는 장시간의 마사지는 오히려 피부를 자극할 수 있으므로 되도록 빨리 끝낼 것.

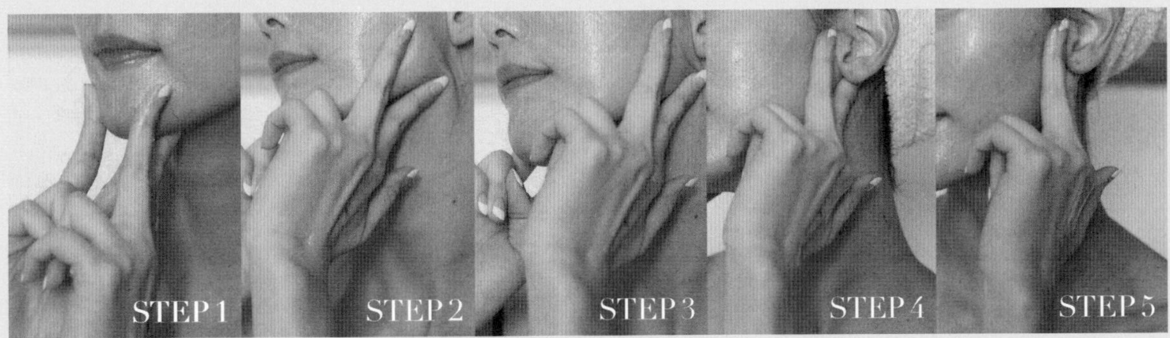

2 ❶ 양손의 검지와 중지로 V자 보양을 만든다. ❷ 두 손가락 사이에 턱뼈가 들어가도록 한다.
❸ 턱에서부터 턱뼈를 따라서 위로 쓸어 올린다. ❹ 손가락이 귀 사이에 들어가는 지점에서 지그시 힘을 주고 눌러서 마사지한다.
❺ 손가락 사이를 벌려서 중지가 관자놀이까지 올라가도록 한 뒤 관자놀이를 시원하게 눌러준다.

클라라의 생활 속 틈틈이 스트레칭

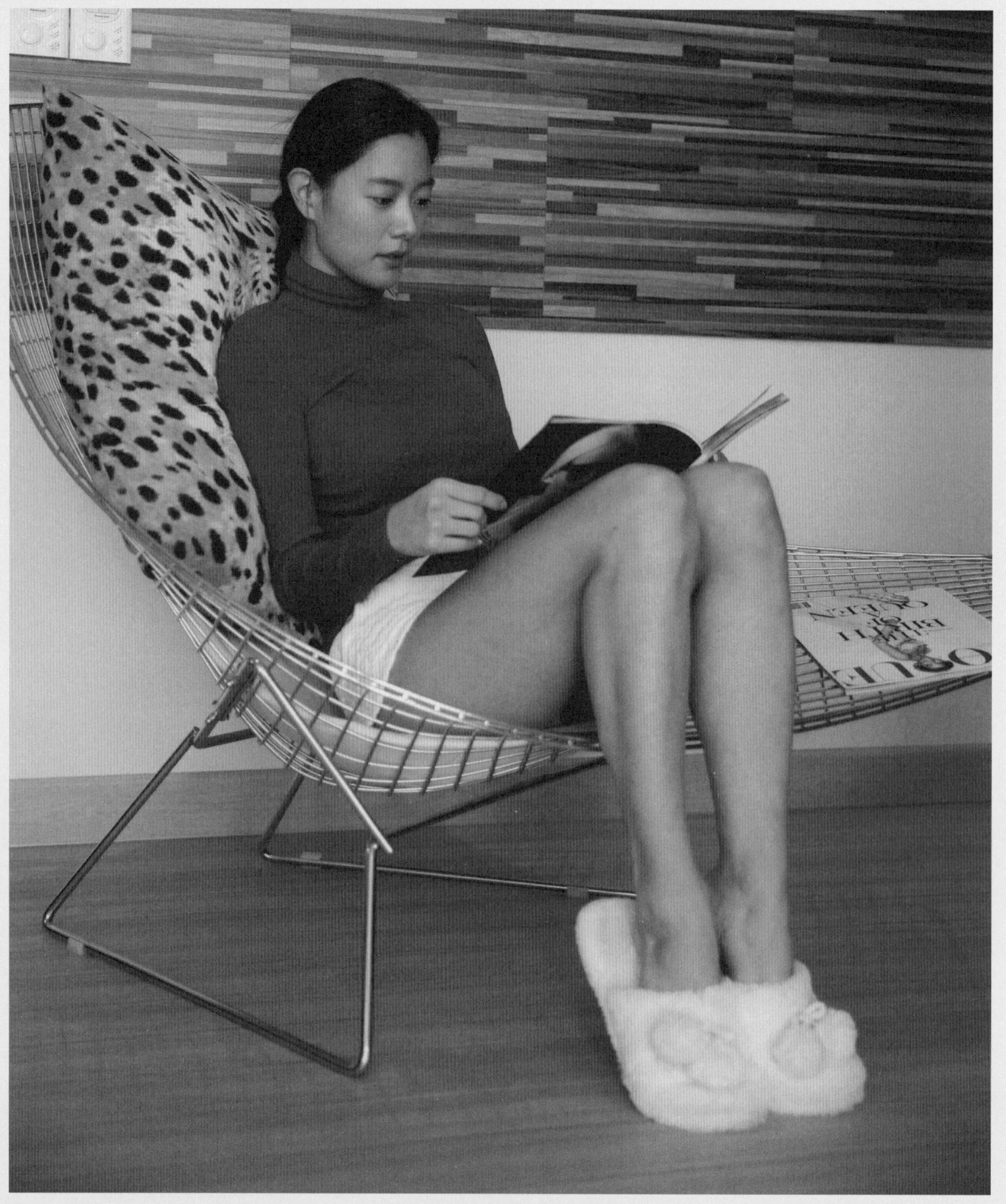

바르게 앉은 자세에서 발뒤꿈치를 들어준다. 다리에 긴장감을 주어 매끈한 다리 라인을 만드는 데 도움이 된다.

(잡지 보면서)

나는 화보나 잡지 보는 것을 좋아한다. 워낙 패션이나 트렌드에 관심이 많기도 하고 모델들의 다양한 화보를 보면서 새로운 포즈를
연구할 수 있기 때문이다. 소설책을 보면서 운동을 하기에는 무리가 있지만 비교적 글씨가 크고 사진이 많아서 가볍게 볼 수 있는
잡지를 볼 때에는 몸을 움직이는 것이 가능하다. 다리를 꼬고 앉아서 혹은 배를 깔고 엎드려서 과자나 집어 먹으며 잡지를 봤던 과거와는
이제 안녕~ 예쁜 모델들을 보면서 나도 예뻐지는 시간을 만들어 보자!

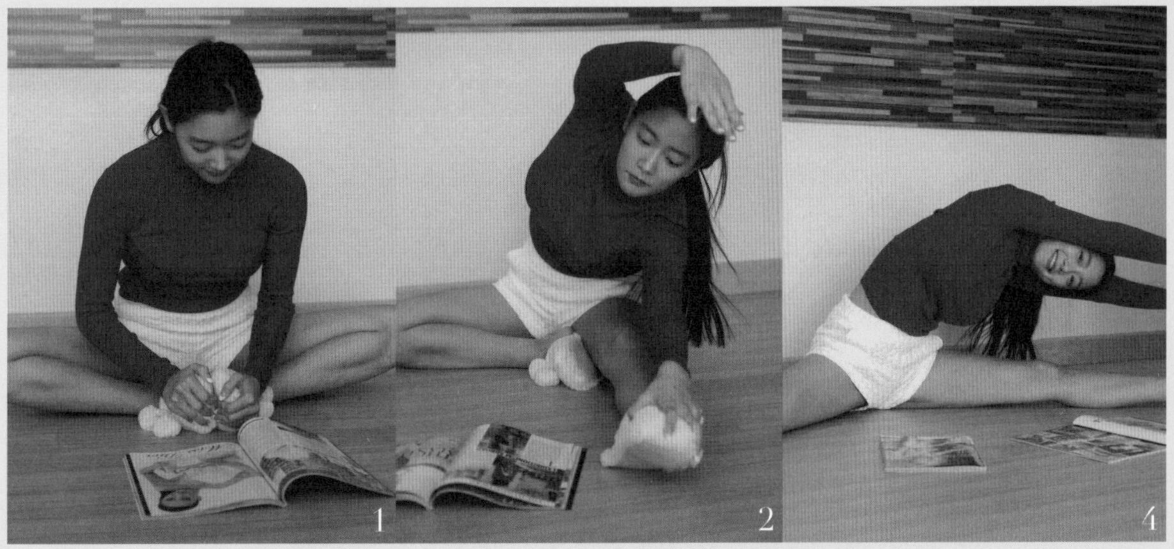

1 양반다리처럼 두 다리를 꼬지 않고 발바닥이 서로 마주하도록 앉는다. 이 자세는 특히 골반에 좋은 자세이다. 허리를 곧게 하고 발바닥을 마주하고
앉아 있는 것만으로도 골반과 다리 스트레칭이 되는 효과가 있다. 이 자세에서 상체를 앞으로 숙이면 효과가 더욱 좋다.
2 양쪽 다리를 벌린 상태에서 한쪽 무릎을 접는다. 벌린 다리 쪽으로 상체를 기울인다. 이때 두 팔은 위로~ 발레 자세를 떠올리면 된다.
3 한쪽 다리는 무릎을 구부려 접는다. 다른 편 다리는 뒤로 쭉 뻗어서 상체를 앞으로 숙인다.
4 다리를 양옆으로 최대한 넓게 벌리고 앉는다. 양팔은 머리 위로 깍지 끼고 좌우로 내려갔다가 올라오는 동작을 반복한다.
5 바닥에 뒀던 잡지책을 손에 들고 하는 동작이다. 허리를 곧게 펴고 상체를 좌우로 돌리면서 스트레칭 한다.
이때 팔을 앞으로 쭉 편 상태로 잡지를 들고 잠시 고정한다. 같은 방법으로 잡지를 든 팔을 머리 위로 쭉 펴고 고정한다.

(전화하면서)

친구들과 수다를 떠는 것만으로도 스트레스가 확 풀릴 때가 있다. 역시 수다만 한 것이 없다니까~!
통화를 할 때 무의식적으로 낙서를 한다거나 무엇인가를 만지작거리는 것처럼 작은 동작을 반복하기 십상.
이런 버릇을 스트레칭 하는 버릇으로 바꿔보면 어떨까? 작은 동작이지만 칼로리를 소모하는 데 도움이 된다.

1 가만히 앉아있는 것보다는 일어서 있는 게 움직임이 더 많다. 일어서서 벽에 기댄 채로 전화기를 들지 않은 손은 허리에 올린다.
한쪽씩 번갈아가면서 다리를 옆으로, 앞으로 들어준다. 이때 무릎은 구부리지 않고 곧게 편다.
2 한 손으로 벽을 짚는다. 한쪽 다리의 무릎을 곧게 펴고 뒤로 들어 올린다. 양다리를 번갈아가면서 한다.
3 어깨를 벽에 기댄 상태에서 한 다리씩 뒤로 구부려 손으로 발등을 잡는다. 발등을 잡고 있는 손에 힘을 줘서 다리를 스트레칭 한다.
어깨는 기대고 있고 다리를 뒤로 잡고 있으니 몸통이 활처럼 휘어지면서 앞으로 나오게 된다. 가슴을 앞으로 쭉 내밀어 스트레칭 한다.

(설거지를 하면서)

설거지를 할 때 허리와 등이 구부정한 자세가 되지 않도록 주의하고 최대한 곧고 바른 자세를 유지한다.
높이가 있는 발판이 있다면 한쪽씩 번갈아가면서 다리를 올려놓는 것도 좋다.
비교적 오래 서 있어도 척추에 무리가 가지 않아 좋다.
서 있는 동안 다리나 팔을 구부리거나 돌리는 동작을 하면 혈액 순환에 도움이 되고 뭉친 근육이 풀어진다.

1 한쪽씩 번갈아가면서 다리를 뒤로 들어 올린다. 무릎을 구부린 상태로 들어 올렸다가 무릎을 펴서 다리를 쭉 편다.
2 고개를 위아래, 좌우로 돌리며 스트레칭 한다.

뒤로 다리를 들어 올릴 때, 다리가 올라가는 만큼만 올린다. 무리해서 너무 높이 들면 오히려 허리에 무리가 갈 수 있으니 주의한다.

(빨래를 널거나 정리할 때)

빨래 건조대나 옷을 이용해서 스트레칭을 할 수 있다.
연예계 생활을 한 이후로 줄곧 혼자 지내다 보니 자연스럽게 온갖 집안일도 스스로 하게 되었다.
노동이라고 생각할 수 있는 일들도 운동이라고 생각하면 한결 즐겁다.

1 옷을 어깨너비로 들고 두 팔을 위로, 옆으로 뻗는다. 이때 다리는 뒤꿈치를 든다. 수건을 가지고도 쉽게 할 수 있다.
2 빨래를 널 때도 뒤꿈치를 들었다 내리는 동작을 반복한다. 다리를 뒤로 들어 올려 뻗는 동작은 설거지할 때와 같다.
빨래 건조대를 지지대처럼 잡아도 좋다. 스트레칭을 할 때에는 아랫배에 힘을 주고 허리를 곧게 편다.

(자고 일어난 후 침대에서)

잠에서 깨어 이불을 박차고 나오기 전까지 1분만 더~ 5분만 더~ 하는 게으름이 생길 때 간단하게 팔다리를 쭉쭉 스트레칭 해 보자.
잠도 깨고 간밤에 뭉친 근육도 깨울 수 있다.

1 침대에 누운 상태로 두 팔을 머리 위로 쭉 늘린다. 발끝에 힘을 주고 최대한 발아래를 누르는 기분으로 다리도 곧게 펴준다.
머리 위로 뻗었던 팔을 천장을 향해서도 쭉 펴준다.
2 침대에 누운 상태로 두 다리를 모아 무릎을 접는다. 두 다리를 가슴 방향으로 끌어올려 붙였다가 천장을 향해 곧게 뻗어 올린다.
3 침대에 누운 상태로 한쪽 다리씩 몸통 쪽으로 들어 올린다. 손으로 발을 잡아당기면 스트레칭이 더 쉬워진다.
4 바르게 앉은 상태에서 발끝을 모으고 다리를 곧게 편다. 다리는 그대로 두고 상체만 좌우로 돌리면서 빨래를 짜듯이 비튼다는 느낌으로 스트레칭 한다.
5 왼쪽 다리는 곧게 펴고 오른쪽 무릎을 세운다. 상체를 오른쪽으로 틀어 스트레칭 한다. 다리를 바꿔서 반대 방향으로 스트레칭 한다.
6 이번엔 침대에 엎드려서 할 수 있는 동작이다. 엎드린 상태에서 손바닥을 바닥에 짚고 상체를 들어 올린다.
허리의 힘을 최대한 이용해서 지탱하고 목 근육도 당기도록 뒤로 넘긴다.

무용을 오래 해서인지 내 몸은 나름 유연한 편인데 나처럼 다리가 곧게 펴지지 않는다고 해서 실망할 필요는 없다.
어디까지나 운동은 본인의 컨디션에 맞게 조정해야 하니까. 다리를 펼 수 있는 만큼까지만 펴도 된다. 계속 스트레칭을 하다 보면 유연성은 조금씩 늘어날 것이다.

(TV 보면서)

TV를 보면서 보통 어떤 자세를 하고 있는가? 비스듬히 소파에 누워서? 아니면 엎드려서?
거기에 과자나 야식을 곁들이고 있지는 않은가? 특히 TV를 볼 때 사람들은 자세에 신경을 쓰지 않는 것 같다.
물론 세상에서 제일 편한 자세로 신나게 하하하 웃는 것도 뭐, 스트레스 해소에 나쁘지는 않겠지만 이 책을 구입했다면 몸에 대해 조금이라도
관심이 있다는 증거! TV를 보는 시간 역시 무시할 수 없다. 움직이고 또 움직이자!

훌라후프를 이용한 스트레칭

1 집안 어딘가에 먼지를 뒤집어쓰고 있을지 모를 **훌라후프를 이용한 스트레칭 방법이다.** 훌라후프를 지지대 삼아서 상체를 좌우로 틀어준다.
2 **훌라후프를 양팔로 잡고 위로 들어 올린다.** 팔 위로 들어 올린 상태에서 상체를 좌우로 크게 돌린다.
이때 옆구리가 당기는 느낌이 들도록 하는 게 중요하다. 옆구리의 군살을 빼는 데 아주 유용한 동작!

훌라후프를 이용한 스트레칭이 끝나면 이제 본격적으로 훌라후프를 돌려보자. 10분 이상 돌려야 운동 효과가 있다.

엎드리거나 누워서 하는 스트레칭

1 엎드린 상태에서 손바닥으로 바닥을 짚고 상체를 위로 들어올린다. 엎드려서 TV를 보다가 채널을 돌릴 때 손가락으로 리모컨 버튼만 까딱 누르지 말고
하나의 운동으로 발전시켜보자. 리모컨을 든 팔을 앞으로 쭉~ 펴기만 해도 스트레칭이 된다.
2 편하게 엎드린 상태에서 한쪽씩 다리를 뒤로 차올린다.
3 엎드린 상태에서 무릎을 구부려 다리를 접는다. 한쪽씩 다리를 가슴 쪽으로 끌어당겼다가 뒤로 차올린다.
4 옆으로 누운 상태에서 다리를 위로 들어 올린다.
5 옆으로 누워 두 다리를 곧게 뻗는다. 손바닥으로 바닥을 짚고 상체를 위로 일으킨다. 다리를 위로 들어 올린다.
6 무릎을 구부린 상태에서 상체를 앞으로 뻗어 엎드린다. 양팔을 위로 뻗어 고양이 자세를 만들어 유지한다.
7 바르게 누운 상태에서 한쪽 무릎을 접는다. 무릎을 가슴 쪽으로 끌어당겼다가 쭉 펴면서 위로 차올린다.

앉아서 하는 스트레칭

1 의자에 앉아 잡지를 볼 때와 마찬가지로 TV를 볼 때도 역시 뒤꿈치를 든다.
2 앉은 자세에서 무릎을 들고 90도를 유지한다. 한쪽씩 무릎을 펴고 앞으로 쭉 뻗는다.
양쪽 다리의 무릎을 펴서 앞으로 쪽 뻗는다. 양 무릎을 가슴 쪽으로 끌어 올린다.
3 의자에 두 손을 짚고 앉은 자세에서 서서히 바닥으로 내려갔다가, 팔의 힘으로 상체의 무게를 지탱하면서 위아래로 몸을 들어 올린다.
팔과 복부에 힘이 들어가는 게 느껴진다. 더불어서 곧게 뻗은 다리에도 꽤 힘이 들어간다. 무릎을 구부리지 않고 쭉 펴야 효과가 좋다.

앉아서 하는 스트레칭은 많이 움직이는 것보다는 정적인 동작을 오래 유지하는 것에 중점을 둔다. 오래 버티다 보면 어느새 시간이 흐를 테니까!

클라라가 사랑하는 언더웨어 아이템

(기능성 속옷-코르셋 & 웨이스트 니퍼)

보통 코르셋이라고 하면 '중세 서양 여성들이 드레스 속에 받쳐 입던 속옷 아니야?'라고 생각하는 사람들이 많다.
특히 한국에서는 코르셋을 입는다는 사람을 잘 보지 못했다. 하지만 잘록한 허리를 더욱 돋보이게 하고 옷매무새를 확실히 잡아주는 데 코르셋만 한
아이템이 없다. 일명 복대라고 불리는 웨이스트 니퍼 역시 마찬가지다. 허리가 강조되는 톱을 입거나 몸에 피트 되는
원피스를 입을 때 웨이스트 니퍼를 반드시 착용한다. 내 콜라병 몸매의 히든카드가 바로 웨이스트 니퍼라는 것을 이 책에서만 살짝 밝힌다.(^^)
아무리 내 허리가 잘록할지라도 가죽과 살이 있는 사람이라면 볼록하게 튀어나오는 살이 없을 수가 없다. 웨이스트 니퍼를 입으면
옆구리와 허릿살이 정돈돼 허리 라인이 더욱 잘록하고 매끈하게 보인다. 허리 라인이 강조되면 다리가 길어 보이는 효과도 있다.
물론 장시간 착용하면 건강에는 좋지 않으니 필요할 때만 착용하는 게 좋다. 최근에는 체형을 보정하기 위해 특별히 제작된 속옷이 많으니 몸매에
관심이 많다면 도전해보시길! 한번 입어보면 옷태가 얼마나 다른지 직접 확인할 수 있다!

(잠옷)

좀 공주스러워 보일 수도 있겠지만 나만의
공간에서만큼은 나는 정말로 공주가 된 것 같은
기분으로 살고 싶다! 예쁜 속옷, 예쁜 잠옷, 새하얀
침대 시트와 하늘하늘하게 장식된 캐노피까지…….
아침에 눈 뜨고 밤에 하루를 마감할 수 있는
오롯한 내 공간에서만큼은 세상 누구보다도
아름답고 여성스러워지고 싶다. 누가 보든 안 보든
그것은 중요하지 않다. 내가 나 스스로를 공주처럼
우아하게 대접해주고 싶으니까. 외출할 때 입는
옷만큼이나 잠을 잘 때에도 나는 스타일을 신경
쓰는 편이다. 편안하면서도 예쁜 잠옷을 입으면
좋은 꿈을 꾸고 숙면을 취할 수 있을 것만 같은
느낌이 든다. 실제로도 그렇고 말이다.
들쑥날쑥한 스케줄을 소화하다 보면 역시 수면은
양보다는 질이 최고라는 것을 느낀다.
짧은 시간을 자더라도 숙면을 취하기 위해서는 수면
분위기가 중요한데 나는 잠옷을 통해서 최상의 수면
분위기를 만든다.

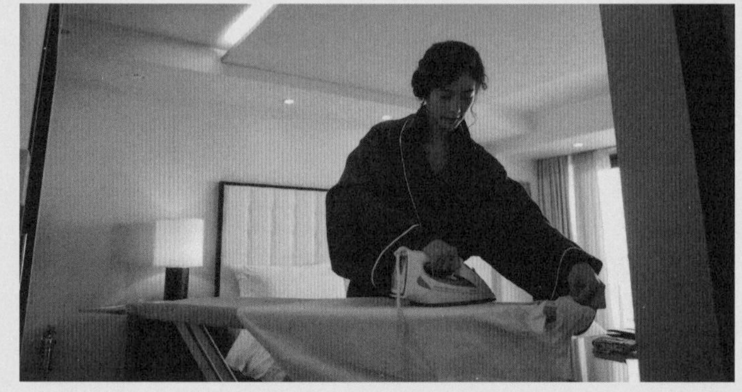

(가운)

나는 정말로 가운을 사랑한다! 평소에 집 안에서도 가운을 즐겨 입는데
특히 나의 '가운 사랑'이 꽃필 때는 바로 여행지에서이다.
여행을 즐기다 보니 여행 가방을 챙길 때 꼭 빠뜨리지 않는 아이템들이 있는데 그중에
하나가 바로 가운이다. 가운이 없으면 낯선 호텔방에서 잠을 이룰 수 없을 것만 같다.
외국 영화를 보면 주인공들이 집안에서 가운을 걸치고 있는 장면을 볼 수 있는데
나 또한 가운을 입고 있으면 영화 속 주인공이 된 것 같은 기분이 들기도 하고,
집안에서도 흐트러져 있지 않다는 기분이 든다.

어디서나 실천할 수 있는 저칼로리 저염 식단

'나도 저염식을 하고 싶은데 이건 집에서나 가능한 게 아닐까?' 하는 사람들이 많다. 밖에서 사 먹는 음식이란 게 내 마음대로 조리를 할 수 없다 보니
다이어트를 쉽게 포기하는 경우가 많이 있는데 꼭 그렇지만도 않다. 근사한 레스토랑에서도 최대한 저염식에 가깝게
저칼로리 음식을 먹을 수 있는 방법이 충분히 있다. 다년간의 경험으로 다져진 클라라의 노하우!

(다이어트와 해독에 최고! 멸치 주스)

바쁜 일상에서 쉽고 간편하면서도 풍부한 영양을 섭취하기 위해 탄생한 클라라 표 건강식!
채소를 삶아서 갈아 마시는 일반적인 해독 주스에 특별한 재료를 첨가해 영양가를 더욱 높였다.
〈클라라의 LIKE A VIRGIN〉에서도 소개가 돼 화제를 모았던 클라라의 비밀 병기 '멸치 주스 레시피 공개!

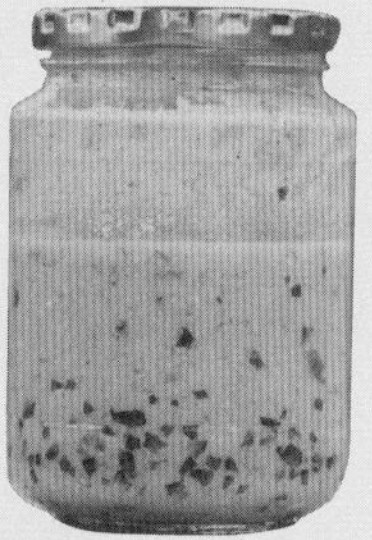

RECIPE
1 냉장고를 열어 온갖 채소를 한데 모은다. (양상추, 양배추, 파프리카, 방울토마토, 브로콜리, 호박, 당근 등)
2 마른 표고버섯 두어 개, 마른 다시마 약간, 멸치 한 주먹 정도, 호두·아몬드 등의 견과류도 함께 준비한다.
3 채소를 깨끗하게 씻고 보글보글 끓는 물에 넣어 데친다. **4** 냄비에 표고버섯과 다시마, 멸치를 함께 넣어 약 10분간 끓인다.
5 끓인 재료와 견과류를 믹서에 넣고 곱게 갈아준다. 멸치 주스 완성!

멸치의 영양 한 조사에 따르면 한국인이 가장 적게 섭취하는 영양소가 바로 칼슘이라고 한다. 멸치가 칼슘 덩어리라는 것은 잘 알려진 사실!
하루에 멸치를 10개만 먹어도 권장량의 칼슘을 섭취할 수 있으니 귀찮아도 꼭 챙겨 먹는 습관을 기르자. 그리고 피부에 좋다는 콜라겐! 돼지껍데기에만 들어있는 것이
아니다. 콜라겐은 뼈와 연골, 힘줄 등 조직의 결합을 책임지는 단백질 성분인데, 멸치는 100g당 단백질만 무려 51.5g이 들어있는 고단백 식품이다.
또한 피로 해소를 돕는 타우린이라는 성분이 듬뿍 들어있다. 카페인이 들어있는 자양강장제나 에너지 드링크보다는 멸치를 먹는 것이 좋다.

(상황별 메뉴 고르기!)

1 이탈리안 레스토랑에서의 데이트 치즈가 듬뿍 들어간 피자나 파스타 대신
봉골레나 알리오 올리오처럼 올리브 오일을 기본으로 하는 파스타를
주문한다. 칼로리가 높은 드레싱은 쏙 뺀 싱싱한 해산물 샐러드도 좋다.

2 중식당에서 동료들과의 점심 식사 튀기고 볶는 메뉴가 많은 중식당은
메뉴 고르기가 쉽지 않다. 이럴 땐 채소가 들어간 메뉴를 선택하되 물에
데쳐달라고 특별 주문을 한다. 칼로리 낮은 중식 메뉴를 맛볼 수 있다.

3 부모님과 함께 한식당에서 부드럽고 담백한 순두부 요리나 양념장과
참기름을 뺀 비빔밥을 주문한다. 나트륨이 많이 들어간 찌개나 국은 되도록
건더기 위주로 먹는다.

4 일과를 마친 후 회식자리 피할 수 없는 술자리라면 안주 먹는 것에 주의해야
한다. 술과 곁들이는 안주는 대부분 칼로리가 높기 때문이다. 되도록 맥주만
마시도록 하고(독주는 안주가 꼭 필요하게 되므로 사양하는 것이 좋다)
안주가 정 먹고 싶을 때는 은행을 몇 알 먹는 정도로 한다.

5 음료 선택하기 식사에 곁들이는 음료는 물이 가장 좋고 탄산음료는 피한다.
공복감이 느껴질 때는 두유를 한 잔씩 마신다. 당분이 들어가지 않아
고소한 맛이 나는 두유를 선택하는 것이 포인트! 나는 주로 '베지밀A'를 마신다.

6 군것질이 하고 싶을 때 가끔 단 것이 너무 당길 때가 있다. 그럴 때 무작정
손에 닿는 대로 아무거나 먹지 않도록 가방에 무설탕 캔디를 두어 개씩
넣어 다닌다. 긴장이 돼서 초조하거나 불안할 때에도 캔디를 하나 입에 물면
기분이 차분해진다. 나는 '애니타임'의 민트나 레몬맛 캔디를 먹는다.
칼로리는 낮고 영양은 풍부한 에너지 바도 즐겨 먹는다. 특히 화보 촬영 때는
며칠 전부터 소량의 샐러드만 먹는데 그러면 아무리 천하의 에너지 폭발녀
클라라도 기운이 나지 않을 때가 있다. 그럴 때 에너지 바 한 입! 오독오독
씹으면서 더 힘을 낼 수 있다.

7 친구들과의 티타임 커피를 마시기 위해 카페에 간다면 달콤한 캐러멜과
크림이 듬뿍 올라간 메뉴는 당연히 패스! 칼로리가 거의 제로인
에스프레소나 아메리카노를 주문한다.

볼륨 몸매를 위한 웨이트 트레이닝 동작

1 Side Bend

운동 부위 옆구리

운동 효과 옆구리 군살 제거 및 복근 강화

시작 자세 백익스텐션기구에 옆으로 누워 양발을 교차시킨 후 한쪽 팔은 머리 뒤에, 반대쪽 팔은 허리에 얹는다.

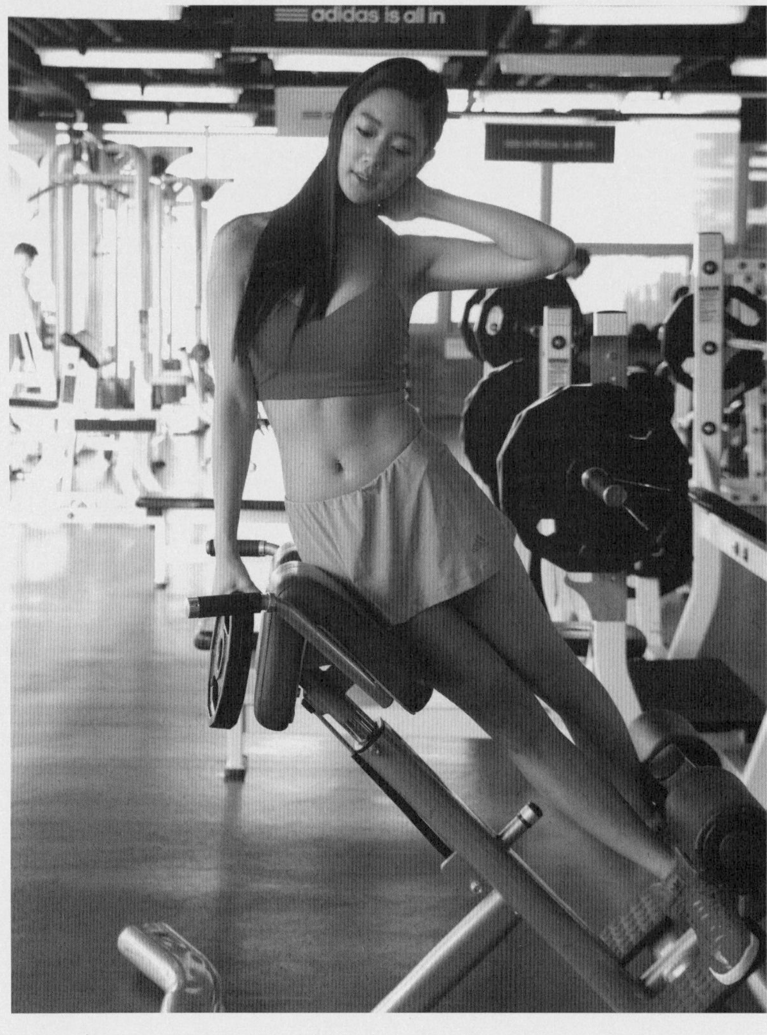

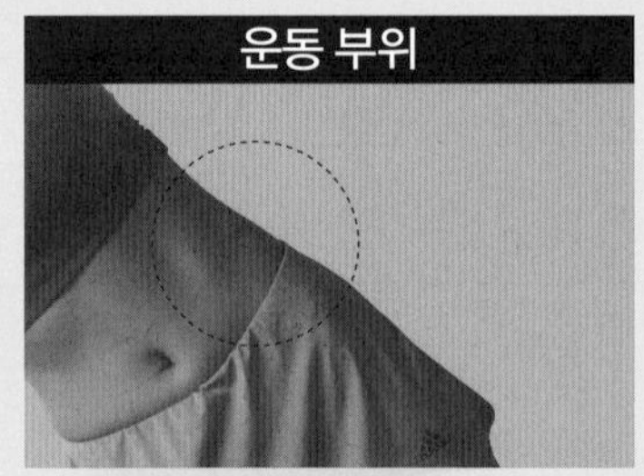

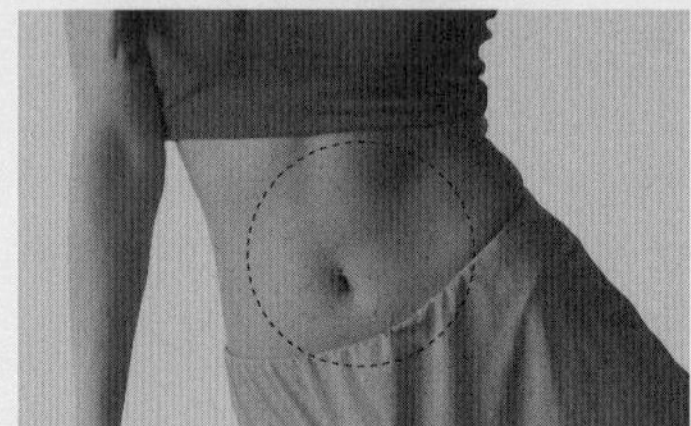

운동 순서

1 골반을 향해 측면으로 어깨를 들어 올리면서 측면 크런치 자세를 취한다.

2 최고지점에서 3초간 멈춘 다음, 원래 자리로 돌아와 시작지점에서도 3초간 멈춘다.

3 정해진 반복 횟수를 완료한 후 반대쪽도 같은 방법으로 반복한다.

TIP

운동부위(허리)에 얹은 손에 가벼운 덤벨 등을 들어 무게를 주면 좀 더 강한 자극을 줄 수 있다.

잠깐! 크런치 자세란? 복근 강화 운동의 하나로 바닥에 누운 상태에서 허리 부분이 바닥에 떨어지지 않게 상체를 일으키는 동작. 이때 무릎은 약간 위로 구부린 상태이며, 팔은 귀 쪽에 위치한다. 윗몸 일으키기와 비슷한 자세.

2 Lunge (bar)

운동 부위 허벅지 앞쪽 근육, 엉덩이

운동 효과 탄탄한 허벅지와 힙업 효과

시작 자세 두발을 앞뒤로 넓게 벌려 선 자세에서 적당한 무게의 바벨을 어깨 뒤에 올려놓고 허리를 곧게 편다.

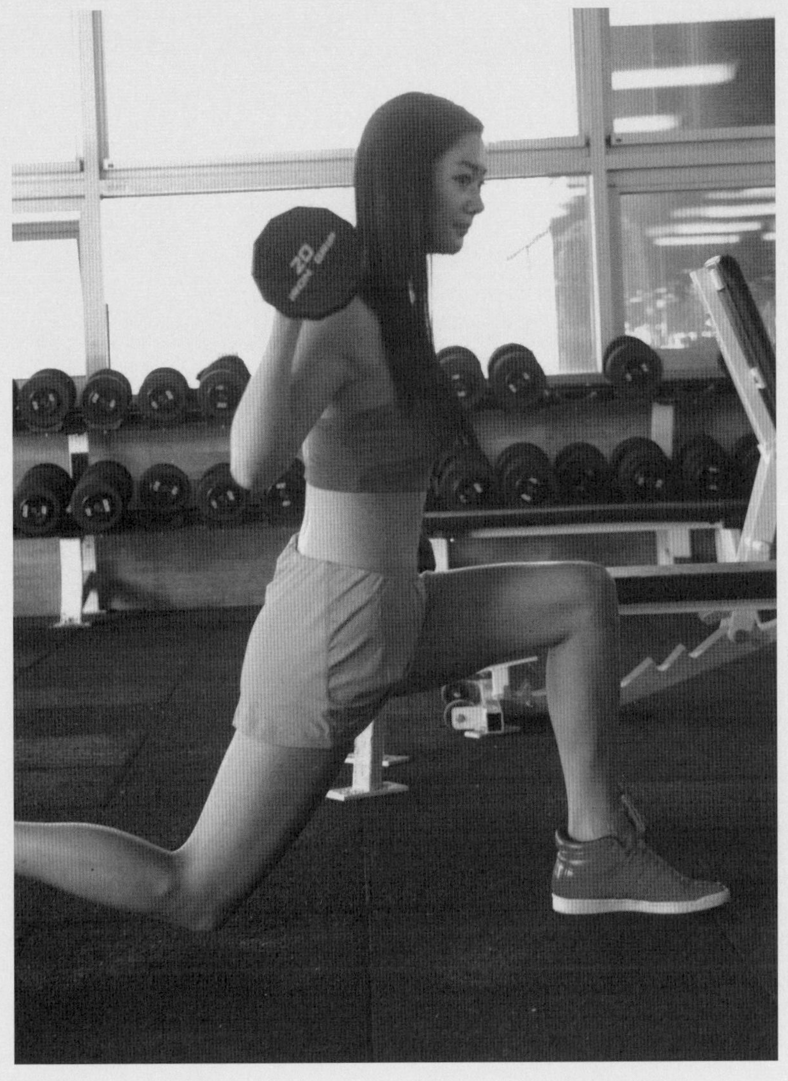

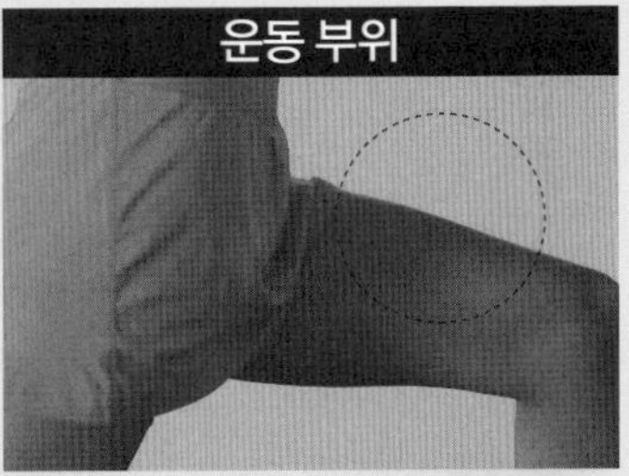

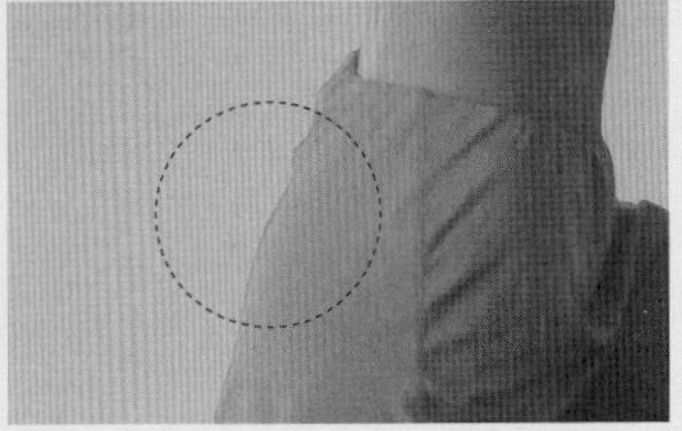

운동 순서

1 왼발을 앞으로 내딛고, 왼쪽 무릎이 90도로 구부러질 때까지 몸을 천천히 내린다.

2 뒤쪽 무릎은 지면에 거의 닿을 정도로 구부린다. 몸통은 곧게 유지한다.

3 다리를 바꾸어 같은 방법으로 실시한다.

TIP

1 앞쪽 무릎이 절대로 발끝 앞쪽으로 넘어가지 않도록 주의한다.

2 너무 무거운 바벨을 들지 않도록 하고 중량의 부담이 있으면 자신의 체중을 이용해서 실시한다.

3 Dead-Lift (barbell)

운동 부위 엉덩이와 허리 주변 근육

운동 효과 힙업 효과, 탄탄한 허리 라인, 전신 근력 운동

시작 자세 바벨을 어깨 너비보다 약간 넓게 잡고 선다.

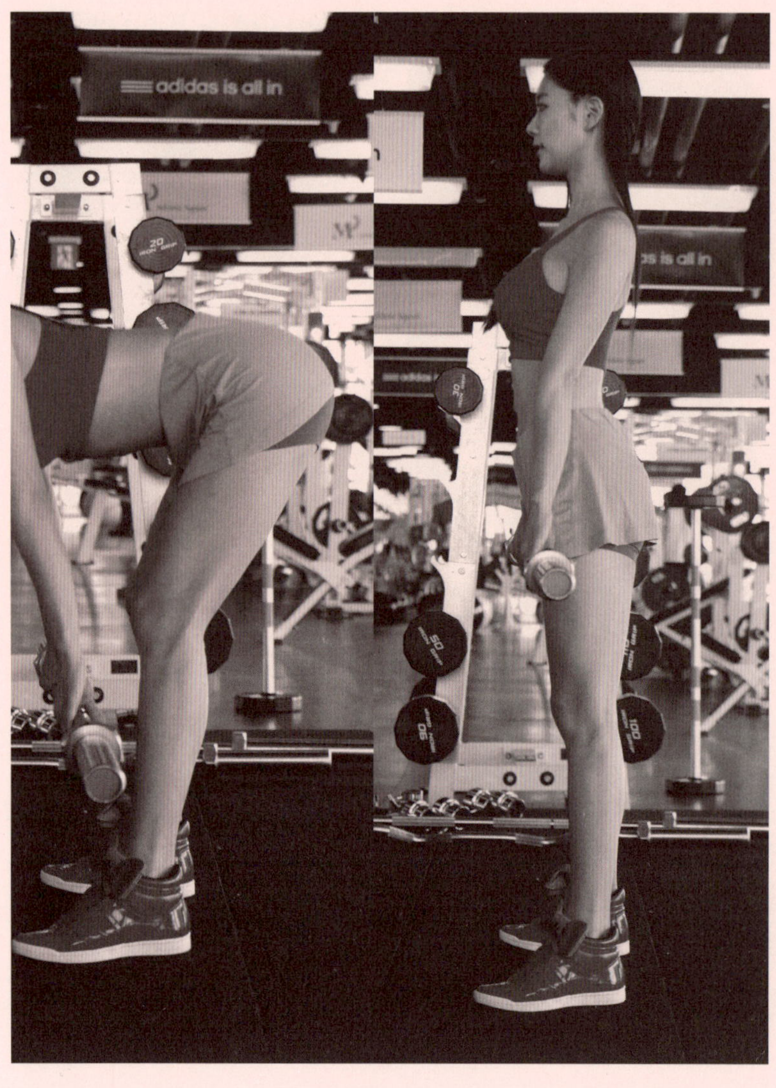

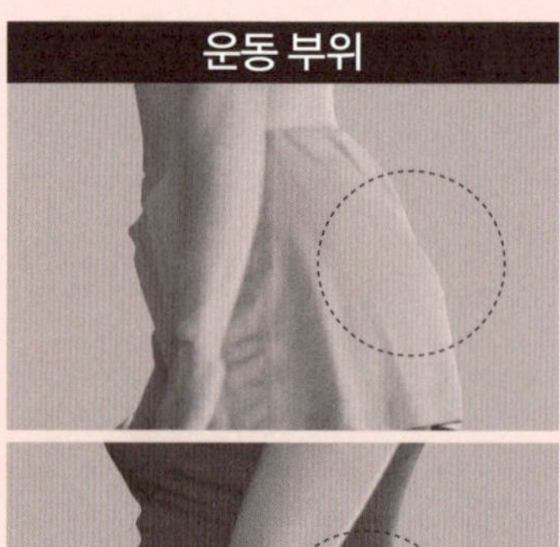

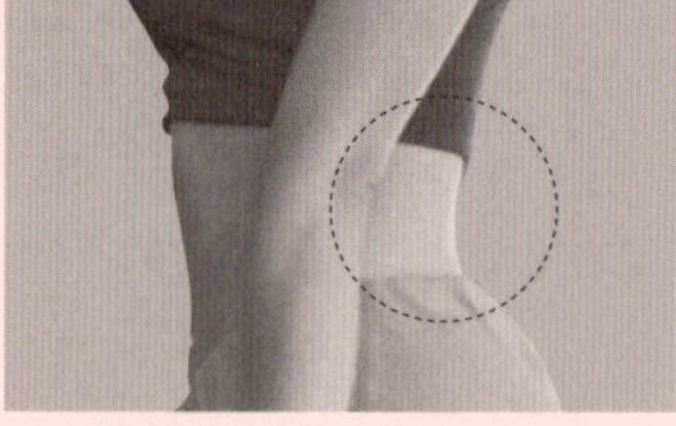

운동 순서

1 허리를 곧게 펴고 엉덩이에 힘을 주면서 앞으로 허리를 숙인다.

2 허리가 굽히지 않도록 유지하면서 엉덩이와 허리의 힘으로 상체를 일으켜 원래 자세로 돌아온다.

TIP

1 좀 더 강한 자극을 원하면, 중량을 더 끼워 실시한다.

2 반드시 허리 라인을 살려 동작을 실시해야 하며 허리가 굽혀지지 않도록 주의한다.

4 Standing Pull Down

운동 부위 등(광배근)

운동 효과 탄력적인 등을 만들어 줌으로써 당당한 자세 유지

시작 자세 팔을 어깨 너비보다 넓게 벌리고 허리를 곧게 편 상태로 바를 잡는다.

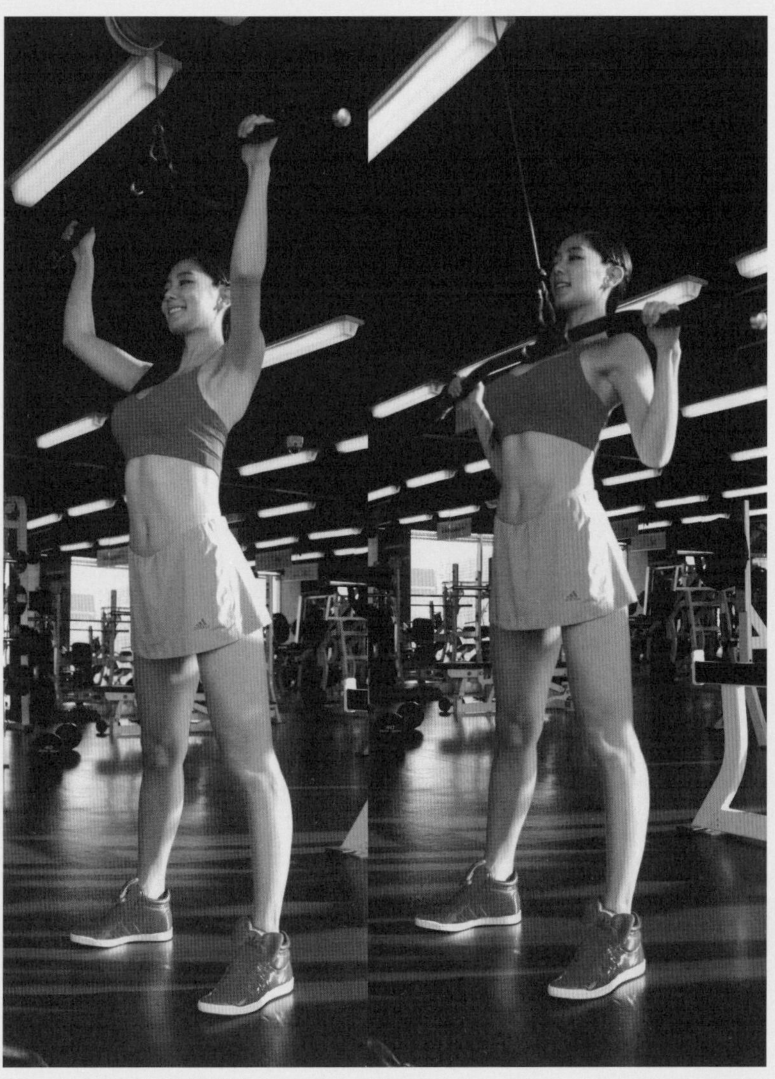

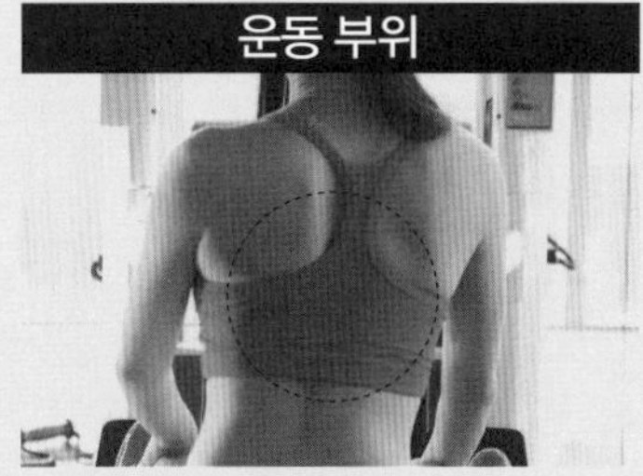

운동 순서

1 몸통을 완전히 고정시킨 후, 바를 쇄골 쪽으로 잡아당긴다.

2 쇄골 쪽에서 잠시 멈춘 다음 천천히 등 근육의 긴장감을 유지하면서 팔을 펴준다. 동작을 반복한다.

TIP

바를 몸쪽으로 당길 때 몸을 뒤로 기울여 상체의 힘으로 당기거나 체중으로 당기지 않도록 주의한다.

잠깐! 광배근이란?

견갑골 아래에서 허리로 이어지는 등 아래쪽 근육. 평소 팔을 펴고 모으거나 팔을 안쪽으로 돌리는 등의 광배근 스트레칭을 자주 하면 어깨 관절을 풀어주어 어깨 통증을 예방할 수 있다. 컴퓨터를 자주 사용하거나 책상 앞에 자주 앉아 있어야 하는 사람들은 1~2시간에 한 번씩 광배근 스트레칭을 하면 좋다.

5
Hanging Leg Raise

운동 부위 아랫배(하복근)와 골반 주변 근육

운동 효과 전체적인 코어 근육 강화와 하복부 라인 완성

시작 자세 철봉에 어깨너비보다 약간 넓게 팔을 벌려서 편히 매달린다.

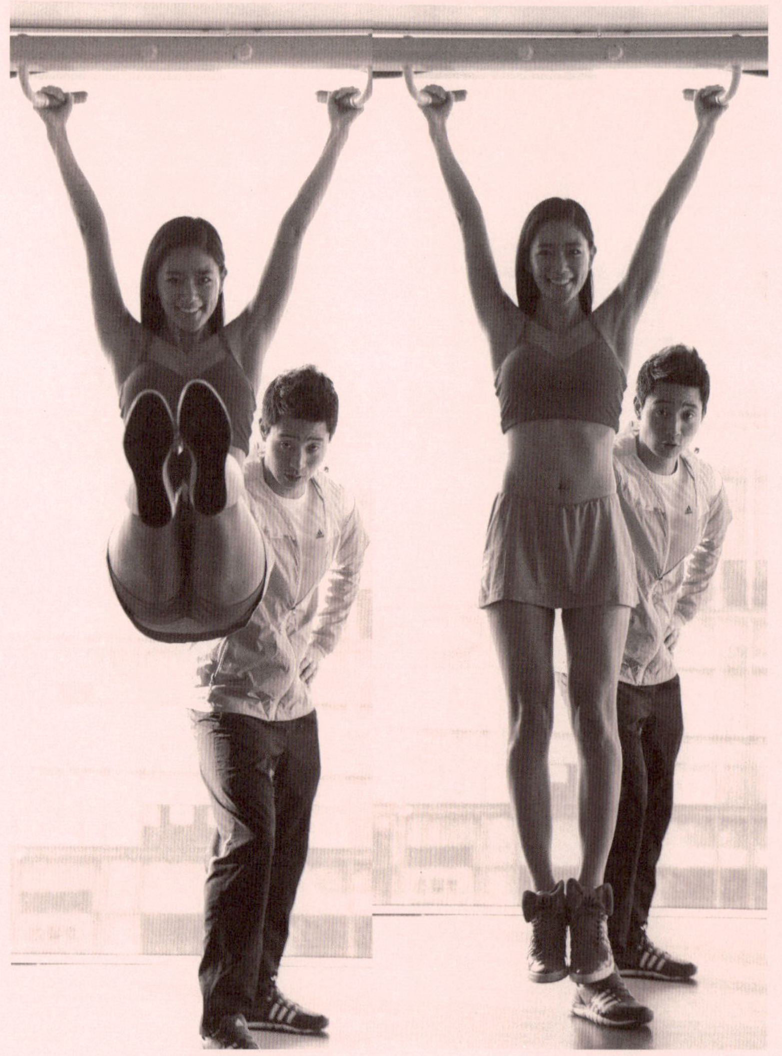

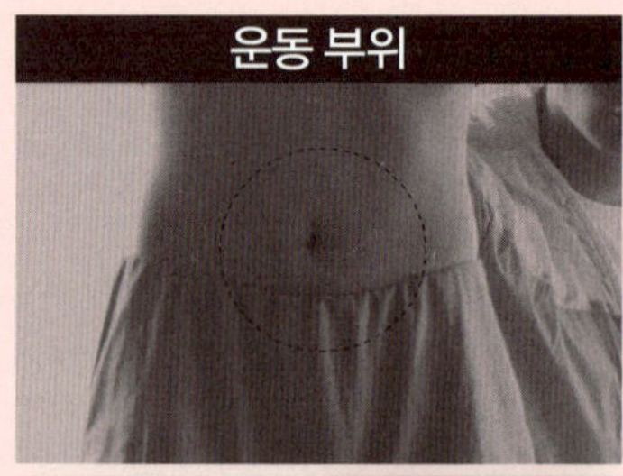

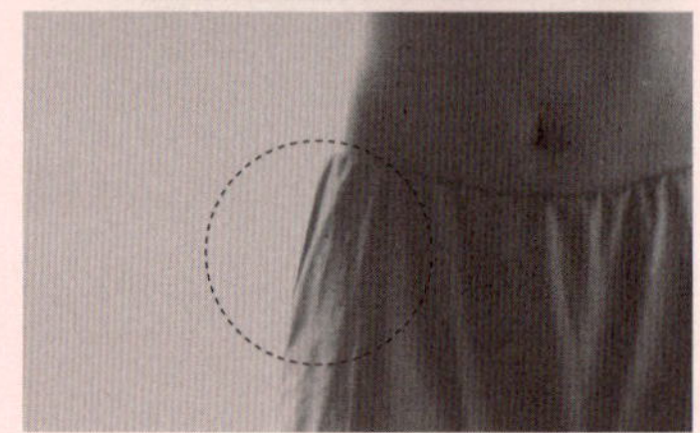

운동 순서

1 상체를 최대한 고정하고, 반동을 이용하지 않으며 두 다리의 무릎을 모아 살짝 구부려서 다리를 들어 올린다.

2 복부의 힘을 이용해 천천히 버티면서 원 상태로 다리를 내린다.

TIP

상체의 반동을 이용하지 말고, 단순히 다리를 들어 올린다기보다 골반을 통째로 들어 올린다는 기분으로 실시한다.

클라라의 피트니스 선생님
박시인 트레이너, 이것이 궁금해요!

1 **웨이트 트레이닝을 시작했는데 오히려 살이 더 쪘어요.**

트레이닝을 통해서 체지방이 감소하지만 근력과 근육량이 증가하기 때문에 체중이
유지되거나 오히려 늘어나는 경우가 있습니다. 근육이 지방보다 무게가 많이 나가기 때문에
지방이 줄어든다고 해서 눈에 띄게 체중이 줄어드는 것을 느낄 수가 없는 것이지요.
쉽게 말해서 지방이 많이 빠져도 그 자리를 단단한 근육이 차지하기 때문에 몸무게 상의
변화가 크지 않을 수도 있다는 겁니다. 그러므로 전문적인 근육량과 지방의 양을 측정하는
기계를 통해서 단순히 체중이 아닌 근육량과 지방량을 비교해 보는 것이 현명합니다.

2 **유산소 운동 vs 무산소 운동,**
다이어트에 어떤 운동이
더 효과적인가요?

유산소 운동이 체중 감량에는 더 효과적입니다.
하지만 말 그대로 체중 감량에만 효과적일 수도
있습니다. 무산소 운동 즉 웨이트 트레이닝을
통해서 꾸준히 근육량을 늘리면 몸에
기초대사량이 높아집니다. 살이 쉽게 찌지 않는
체질로 바뀌는 것이지요. 가장 효과적인 방
법은 유산소 운동과 무산소 운동을 병행하는
것입니다. 50분 정도 무산소 운동을 하고
30분 정도 유산소 운동을 하면 좋습니다.
체중을 더 많이 감량하고 싶다면
유산소 운동의 시간을 더 길게 하세요.

3 **집에서 운동할 때 주의해야**
할 것이 있나요?

사람마다 운동을 할 수 있는 체력 조건이
다릅니다. 근육은 운동과 휴식을 적절히
병행해야 성장할 수 있습니다. 그러니 너무
무리해서 무거운 기구를 들거나 지나치게
오랜 시간 운동을 하는 것은 좋지 않습니다.
집에서 운동을 한다면 매트를 이용한
가벼운 동작 위주로 하되 빈 페트병에
물을 담아서 자신이 들 수 있을 만큼의
무게를 조절해서 하도록 하세요.
근육에 적절한 자극을 주기 위해서는
한 동작을 최소 10회 이상 3세트 정도
반복해야 합니다.

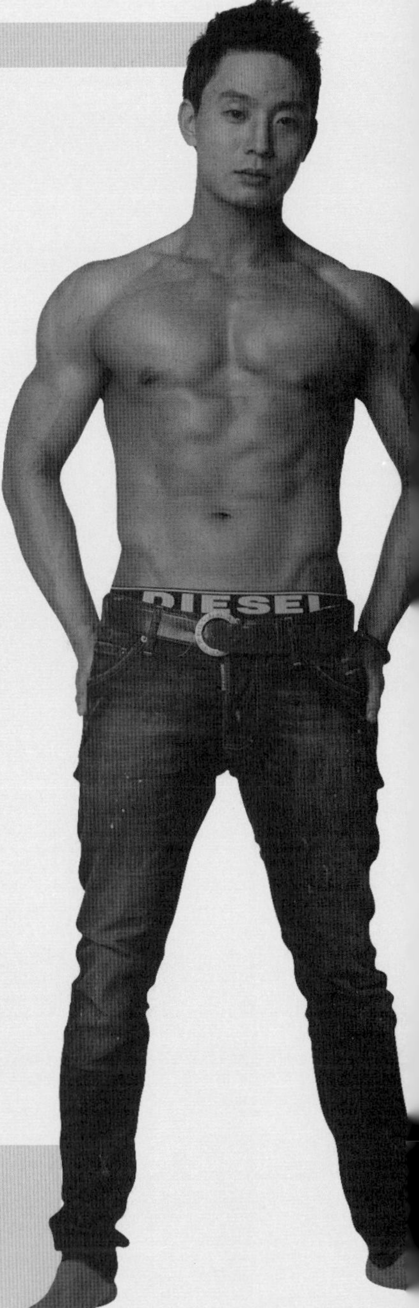

도움말 주신 클라라의 피트니스 선생님, 박시인 트레이너는?

클라라 외 김남주, 이영은, 정지아 등 많은 셀럽들의 퍼스널 트레이닝을 담당한 사회체육 전문가이다.
2011~2013년도 슈퍼모델 전속 트레이너, 〈맨즈헬스〉 쿨가이 담당 트레이너 외 다양한 방송과 잡지에서
자문위원으로 활약했다. 현재 골든핏 짐 퍼스널 트레이너로 활동 중이다.

몸의 라인을 잡아주는 필라테스 동작

1 Leg Stretch Series (Facing Side)

운동 부위 허벅지 안쪽, 종아리, 옆구리, 팔뚝

운동 효과 하체를 길게 늘려 가는 다리 라인을 만들어주고 매끈한 옆구리 라인을 잡아주며, 팔뚝의 순환을 돕는다.

시작 자세 Ladder Barrel 기구 안에 옆으로 서서 고관절 옆면이 맨 위 사다리에 닿게 한다. 한쪽 다리는 바깥쪽으로 곧게 뻗어서 배럴의 꼭대기에 놓는다.

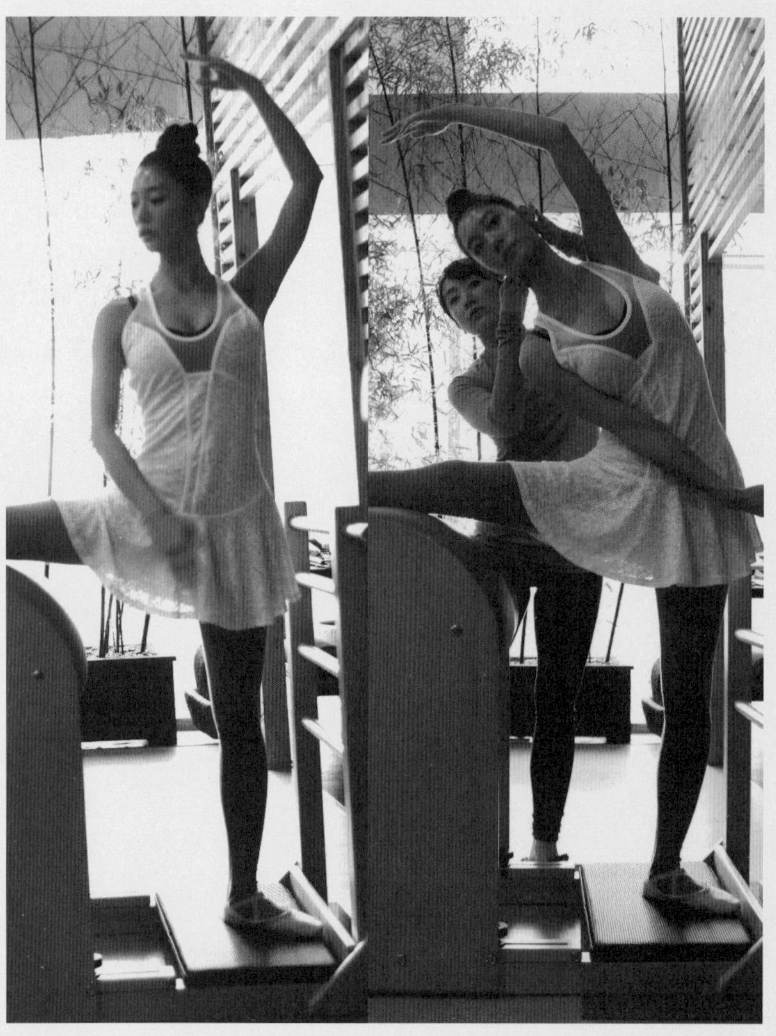

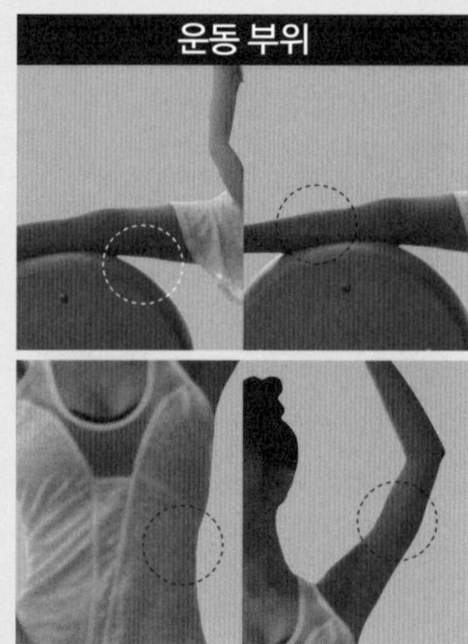

운동 순서

1 상체를 위로 향하게 척추를 바르게 세우고 Barrel을 향하여 상체를 옆으로 내린다.

2 시작 자세로 돌아오기 전까지 30초간 스트레칭을 유지한다. 반대쪽 다리도 반복한다.

TIP

1 양쪽 골반이 기울어지지 않도록 하며 수평을 유지한다.

2 호흡과 함께 스트레칭을 한다.

잠깐! Ladder Barrel이란? 필라테스에서 사용하는 원통형 기구. 운동을 하는 사람에 맞추어 기구의 길이를 조절할 수 있다. 등과 어깨, 허리를 지지할 수 있는 아치형으로 되어 있으며 목과 엉덩이, 허벅지를 곧게 이완할 수 있도록 돕는다. 사다리 부분이 Ladder, 둥근 아치 부분이 Barrel.

2
Swan

운동 부위 척추, 팔

운동 효과 척추의 유연성과 근력 강화, 등 라인 정돈, 어깨의 유연성 강화, 팔의 매끄러운 라인 정돈

시작 자세 Trapeze Table에 엎드려서 팔을 머리 위로 뻗어 bar에 놓는다.

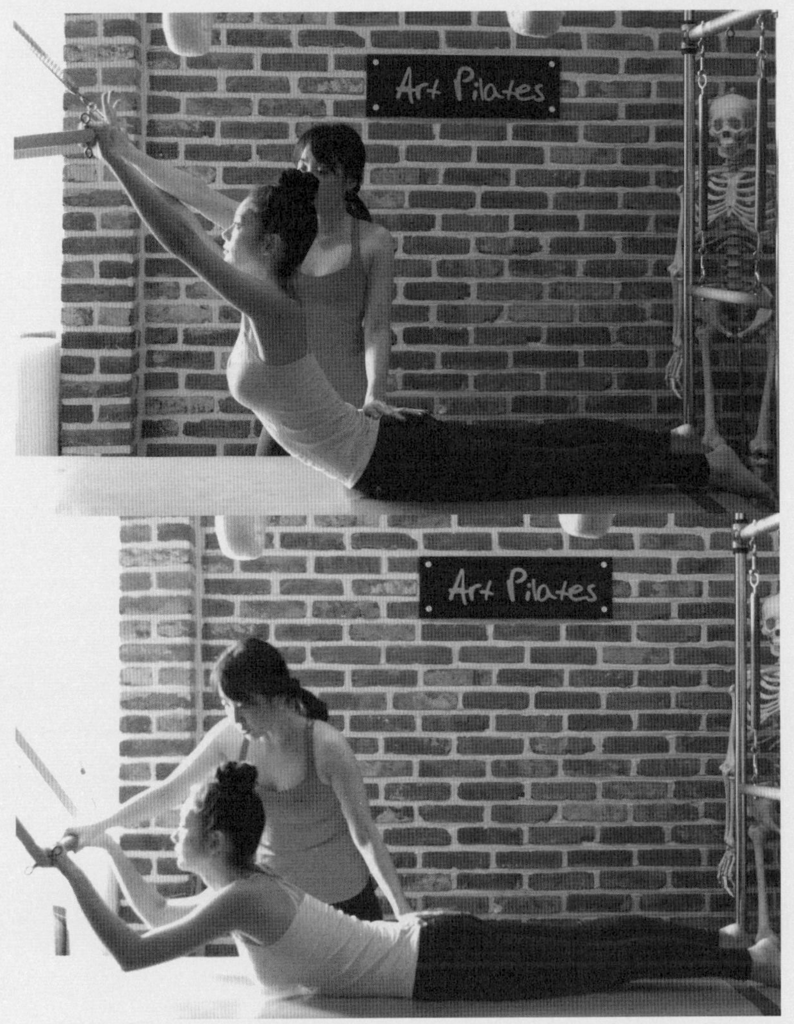

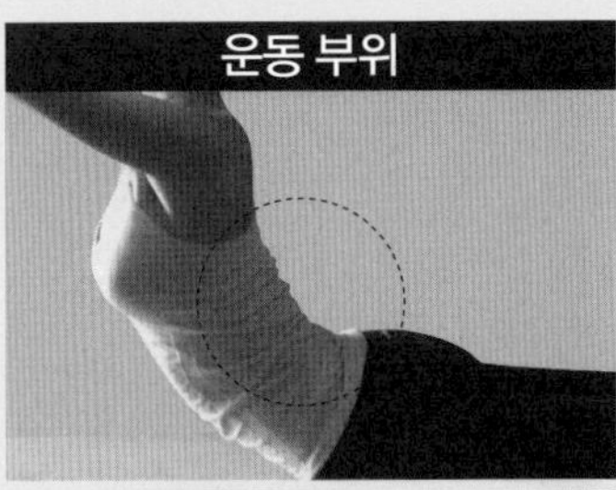

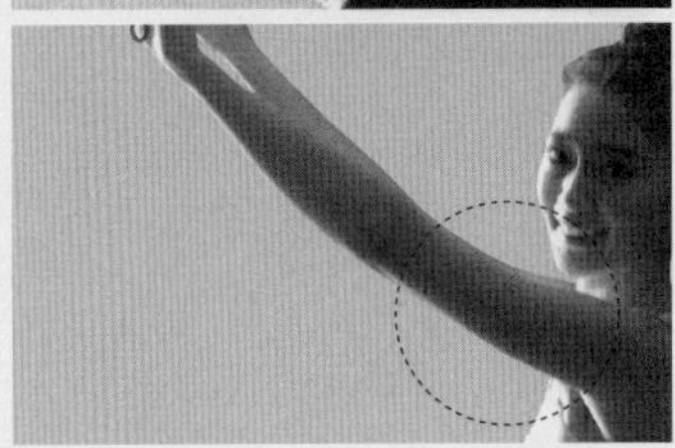

운동 순서

1 내쉬는 호흡에 바(Bar)를 머리 위로 가져오고 들이마시는 호흡에 천장을 향해서 바를 밀어 올린다.

2 바가 올라감에 따라 척추를 자연스럽게 늘인다. 척추가 완전히 스트레칭 되었을 때 팔을 편다.

3 내쉬는 호흡에 척추를 순차적으로 내리며 시작 자세로 되돌아온다.

TIP

1 양쪽 골반이 기울어지지 않도록 하며 수평을 유지한다.

2 호흡과 함께 스트레칭을 한다.

3 Front Split

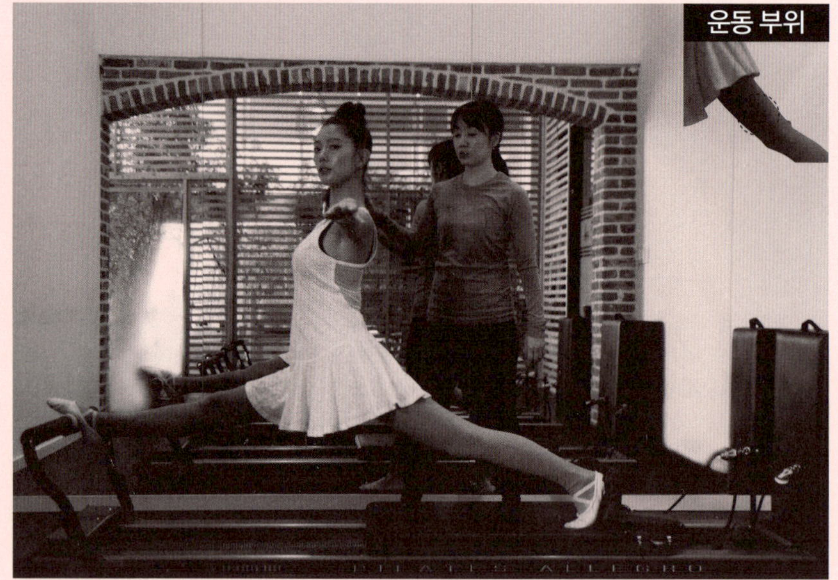

운동 부위 허벅지 앞뒤 근육, 고관절

운동 효과 다리의 유연성과 근력 향상. 매끄러운 다리 라인 정돈, 신체의 밸런스 향상

시작 자세 Reformer의 foot bar를 향해 선다. 한쪽 다리는 foot bar에 올리고 다른쪽 다리는 Shoulder rest에 기대고 무릎을 편다.

운동 순서

1 상체를 세워 중심을 잡은 다음 앞다리를 펴면서 carriage를 밀어낸다. 두 다리를 곧게 편 채 서고 숨을 내쉬면서 두 다리가 앞뒤로 최대한 벌어지도록 carriage를 서서히 밀어낸다.

2 숨을 들이마시면서 원래 자세로 되돌아온다. 두세 번 동작을 반복한 다음 시작 자세로 되돌아와 중심을 잘 잡으며 기구에서 내려온다.

TIP

1 발이 foot bar에서 미끄러지지 않도록 한다.
2 중심을 잘 잡아 넘어지지 않도록 주의한다. (초보자의 경우 긴 막대를 이용하여 지팡이처럼 중심을 잡는다.)

4 Side Arm

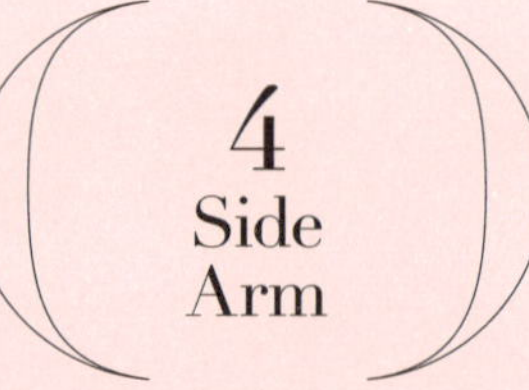

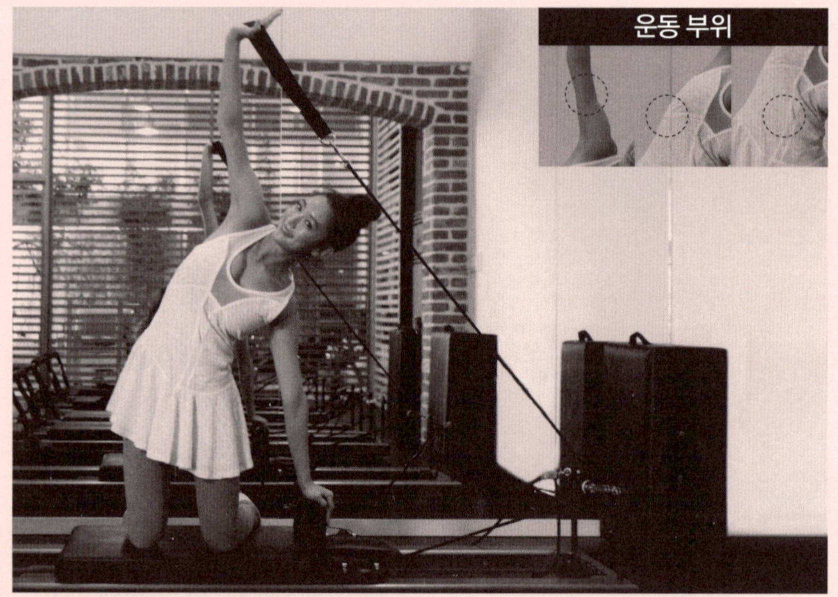

운동 부위 팔, 옆구리, 복부

운동 효과 옆구리 라인을 정돈해주며 처진 팔뚝 살을 탄탄하게 해준다..

시작 자세 Reformer 옆에 무릎을 대고 서며 한 손은 Shoulder rest 위에 올리고 몸을 옆으로 기울인다. 반대쪽 손 팔꿈치가 천장을 바라보게 하며 구부린다.

운동 순서

1 내쉬는 호흡에 손을 천장 쪽으로 밀어내면서 팔꿈치를 편다. 팔이 흔들리지 않도록 어깨에서 팔꿈치까지 이어지는 뼈를 곧게 편 상태로 둔다.

2 들이마시는 호흡에 시작 자세로 되돌아온다.

TIP

1 몸통을 앞이나 뒤로 기대지 않는다.
2 목이 바닥으로 꺾이지 않도록 한다.
3 손목이 꺾이지 않도록 한다.

PILATES TIP

클라라의 필라테스 선생님
안윤정 트레이너, 이것이 궁금해요!

1. 필라테스를 할 때 어떤 옷을 입어야 할까요?

필라테스 운동의 특성상 다리를 들어 올린다거나 뻗는 등 동작의 폭이 큰 경우가 많습니다. 따라서 너풀거리는 옷보다는 몸에 피트 되어 타이트한 옷이 좋습니다. 오버사이즈의 상의는 몸을 굽히거나 기울였을 때 옷이 흘러내려 불편하며 신체의 움직임이 잘 보이지 않으니 적합하지 않습니다. 또 상의의 길이가 너무 짧으면 팔을 들어 올렸을 때 옷이 가슴 쪽으로 말려 올라와서 불편함을 느낄 수도 있겠지요. 하의 역시 너풀대는 옷보다는 다리를 감싸는 레깅스가 좋습니다. 너무 길면 기구 운동을 하다가 옷이 끼일 수도 있으니 발목을 넘지 않는 길이가 좋습니다. 또한 기구나 매트 위에서 하는 운동이기 때문에 신발은 신지 않습니다. 미끄럼 방지를 위한 필라테스 전용 양말이 있지만 기구가 미끄러지지 않도록 방지 패드를 따로 사용한다면 맨발로 해도 무방합니다.

3. 필라테스를 하면 살이 빠지나요?

필라테스는 체중 감소와 라인을 동시에 잡을 수 있는 운동입니다. 단, 몸무게는 수치일 뿐 몸매 라인이 잡히지 않는다면 무의미하답니다. 몸무게는 빠졌는데 탄력 없는 뱃살, 등살, 옆구리살이 남아있다고 생각해보세요. 그럴 경우 체중보다는 사이즈에 초점을 맞추는 것이 바람직합니다. 라인을 제대로 정렬하는 것이 체중을 줄이는 것보다 훨씬 매력적이고 날씬해 보인답니다.

2. 동작들이 좀 어려워 보이던데 무리가 되더라도 난이도가 높은 걸 따라 하는 것이 좋은가요, 내 몸이 받쳐주는 선까지만 따라 하는 것이 좋은가요?

각자의 신체 능력에 따라 난이도를 조절해야 합니다. 몸에 무리가 느껴질 땐 그 동작에서 바로 멈추고 무리가 되지 않는 단계에서 동작의 범위를 줄이거나 자세를 변형해야 합니다. 하지만 운동을 해서 느끼는 뻐근함과 무리를 해서 느끼는 통증은 잘 구별하셔야 합니다. 운동은 어느 정도 뻐근함이 느껴지는 정도로 노력을 해야 발전이 있답니다. 몸을 상하게 하는 아픔이 느껴진다면 그 자세에서 얼른 탈출하시고, 내 몸의 매끈함을 만들어주는 근지구력 향상을 위해서라면 약간의 뻐근함은 즐겨야겠죠?

4. 필라테스는 어느 정도 꾸준히 해야 효과를 볼 수 있나요?

필라테스의 창시자 죠세프 필라테스는 '10회의 운동으로 뭔가 다르다고 느끼고 20회의 운동으로 확실한 차이를 발견하며 30회의 운동으로 새로운 신체를 갖게 될 것이다'라고 했습니다. 운동 시간에 대한 강박관념을 버리고 끈기를 가져야 합니다. 몸의 변화를 느끼려면 3개월, 내 몸에 무의식적으로 효과가 나타나길 원한다면 6개월이나 그 이상의 시간을 투자해야 잘못된 생활 습관의 패턴이 모두 바뀌게 될 것입니다.

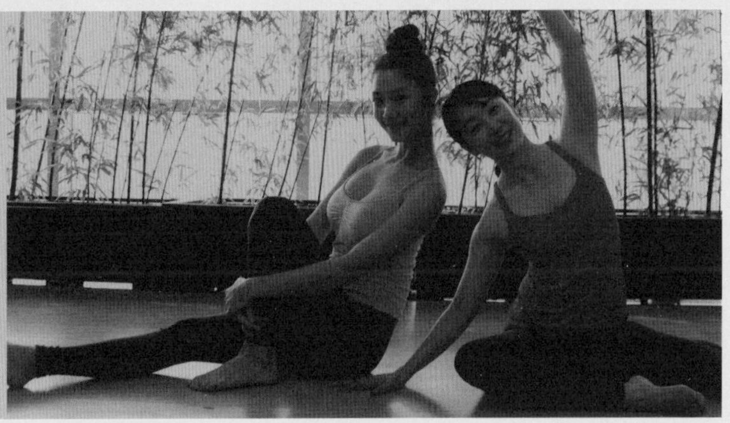

도움말 주신 클라라의 필라테스 선생님, 안윤정 트레이너는?

'보디 라인 디자이너'로 불리는 15년 경력의 필라테스 전문가. 한채영, 송윤아, 엄지원 등 수많은 셀럽의 보디 라인을 만들었다. 현재 (사)한국 필라테스협회 상임이사, 현대백화점 문화센터 및 아트필라테스 (www.artpilates.com)의 지도자로 활동 중이다.

클라라의 패션 팁

옷장 정리는 이렇게

가방

마트나 생활용품점에 가면 S자 모양으로 생긴 고리를 판매한다. 이 고리를 행거 봉에 끼워 가방을 걸어둔다. 이렇게 걸어두어야 가방의 모양이 변형되지 않고 구김이 덜 간다. 한눈에 확인할 수 있어 옷에 어울리는 가방을 코디하기도 쉽다.

긴 니트, 가디건

소매를 잘 개어 몸통 부분에 신문지를 한 장 넣고 느슨하게 말아 서랍이나 바구니에 넣는다. 신문지를 넣으면 옷 속의 습기가 흡수되어 옷이 상하는 걸 막을 수 있고 느슨하게 말수록 구김이 덜 간다.

얇은 끈이 달린 슬립 형의 드레스

요즘 자주 접할 수 있는 해외 브랜드의 드레스는 옷걸이에 걸 수 있도록 옷 안쪽에 얇은 끈 고리가 달려있는 경우가 많지만 그렇지 않은 드레스는 옷걸이에 걸면 자꾸 미끄러져 버린다. 이럴 땐 옷걸이의 어깨 부분에 신지 않는 스타킹을 조금 잘라 감거나 표면이 거친 줄을 감아둔다.

슬리브리스 톱, 속옷, 양말

작게 칸막이가 된 정리함을 이용하면 좋다. 그냥 접는 것보다 돌돌 말아서 칸에 쏙 끼우면 작은 공간에 많은 양을 수납할 수 있다.

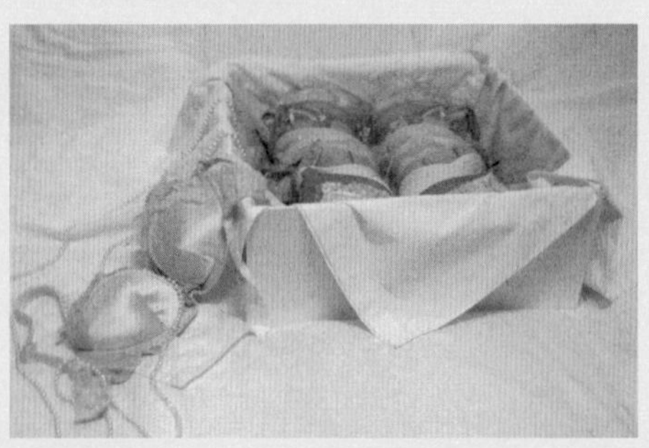

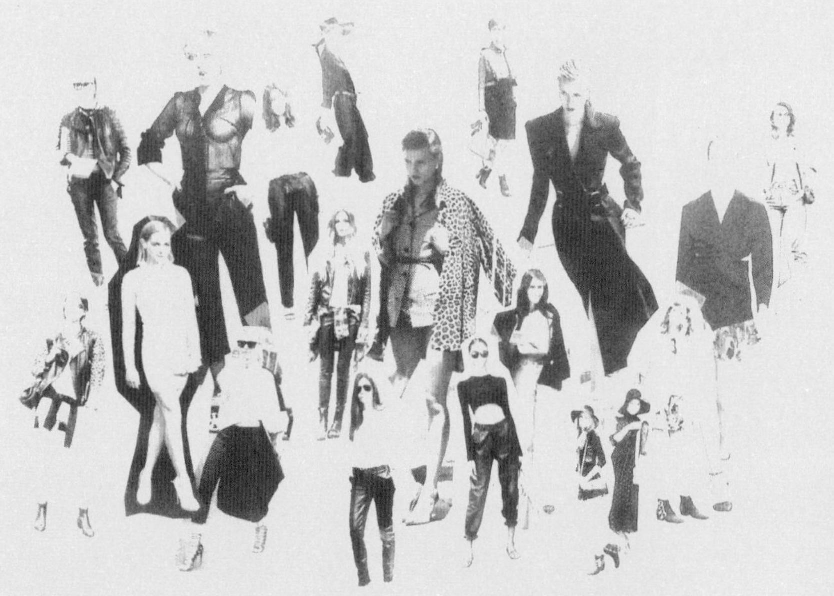

벽에 붙이는 나만의 위시리스트
최신 트렌드의 코디 방법이나 따라 하고 싶은 스타일의 사진을 붙여놓고 눈에 익히는 것도 좋은 방법. 패션지를 보다가 내가 원하는 스타일의 코디 방법을 발견하면 옷장 옆이나 전신 거울 등 눈에 잘 띄는 곳에 붙여둔다. 스타일링을 따라해 보거나 한발 더 나아가 나에게 맞게 변형시킬 수도 있고, 쇼핑하러 가기 전에 꼭 필요한 아이템이 무엇인지 빠르게 정리할 수 있다.

(구두 선택은 이렇게)

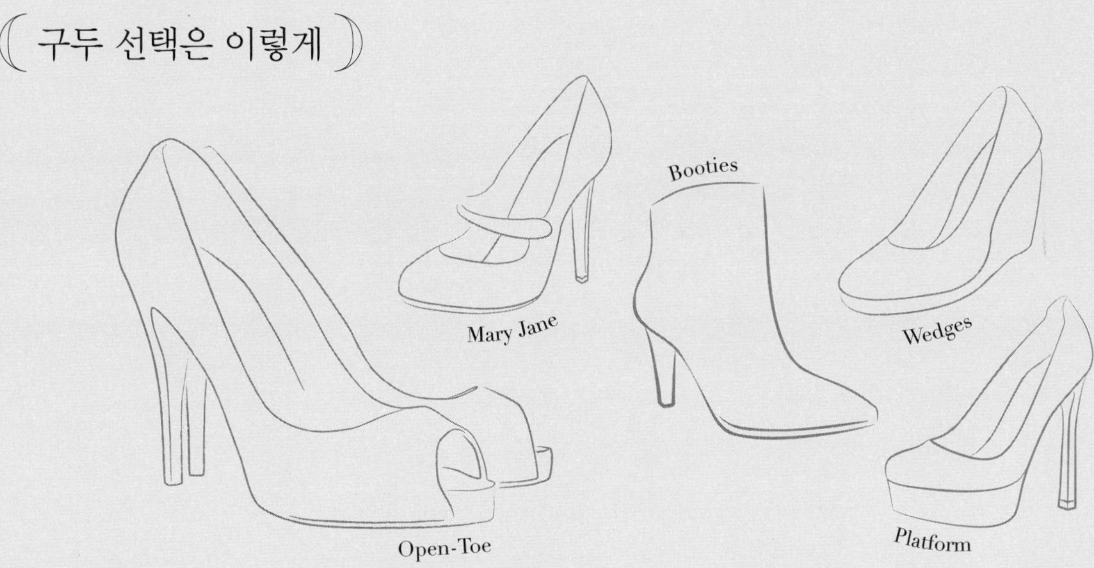

오픈토 슈즈

앞 코가 뚫려 발가락이 드러나는 슈즈. 핍토(peep-toe)라고 불리기도 한다. 핍(peep)이란 우리말로 '슬쩍 보이다'라는 뜻. 현관문에 조그맣게 뚫린 구멍을 핍홀(peep-hole)이라고 부르는 걸 떠올리면 이해하기 쉬울 것이다. 여름철부터 늦가을까지 신기 좋은 오픈토는 심심한 정장도 캐주얼한 느낌이 나도록 만든다. 이 슈즈를 선택할 때 반드시 기억해야 할 것은 발톱 손질이 잘 되어 있어야 한다는 점이다! 제대로 관리되지 않은 여자의 손과 발을 보면 확 깬다고 말하는 남성들이 많다고 하니 데이트 약속이 있다면 페디큐어에 신경 쓰자. 간단한 각질관리와 발톱 상태 체크는 필수!

메리 제인 슈즈

동화 속 소공녀가 연상되는 구두. 시크한 매력보다는 단아하면서도 소녀풍의 감성이 드러난다. 그 때문에 A자형의 팡 퍼지는 벌룬형 스커트와 사랑스러운 헤어밴드가 잘 어울린다. 부드럽고 로맨틱한 매력을 지닌 메리 제인 슈즈는 봄, 가을철 코디에 매치하면 이미지 변신에 좋다. 단, 발목이 두꺼운 편이라면 메리 제인 슈즈는 피해야 하는 아이템. 발목과 발등을 가로지르는 라인 탓에 두꺼운 발목이 더 두꺼워 보이는 안타까운 일이 벌어질 수 있기 때문!

웨지 슈즈

굽이 구두 앞면부터 뒤까지 통으로 이어진 디자인. 유명 디자이너 이자벨 마랑의 캐주얼하면서도 섹시한 웨지 운동화 덕분에 벌써 몇 년째 인기를 얻고 있다. 웨지 슈즈의 가장 큰 장점은 같은 높이의 하이힐보다 발이 편하다는 점. 아찔한 하이힐이 부담스러웠다면 웨지힐에 도전해 볼 것을 권한다. 부쩍 커진 키에 자신감과 당당함도 함께 커질 것이다.

부티 슈즈

발등까지 감싸 안는 스타일의 슈즈. 발등 위까지 올라오니 발등이 끼일 염려가 없어 일반적인 하이힐을 신었을 때보다 걸음걸이가 한층 안정적이다. 혹시나 높은 굽의 힐이 벗겨질까 봐 조심조심 우스꽝스럽게 걷는 사람들이 있는데 부티라면 그럴 걱정이 없다. 양말처럼 발 전체를 감싸고 있으니 신고 달릴 수도 있을 정도!

플랫폼 슈즈

단어 그대로 껑충! 어딘가에 올라선다는 의미. 발뒤꿈치 부분의 힐뿐만 아니라 밑창 전체가 도톰하게 돼 있다. 키가 작은 사람이라면 당연히 선호할 디자인 플랫폼 슈즈를 신을 때에는 반드시 원래 발 사이즈보다 조금 더 꽉 끼게 신어야 한다. 밑창 때문에 슈즈 자체가 무거울 뿐더러 발에 밀착감이 떨어지면 자칫 넘어질 수도 있기 때문. 요즘엔 레드카펫에서도 드레스 아래에 매치한 플랫폼 슈즈를 자주 볼 수 있다. 발목이 가늘어 보이는 효과도 있어 평소에 나도 애용하는 아이템이다. 늘씬한 각선미를 뽐내고 싶다면 플랫폼 슈즈가 제격이다.

〔 스키니 진과 레깅스 스타일링 〕

섹시하게, 스키니하게! 내가 유독 스키니 진과 레깅스처럼 몸에 짝 달라붙는 하의를 사랑하는 건 다리가 길어 보이는
매력적인 아이템이기 때문이다. 우리는 분명 서양인과는 다른 DNA를 타고났다. 다리가 짧든지 허리가 길든지……
그렇다고 해서 절망하지 말자. 너무 달라붙어서 부담스럽게 느껴졌던 스키니 진과 레깅스도 분명 내게 어울리게 입는 방법이 있으니 말이다.

1 옷의 소재에 유의하라

광택감이 있는 바지를 선택할 땐 아무리 레깅스나
스키니 진이라 하더라도 너무 달라붙는 건
피해야 한다. 전체적인 몸의 동작이 어색해
보일 뿐더러 잘못하면 다리만 유독 부어 보일 수도
있기 때문이다. 몸에 너무 밀착돼서 움직임이
불편하다면 다른 사람들의 눈에도 어딘지 모르게
불편해 보인다. '입는 사람이 불편하면 보는 사람도
불편하다.' 라는 걸 반드시 기억해 두자.

2 하의와 같은 색상의 슈즈를 선택하라

바지를 검은색을 입었다면 슈즈도 검은색으로,
마찬가지로 흰색의 바지를 입었다면 슈즈도
흰색으로 통일한다. 특히 슈즈의 앞굽이 높은
플랫폼 슈즈를 신으면 효과가 더욱 좋다.
원래 내 키보다 자그마치 8cm 정도는
길어 보이는 착시 효과를 일으킨다.
자연스럽게 다리는 더 길어 보이고 슬림해 보이니
원래 몸무게보다 마이너스 2kg의 효과는 덤이다.

3 하의 길이와 슈즈의 궁합을 따져라

아무리 몸에 잘 맞는 하의를 입었다 할지라도 하의 길이가 잘 맞춰지지
않았다면, 다리 길이가 짧다 못해 짜리몽땅해 보인다.
바짓단 아래 드러난 발등의 면적과 슈즈의 매치를 반드시 따져봐야
한다. 바짓단이 복숭아뼈까지 모두 덮는 길이인데 납작한 플랫슈즈를
신었다면 보기에도 답답해 보일 뿐만 아니라 당연히 다리도 짧아
보인다. 어두운 색상의 바지를 입어서 다리 두께는 조금 얇아 보일지
몰라도 시선이 함께 매끄럽게 떨어지지 않아 흰 발등 부분이 보이는
순간, 스키니 진은 역으로 나의 허벅지를 더욱 두껍게 부각시키는 꼴이
되고 만다. 스키니 진을 안 입느니만 못한 결과인 셈! 반대로 바짓단이
짧아 발목을 모두 드러내는 경우라면 어떤 슈즈를 신어도 그나마 앞의
상황보다는 시원해 보이겠지만, 다리가 길어 보이는 효과는 기대할 수
없다. 다리 선이 중간에 툭 끊어지는 착시효과가 일어나기 때문.
기본적으로 나는 레깅스나 스키니 진에 플랫슈즈는 NG라고 생각한다.
기껏 날씬해 보이도록 만들어놓고 신발 하나 잘못 신어서 한순간에
스타일링을 무너뜨리는 결과를 가져오기 때문이다. 하이힐을 신어야
허리-엉덩이에서부터 발목까지 내려오는 라인이 그 어떤 옷을
입었을 때보다 매력적으로 연출된다. 그러나 하이힐 대신 다른
슈즈를 선택하고 싶다면 반드시 발등 부분을 모두 덮어 하의와
발의 경계선이 보이지 않는 하이탑 스니커즈(High-Top Sneakers)
혹은 하이탑 부츠(High-Top Boots)를 권한다.
이럴 경우에도 반드시 슈즈는 하의와 같은 색상이어야 한다.

패턴이 있는 레깅스를 고를 때 가로무늬 스트라이프는 뚱뚱해 보이니까 당연히 피해야겠죠? 기왕이면 세로무늬 스트라이프를 고르세요. 제가 사구할 때
입었던 그런 스타일, 아시죠? 레깅스를 고를 때는 배 부분이 탄탄한지 꼭 확인하세요! 배 부분 밴드가 탄탄해야 아랫배를 확실하게 눌러줘서 더 날씬해 보이거든요!

캐주얼도 섹시하게 입을 수 있다?! '섹시=노출'이란 공식은 구시대적 발상이다. 노출 없이도, 튀는 패턴이나 진한 메이크업 없이도 충분히 섹시하게 스타일링을 할 수
있다. 편하고 귀여워서 자주 찾게 되는 맨투맨 티셔츠를 이용해서 섹시하게 거듭나는 클라라의 노하우! 누구나 한두 벌쯤 가지고 있는 만만한 아이템인 맨투맨 티셔츠,
일명 Sweat-Shirts. 캐주얼한 맨투맨 티셔츠 + 캐주얼한 하의의 조합은 어딘지 모르게 너무 지루하다. 다음번 쇼핑 때엔 무늬가 조금 들어가거나 스팽글이 붙은
화려한 미니스커트를 하나 골라보자. 혹은 집에 이미 있는 미니스커트를 활용해도 좋다. 여기에 각선미를 살려줄 부티 스타일의 부츠나 앞이 뾰족한 스틸레토 힐을
매치한다. 귀여우면서도 은근히 섹시함까지 더할 수 있는 멋진 조합이 탄생한다.

클럽 걸 스타일링

내가 너무나도 사랑하는 장소, 클럽! 내가 클럽에 가는 날은 곧 살 빼러 가는 날이다. 운동을 하듯이 열심히! 신나게 흔든다.
근육이 수축되는 것을 느끼면서 춤을 춘다고 말했더니 누군가 그랬다.
"클라라는 춤도 정말 열심히 추는구나!" 클럽에 갔을 때 춤에 열중하는 것만큼이나 중요한 것은 바로 '춤만 추는 것'이다.
흔히 클럽에 가면 만취되어야 신나게 놀 수 있으니까 술 한 잔, 술을 마셨으니까 안주도 한 개, 이런 식으로 계속 먹게 되는데 바람직하지 않다.
스트레스는 실컷 풀었을지라도 정작 다음날 부은 얼굴과 볼록 튀어나온 뱃살로 다시 스트레스를 받게 되니까!
그러므로 다이어트 시엔 술과 안주를 멀리해야 한다.

늘씬한 몸매를 강조하고 헤어는 최대한 자연스럽게, 액세서리는 포인트 하나만!
클럽에 갈 땐 스커트든 바지든 무조건 피트 되는 옷이 최고다. 춤췄을 때 예쁘게 보이기도 하고, 이렇게 피트 되는 옷을 입어야 옷 때문에라도
음식을 덜 먹게 된다. 한국에선 청바지에 흰 티가 제일 좋다고들 하는데 이 말에 나도 절대적으로 동감한다.
가장 단순한 색인 흰색이 조명 아래에선 가장 섹시해 보이는 컬러이기 때문이다. 하지만 나도 가끔은 드레시하게 입고 클럽에 간다.
화려하고 블링블링한 옷을 입으면 '조명발'을 제대로 받을 수 있기 때문이다. 또 스팽글 장식이 붙어있거나
시스루 소재의 옷을 입으면 팔을 뻗거나 허리를 조금 돌리는 작은 동작만으로도 화려하고 섹시해 보인다.
하의도 미니스커트나 스키니 진처럼 몸매를 드러내는 섹시한 아이템이 최고다.
단, 가죽이나 비닐 소재의 레깅스는 피하는 게 좋다. 춤을 추다 보면 땀 때문에 옷이 너무 달라붙어서 불편하기만 할테니까 말이다.
(화장실이라도 한 번 갈라치면 혼자서 전쟁을 치르는 기분을 느끼게 된다.)
너무 차려입고 가도 민망하지만 춤추는 데 편하다고 대충 맨투맨 티셔츠에 면바지, 운동화 차림으로 클럽에 오는 것도 솔직히 그다지 매력적으로
보이진 않는다. 아무리 다른 사람들의 시선을 의식하지 않더라도 클럽에 왔으면 즐겨보겠다는 분위기가 느껴져야 하지 않을까?
비슷한 맥락으로 여름철 해수욕장에서 펑퍼짐한 반팔 티셔츠에 반바지 차림도 나는 별로다. 뜨거운 여름날 즐겨보겠다고 해변에 왔다면
남들 눈치 보지 말고 화끈하게 비키니를 입어야 하는 것이다! 나에게 어울리는 선에서 T.P.O에 맞게 입는 것이 패션의 진리이다.

내 트레이드마크인 긴 생머리는 사실 춤을 추다 보면 땀 때문에 여기저기 달라붙어서 가끔 거추장스럽다.
그럴 땐 청순하게 풀고 갔다가 춤추면서 섹시하게 확~ 올려서 묶어보자.
섹시한 매력이 한층 더 업! 된다. 또 하나! 누드톤의 슈즈를 신으면 다리가 길어 보인다.
그리고 앞부분에 힐이 숨어있는 플랫폼 슈즈를 신으면 하이힐이라도 피로가 덜 느껴진다.
아무리 발이 편한 게 좋아도 키가 작아 보이는 플랫슈즈나 너무 납작한 운동화는 별로 추천하고 싶지 않다.
여긴 클럽이니까! 적당한 굽의 힐을 신으면 움직이는 동안에 몸에 긴장감이 생겨서 몸매가 예뻐 보인다.
스타일을 위해서는 어느 정도의 불편함을 감수해야 하는 건 어쩔 수 없다.
대신 집에 들어가서 반드시 발 마사지를 하고 스트레칭을 하도록 한다.
액세서리는 포인트가 되도록 블링블링한 것 한 가지 정도만 한다.
뱅글 스타일의 팔찌를 여러 개 겹쳐서 하는 것도 스타일리시해 보인다.
이런 경우에도 팔찌를 여러 개 했으니 목걸이나 귀고리는 최대한 자제해야 한다.
귀고리, 목걸이, 팔찌, 반지 등 예쁘다고 해서 닥치는 대로 다 하다 보면
'땅 보러온 복부인'이란 불명예스런 호칭을 얻게 될지도 모른다.
그리고 또 하나 중요한 건 클럽에 갈 땐 절대 값비싼 아이템을 착용하지 말라는 것이다.
누가 담배를 피우다가 옷에 묻힐 수도 있고 술을 엎지를 수도 있기 때문이다.
저렴하되 조명 아래서 최대한 멋지게 빛을 발할 수 있는 아이템을 고르는 센스를 발휘해보자.

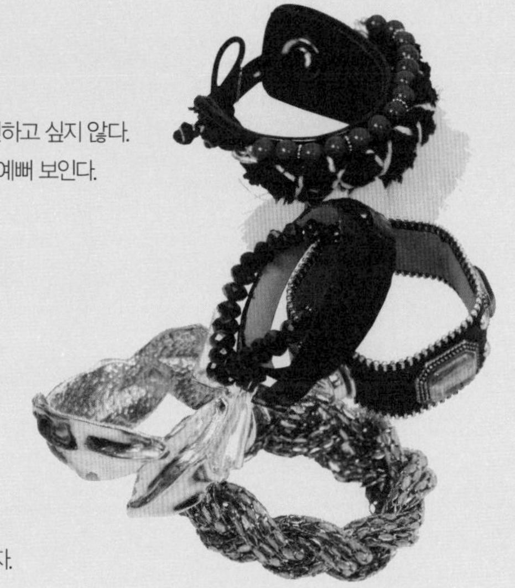

TPO별 메이크업 룩

메이크업에도 T.P.O가 있다. 옷에만 해당되는 이야기가 아니다. 동성 친구와 이성 친구를 만날 때의 메이크업이 달라야 하고,
놀러 갈 때와 일하러 갈 때도 당연히 메이크업은 달라져야 한다. 때와 장소에 따라 어울리는 메이크업 팁.
그리고 내가 실제로 즐겨 쓰는 제품을 많은 분들과 함께하고 싶어 여기 이렇게 고스란히 풀어놓는다.

남자친구와 데이트하는 날–사랑스러운 피치 퓨어 룩

남자친구를 만날 때는 한 듯 안 한 듯 청순하고 혈색 있는 메이크업을 선보이고 싶다. 하지만 여기서 중요한 것은 '안 한 듯' 한 것이지
절대 '안 한' 메이크업은 아니어야 한다는 사실! 조금 신경 쓴 것 같지만 절대 두껍지 않은 메이크업이 포인트다. 그동안 핑크나 레드 컬러만 사용했다면
사랑스러운 피치 컬러에 한번 도전해 보자. 내 안에 숨어있던 사랑스러움과 여성스러움이 마구마구 솟아날 것이다.

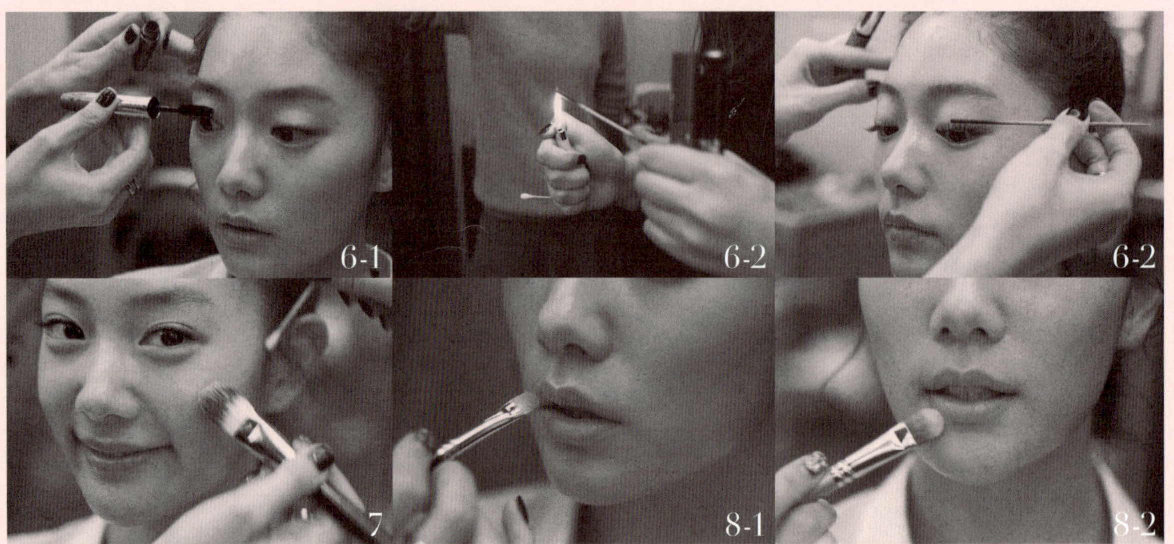

1 '닥터자르트 셀웨이크 리제너레이팅 부스터'로 피부 결을 정리한 후 2 '아이소이 울트라 워터풀 앰플'을 발라 통통 두드리며 피부에 충분히 흡수시켜준다.
3 '에뛰드하우스 순수한 꿀광채 1호'를 피부에 발라 전체적으로 촉촉하고 광채가 나는 느낌을 표현한다. 4 '슈에무라 더 라이트벌브 플루이드 파운데이션
375'와 에뛰드 광채 볼류머를 5:5로 믹스하여 파운데이션 브러시로 피부 결에 따라 톡톡 두드려 준다. 두꺼워 보이는 화장은 딱 질색! '촉촉하고 가볍게'
바르는 게 포인트! 5 베이스를 한 톤 정돈해주고 나서 '입생로랑 뚜쉬에끌라'로 T존 부위와 눈 밑 부분에 하이라이트를 넣어준다. 다섯 살은 어려 보이는
노하우 ^^ 6 '토니모리 더블니즈 팡팡 마스카라 04 브라운'으로 눈썹결을 살리며 색을 입힌다. 자연스러우면서 깔끔한 룩 연출을 위해 반드시 브러시로 먼저
눈썹을 정리해야 한다. 7 '쓰리컨셉아이즈 크림블러셔' 소프트 오렌지 컬러를 손등에 소량 덜어낸 후 브러시를 사용해 자연스럽게 광대뼈 부분에 바르고,
피부에 촉촉하게 스며들도록 손끝으로 블렌딩 한다. 평소에도 이것 하나만 뺨에 통통 두드려주어도 금세 볼이 생기 있게 보인다.
단, 너무 많이 바르면 인간 오렌지로 변해버릴지도 모르니 조심, 또 조심! 8 파운데이션 브러시로 입술을 가볍게 정리해서 입술색을 다운시킨다.
'쓰리컨셉아이즈 LIP LACQUER'로 입술 안쪽에서부터 바깥쪽으로 펴준 후에 볼터치에 사용한 크림 블러셔로 그라데이션 한다. 9 마지막으로 컨실러로
코 양 끝의 모공들을 감쪽같이 지운다. 쓱싹쓱싹~ 지우개처럼 지우려면 톡톡 두드려서 충분히 피부에 흡수시켜야 한다.

(갑작스런 저녁 약속이 잡힌 날–초스피드 청순 글로우 룩)

학교나 회사에 있다가 갑작스럽게 저녁 약속이 잡혔는데 거울을 보니 초췌한 얼굴의 내가 보인다면? 아침에 곱게 한 메이크업은 어디로 가고 다크서클만 턱까지 내려와 있다면? 후다닥 10분 만에 정돈하고 약속장소로 달려갈 수 있는 스피디한 메이크업이 필요한 때이다.

1 노 메이크업 정도로 기본 피부 톤은 가볍고 청순하게 보이도록 한다. 빌리프 더 트루 크림 모이스춰 라이징 밤으로 촉촉하게 컨실러로 모세혈관이 있는 코 주위의 붉은 기와 잡티를 커버하고, 전체적인 톤만 살짝 정리한다. 베이스에 수분 미스트를 뿌려 촉촉한 피부 톤을 강조한다.
UV 기능이 함유된 'EnerB45 올인원 매직 UV 미스트'를 추천!

TIP 화장솜에 스킨을 듬뿍 묻혀 조심스럽게 베이스 메이크업을 닦아내거나 미스트를 뿌려 닦아내는 것도 좋아요. 그 위에 CC크림과 파운데이션을 섞어 로션처럼 발라주면 3분 만에 베이스 완성!

2 진한 아이섀도보다는 눈매를 또렷하게 보이도록 하는 게 중요하다. 검게 칠한 천편일률적인 스모키 아이라인은 이제 그만! 최대한 속눈썹을 바짝 끌어올려 '보브 스판 마스카라'로 속눈썹 끝에만 볼륨을 준다.
3 펄 감이 없는 립스틱으로 치크와 립을 동시에 스피디하게 완성한다.
원하는 위치에 쓱쓱 바르고 손바닥을 비벼서 체온열로 꾹꾹 눌러주면 색상이 예쁘게 퍼진다.
중간 톤의 뉴트럴 피치 색상을 선택하면 여리여리한 코랄 컬러가 나온다.
자연스럽고 또렷한 인상을 주는 데 한몫할 수 있으니 추천!

TIP 립스틱은 입술에만 바르고 아이섀도는 눈두덩에만 발랐다고요? 이젠 조금 더 과감하게 도전해 보세요. 입술에 바르는 립스틱이 볼을 예쁘게 물들일 수도 있고 발색 좋은 아이섀도가 립스틱으로 변신할 수도 있어요! 립스틱에는 보습 성분이 충분해서 크림 타입의 블러셔보다 더 촉촉하고 자연스럽게 발색된답니다.

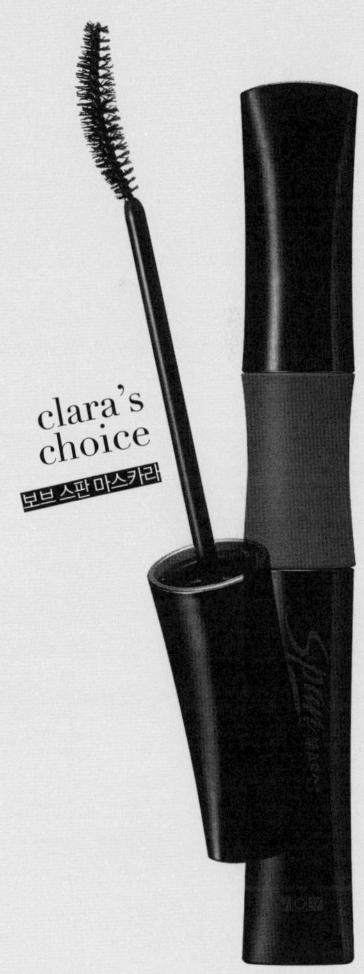

(친구들과 파티가 있는 날–팜므파탈 룩)

모처럼 만나는 친구들과의 모임. 매일 하던 메이크업보다는 뭔가 더 화려해 보이고 싶다고? 그렇다면 아래 내용에 주목하도록!
화려함에 팜므파탈 같은 치명적인 매력까지 가득 담은 클라라의 파티 룩을 알려줄테니. 이제 화려하고 블링블링한 메이크업으로 파티 퀸이 되어보자!

1 화사하고 광채 나는 피부 톤으로 럭셔리한 매력을 더해보자. T존에 펄 입자가 살짝 있는
핑크나 바이올렛 베이스와 파운데이션을 섞어서 화사하고 은은하게 마무리한다.
'베네피트 하이빔'이나 '메이크업포에버 업라이트'를 쓰면 한층 피부 톤이 화사해진다.
2 어두운 조명의 화려한 파티에는 돋보이는 아이 메이크업이 필수! 매력적인 아이라인으로 진정한 파티
퀸의 면모를 뽐낸다. 쫀쫀한 스판처럼 탄력 있는 아이라인을 연출할 수 있는 '보브 스판 라이너'를 추천!
3 애플 존에 화사한 생기와 자연스러운 홍조로 앳된 느낌을 준다.
파티 메이크업은 진한 색상 때문에 잘못하면 오히려 늙어 보이는 메이크업이 될 수 있으므로 주의해야
한다. '보브 캐슬듀 아우라 글로우 블러셔'로 부드러운 파스텔 핑크 톤을 표현한다.
4 음식을 먹거나 주위 사람들과 이야기를 하면서 립 컬러가 지저분해질 수 있으니 립 표현은 완벽하게
하는 게 중요하다. '보브 캐슬듀 하이글로시 립 루즈'로 화사하면서도 강렬한 컬러를 표현해 보자.

TIP 화려한 메이크업일수록 포인트를 한두 가지 정도로만 제한하세요.
아이와 립에 강렬한 컬러로 포인트를 줄 때에는 아이라인과 치크는 최대한 자연스럽게 표현해야
과하지 않고 매혹적으로 연출된답니다.

스케줄이 많아서 지치고 피곤한 날,
컨디션이 좋지 않아서 메이크업이 무너지는 날 빼먹지 않는 SOS 메이크업 아이템 5
- 블랙 아이라이너
- 코럴 컬러의 크림 블러셔
- 토마토 컬러의 립스틱
- 뽕뽕 한없이 올라가는 속눈썹을 위한 마스카라와 뷰러
- 탱글탱글한 얼굴로 만들어주는 페이스 오일

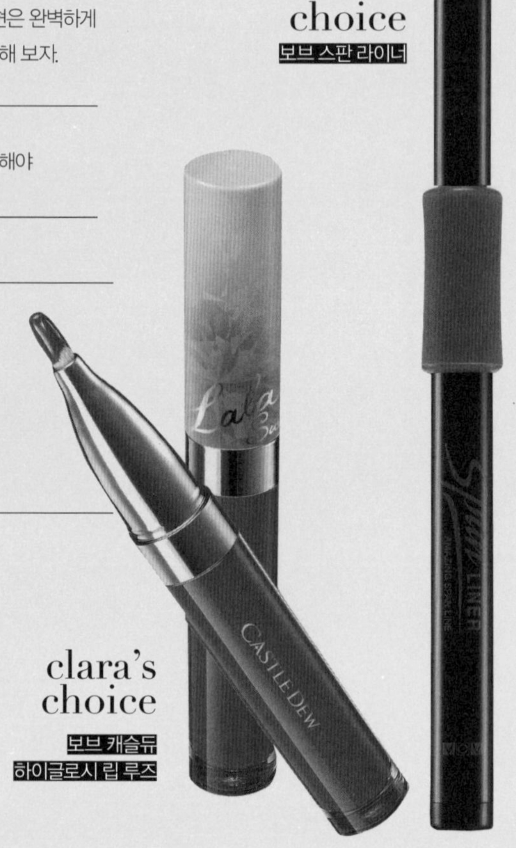

블링블링한 클럽 걸 메이크업

불타는 금요일 밤엔 클럽이 제격! 주중에 쌓인 스트레스를 풀 수 있는 절호의 기회이다.
클러빙에서 가장 중요한 건 자연스러움이다. 남을 의식하는 불안한 시선과 과한 옷차림, 그리고 진한 메이크업은 촌스럽다.
춤추는 데 편하면서 스타일도 놓치지 않는 클라라의 클럽 메이크업 포인트!

1 클럽 룩에서의 베이스 메이크업은 그다지 중요하지 않다. 조명이 어두울 뿐만 아니라 춤을 추면
땀 때문에 메이크업이 뭉개질 수 있기 때문이다. 'AHC 인텐스 컨투어밤'을 가볍게 바르는 정도로
충분하다. 비비크림 정도만 발라도 무난하다.
2 시머한 크림 타입의 아이섀도를 눈두덩이 전체에 바르고, 신비로운 느낌의 스모키 메이크업을
시도해 보자. 블루나 바이올렛, 다크 그린 컬러라면 지루한 블랙 스모키에서 벗어날 수 있다.
위에 말한 세 가지 컬러 가운데 한 가지만 발라도 좋고 두 가지 이상을 섞어도 좋다.

TIP 아이섀도는 눈두덩을 지나 눈썹 뼈까지 다 발라야 더 매력적으로 보여요!

3 언더는 아이섀도와 같은 컬러 계열의 펜슬로 점막만 채워준다. 마지막으로 가루가
날리지 않도록 젤 타입의 글리터로 눈 주위를 블링블링하게 발라주면 매력지수 UP UP!!
4 클럽걸의 메이크업에선 치크 블러셔를 생략한다. 이미 아이 메이크업이
포인트가 되어 진해 보이기도 하거니와 춤을 추면서 올라오는 '댄스댄스 홍조'를
무시할 수 없기 때문이다.
5 립스틱은 자연스러운 핑크나 레드 계열로 바르고 작은 클러치에 넣고 다니면서
중간중간 덧발라준다. '보브 캐슬듀 크리스탈 톡스 립스틱 핑크핑크 14호'를 추천!
6 클럽에서는 아무래도 사람들과 몸을 밀착하게 될 일이 많다.
이 때, 향기로운 헤어로 매력을 어필해보자.
'EnerB45 올인원 에센스 헤어 퍼퓸'을 뿌려 항균, 탈취 및 퍼퓸 효과까지 한 번에!

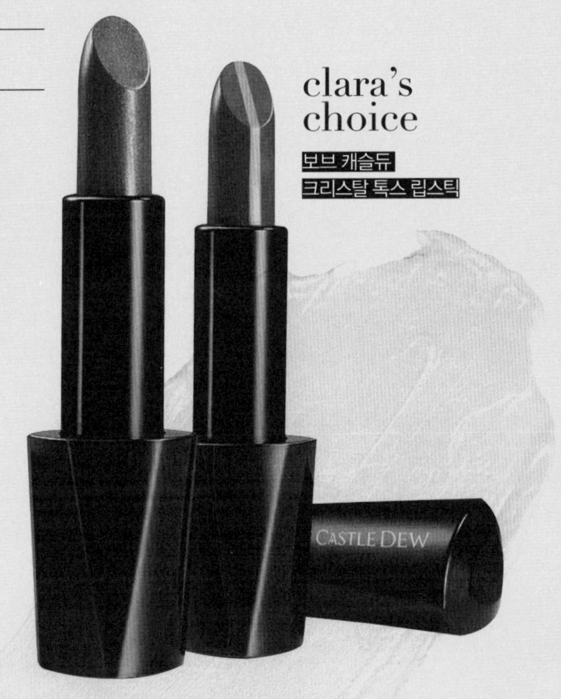

clara's choice

보브 캐슬듀
크리스탈 톡스 립스틱

(청순 VS 섹시 메이크업 TIP)

때론 청순하게 때론 섹시하게, 상반된 두 가지 스타일 모두를 소화하며 매일 다르게 변신하는 모습을 보여주는 클라라의 비밀은 바로 메이크업에 있다.
그녀의 상반된 스타일을 책임지는 메이크업 아티스트 김수빈 원장이 들려주는 청순 vs 섹시 메이크업 팁!

CLARA의 청순 포텐 메이크업

클라라는 화장을 하지 않았을 때 오히려 더 커 보이는 눈을 가졌기 때문에 아이 메이크업 시에는 색감을 덜어낸 최소한의 메이크업만 해준다.

1 브라운 펜슬로 눈 위 점막만 메운다. 라인을 먼저 그려준 후 섀도를 얹으면 훨씬 더 자연스러운 눈매를 연출할 수 있다.
2 연한 베이지 브라운 컬러의 섀도를 눈두덩에 발라 음영감을 살린다.
3 아이래시 컬로 속눈썹을 컬링한 뒤 브라운 마스카라를 이용해 꼼꼼하게 발라준다.
4 립은 코럴 계열의 틴트를 사용해 중앙 부분에만 물들이듯 발라준다.
5 블러셔는 연한 피치 계열을 선택해 콧방울에서 1cm 떨어진 곳부터 애플존까지 둥글리듯 발라준다.

CLARA의 섹시 엣지 메이크업

섹시한 분위기의 메이크업을 원한다면 화려한 아이섀도보다는 풍성한 속눈썹과 엣지 있는 치크 섀딩으로 연출하자.
립은 누디한 컬러 혹은 섹시 메이크업의 정석인 레드 립 모두 좋다. 누디 컬러 립은 베이지와 핑크를 섞어주면 세련된 느낌을 줄 수 있다.
레드립은 같은 컬러라도 질감을 달리하면 색다른 느낌을 연출할 수 있다. 광택감을 주면 관능적인 느낌, 매트하게 바르면 엣지 있는 느낌을 살릴 수 있다.
섹시 메이크업에서 좀 더 특별한 분위기를 내고 싶을 때는 컬러렌즈를 착용하는데
그레이, 퍼플 등의 컬러렌즈를 착용하면 같은 컬러의 아이 메이크업도 이국적인 느낌으로 변신한다.
또한 노출이 있는 의상을 입는 경우에는 몸에 아르간 오일을 발라주어 탄력 있는 바디가 더욱 돋보일 수 있도록 보습 효과를 준다.

EYE

1 눈두덩에 브론즈 컬러의 크림섀도를 넓게 펴바른 후, 쌍꺼풀 라인보다 1cm 윗부분까지 다크한 계열의 포인트 섀도를 발라준다.
2 젤 타입 아이라이너를 선택해 아이라인을 그리는데 중간 부분까지 꽉 채워서 그리면 눈매가 답답해 보이므로 중앙 부분은 점막만 메운다는 느낌으로
그려준다. 눈 앞머리는 도톰하게, 중간 부분은 최대한 점막 가까이, 동공이 끝나는 부분부터 눈꼬리 부분은 다시 도톰하게 수평으로 그려준다. (클라라는
동그랗고 귀여운 눈매를 가지고 있는데, 이런 눈은 라인을 꽉 채워서 그리면 오히려 눈이 작아 보일 수 있으므로
동공 부분은 최대한 얇게, 점막만 메우듯 라인을 그려야 눈매가 더욱 시원해 보이는 효과가 있다.)
3 인조 속눈썹은 길이가 긴 것과 짧은 것을 섞어서 붙이면 훨씬 자연스럽고 드라마틱한 느낌을 연출할 수 있다.
4 섹시한 느낌의 섀딩 바르기 : 얼굴 외곽 관자놀이 부분에서 귀밑 턱 부분까지 직선으로 터치한다.
귀 옆에서 코끝 방향으로 감싸듯이 쓸어준 후 관자놀이에서 턱 끝까지 최대한 힘을 빼고 쓸어준다.
5 클라라처럼 윤곽이 잡힌 눈썹이라면 자연스럽게 본인 눈썹 모양을 살려 브로우 펜슬이나 섀도로 메우듯 그려줄 것.
마무리로 눈썹의 결을 살릴 수 있게 투명마스카라로 빗어주기만 하면 끝!

LIP

1 입술의 외곽선을 컨실러와 파운데이션을 믹스해 테두리만 커버해준다.
2 레드 립스틱을 입술전체에 바른 후 같은 계열의 립라이너를 입술 라인을 따라 정교하게 그려준다.
3 티슈로 눌러준 후 입술 중앙에 레드 틴트를 한 번 더 바른다.

BEAUTY TIP

클라라의 메이크업 담당,
김수빈 원장이 들려주는 메이크업 팁!

1 피부보다 아이 메이크업 먼저!

보통의 메이크업 순서는 피부 베이스 연출 후 아이 메이크업으로 이어지는데, 저는 클라라 씨의 메이크업을 시작하기 전에 얼굴에 녹차팩을 붙여 열감을 내린 상태로 아이 메이크업에 들어갑니다. 메이크업을 시작하기 전 녹차팩을 하면 피부를 진정시키는 효과를 볼 수 있어요. 그리고 이렇게 마스크 팩을 하며 메이크업을 시작하면 바쁜 아침, 시간을 단축시킬 수도 있지요. 기존 방식대로 피부 베이스를 바른 뒤 아이 메이크업을 할 때, 눈밑에 섀도가 번지거나 떨어져 고민되었다면 이렇게 순서를 바꿔보세요. 깔끔하게 아이 메이크업을 끝낼 수 있답니다.

2 베이스는 얇지만 생동감 있게

커버력이 좋은 하나의 베이스 제품으로 모든 것을 해결하기보다는 피부톤과 결점 부위를 따로따로 관리하는 게 자연스러운 베이스 메이크업의 비법! 클라라 씨 또한 스킨과 에센스, 가벼운 질감의 크림을 발라서 흡수시킨 뒤 에프리콧 컬러(살구색)의 베이스로 피부톤을 고르게 맞춥니다. 이후 파운데이션과 CC크림을 믹스해 고르게 발라준 뒤 피치톤의 컨실러로 눈 밑을 화사하게 밝혀주고 유분기만 살짝 걷어내는 느낌으로 파우더로 마무리하지요. 실제로 클라라 씨는 피부탄력이 굉장히 좋고, 탄성감이 뛰어나 피부 광채를 표현하는 별도의 베이스 제품을 바르지 않아요. 다만 시상식이나 파티 등 행사가 있을 때에는 의상에 맞추어 약간의 제품을 더합니다.

3 블러셔로 얼굴형 보정하고 생기 더하기

긴 얼굴형이 고민이거나 얼굴에 생기가 없어 보일 때 치크 블러셔를 활용해보세요. 클라라 씨 또한 가끔 바쁜 스케줄로 작고 갸름한 얼굴이 더욱 말라보일 때가 있는데, 이럴 때는 블러셔 테크닉으로 이를 보완합니다. 먼저 베이스 과정에서 애플존에 크림 타입의 블러셔로 살짝 혈색을 줍니다. 이후 정면을 봤을 때 동공 아래로 수직으로 내린 볼 부분과 코끝이 수평으로 되는 부분에 은은한 펄감이 있는 블러셔를 동글리듯 발라줍니다. 이때 코끝 아래까지 블러셔가 번지지 않도록 주의하세요!

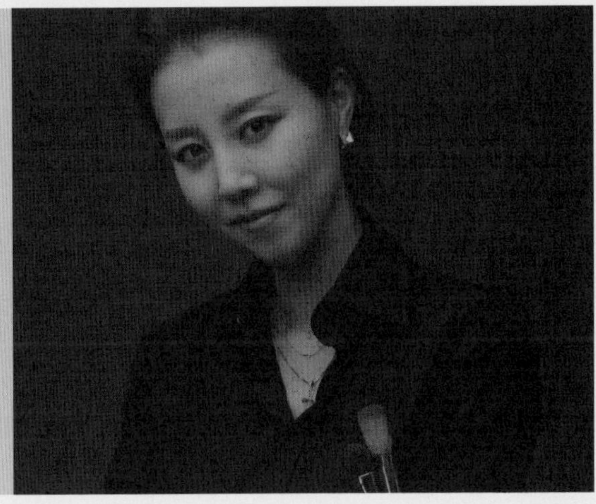

도움말 주신 메이크업 아티스트 김수빈 님은?

겟잇뷰티 프로그램을 비롯해 다수의 방송에 출연하여 메이크업의 최신 트렌드를 알린 메이크업 아티스트이다. 클라라, 이하나, 윤해영, 이혜영, 박은영 아나운서, 황수경 아나운서 등 셀리브리티의 메이크업을 담당했다. 현재 뷰티 하우스 우현증 메르시의 메이크업 원장으로 재직 중이다.

장점은 살리고 단점은 보완하는 헤어 스타일

스타일링이란 옷을 어떻게 입느냐 만을 따지는 것은 아니다. 헤어 스타일, 메이크업, 슈즈의 선택에 따라서 스타일링은 확연히 달라진다.
특히 여자들은 머리를 길게 기르기도 했다가 짧게 자르기도 하고 펌을 했다가 풀어서 생머리로 바꾸기도 하고 그냥 풀었다가 가볍게 묶는 것으로도
분위기가 달라지니 남자들보다는 변신의 폭이 넓다. 그래서 난 여자로 태어난 게 행복하다.

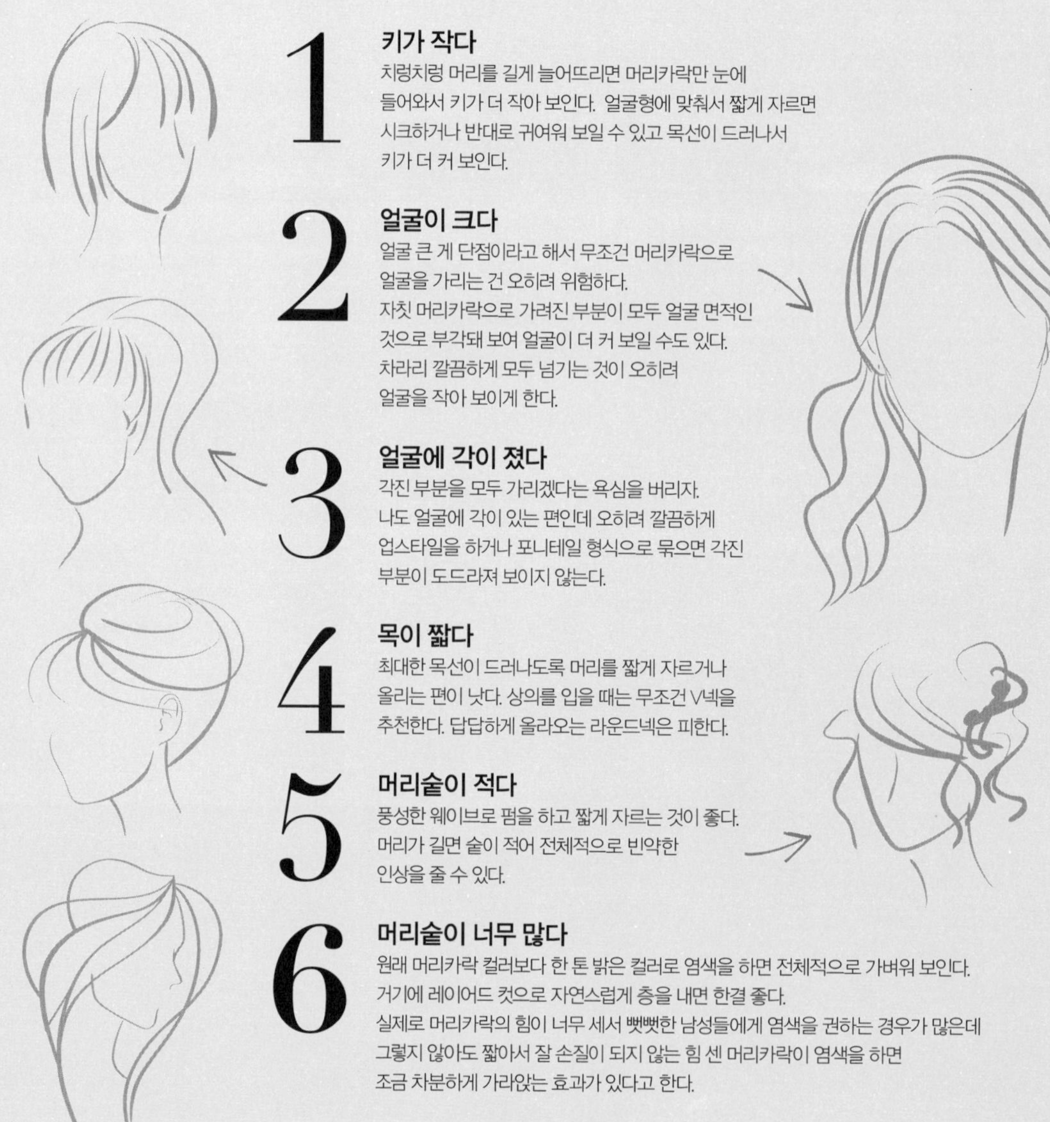

1 키가 작다

치렁치렁 머리를 길게 늘어뜨리면 머리카락만 눈에
들어와서 키가 더 작아 보인다. 얼굴형에 맞춰서 짧게 자르면
시크하거나 반대로 귀여워 보일 수 있고 목선이 드러나서
키가 더 커 보인다.

2 얼굴이 크다

얼굴 큰 게 단점이라고 해서 무조건 머리카락으로
얼굴을 가리는 건 오히려 위험하다.
자칫 머리카락으로 가려진 부분이 모두 얼굴 면적인
것으로 부각돼 보여 얼굴이 더 커 보일 수도 있다.
차라리 깔끔하게 모두 넘기는 것이 오히려
얼굴을 작아 보이게 한다.

3 얼굴에 각이 졌다

각진 부분을 모두 가리겠다는 욕심을 버리자.
나도 얼굴에 각이 있는 편인데 오히려 깔끔하게
업스타일을 하거나 포니테일 형식으로 묶으면 각진
부분이 도드라져 보이지 않는다.

4 목이 짧다

최대한 목선이 드러나도록 머리를 짧게 자르거나
올리는 편이 낫다. 상의를 입을 때는 무조건 V넥을
추천한다. 답답하게 올라오는 라운드넥은 피한다.

5 머리숱이 적다

풍성한 웨이브로 펌을 하고 짧게 자르는 것이 좋다.
머리가 길면 숱이 적어 전체적으로 빈약한
인상을 줄 수 있다.

6 머리숱이 너무 많다

원래 머리카락 컬러보다 한 톤 밝은 컬러로 염색을 하면 전체적으로 가벼워 보인다.
거기에 레이어드 컷으로 자연스럽게 층을 내면 한결 좋다.
실제로 머리카락의 힘이 너무 세서 뻣뻣한 남성들에게 염색을 권하는 경우가 많은데
그렇지 않아도 짧아서 잘 손질이 되지 않는 힘 센 머리카락이 염색을 하면
조금 차분하게 가라앉는 효과가 있다고 한다.

사진발 잘 받는 포토제닉 팁

(의상은 이렇게!)

상의를 밖으로 꺼내 입지 말 것! 다리가 길어 보이고 싶다면 가급적 상의를 하의 안에 넣어서 입도록 하자.
잘록한 허리 라인이 돋보이도록 말이다. 상의 끝자락이 길게 앞으로 나와 있으면 몸통 자체가 부해 보일 뿐 아니라 다리까지 짧아 보인다.
상의를 모두 집어넣는 게 영 어색하다면, 센스 있게 한쪽만 푹 찔러 넣어보는 것은 어떨까? 작은 차이지만 훨씬 세련되고 늘씬해 보인다.
그리고 바짓단의 길이와 마무리도 신경 써야 한다. 바짓단이 너무 짧아서 깡총한 느낌이 들면 다리가 짤막해 보인다.
반대로 길어서 우글우글 주름이 생긴다면 신발에 맞춰서 깔끔하게 접어 정리하자. 모자나 헤어피스, 헤어밴드 등의 아이템을 활용해 보자.
시선이 위로 향하게 해 키가 더 커 보이는 효과가 생긴다.
단, 지나치게 컬러가 과하거나 치렁치렁한 장식이 달려있으면 오히려 키가 작아 보이니 주의할 것!

(포즈는 이렇게!)

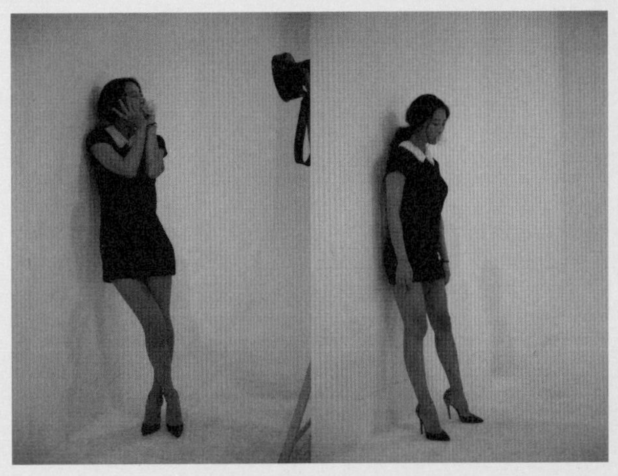

서 있는 사진을 찍을 때 차려 자세로 정면을 바라보는 것만큼
키가 작아 보이고 어색한 것도 없다. 45도로 서서 손을 흔드는
전형적인 미스코리아 포즈를 생각해보면 금방 알 수 있다.
한쪽으로 몸을 살짝 틀어보자. 이때 앞으로 나와 있는 쪽의 다리를
살짝 앞으로 뻗어주면 다리가 1.5배는 더 길어 보인다.
정면으로 서 있더라도 한 쪽 다리를 살짝 굽히면 밋밋하게
젓가락처럼 서 있는 것보다 사진이 예쁘게 나온다.
팔을 가볍게 허리에 얹는 포즈는 자칫 올드해 보일 수 있지만,
사실 몸매를 강조하는 데는 아주 효과적이다. 허리에 올리는 게
어색하다면 가볍게 주머니에 꽂는 것도 방법! 두 명 이상이 같이
찍을 경우, 상체를 약간 뒤로 젖혀야 얼굴이 작고 다리가
길어 보인다. 앉아있을 때도 마찬가지. 상체를 약간 뒤로 젖히고
다리를 사선으로 뻗어야 비율이 좋아 보인다.

사진 잘 찍히고 싶은 건 동서양을 막론하고 모두 같은가 보다. 소셜 네트워크 서비스를 이용하는 사람들이 늘어나면서 사진에 민감한 사람들이 많아졌다.
예쁘게 나온 사진이면 상관없지만, 다른 사람이 올린 사진 속의 내가 이상해 보인다면 그것만큼 속상한 일도 없다.

영국 〈데일리 메일〉이 전한 예쁘게 사진 찍히는 비법! 우리도 따라해 보자!
- 턱을 들 것! 턱을 내릴 경우 턱 밑 살이 접혀 더 뚱뚱해 보인다.
- 다리를 벌리고 손을 편히 내리는 자세는 둔해 보인다. 한 다리를 교차로 꼬고 손을 허리에 두면 허리가 훨씬 가늘어 보인다.
- 정면을 바라보고 찍는 것보다는 약간 비스듬한 각도에서 찍는 것이 낫다.
- 다리를 살짝 모으고 한쪽 어깨를 뒤로 빼면 골반이 더 작아 보인다.
- 의자에 앉을 때는 바른 자세로 앉을 것. 구부정하게 앉기보다 의자에 바로 앉아 다리의 측면이 보이도록 살짝 몸을 틀어주면 훨씬 날씬해 보인다.

클라라의 시크릿

1판 1쇄 인쇄 2014년 12월 1일
1판 1쇄 발행 2014년 12월 8일

지은이 클라라

발행인 양원석
편집장 김순미
총괄진행 심선영
진행 김현영, 정혜린
사진 김태오(LEYJUN STUDIO)
디자인 design by:SOOP[디자인바이:숲]
　　　　아트디렉터 이인선 **디자이너** 김주희, 서선미, 김다연
해외저작권 황지현, 지소연
제작 문태일, 김수진
영업마케팅 김경만, 정재만, 곽희은, 임충진, 김민수, 장현기, 송기현
　　　　　　우지연, 임우열, 정미진, 윤선미, 이선미, 최경민

펴낸 곳 ㈜알에이치코리아
주소 서울시 금천구 가산디지털2로 53, 20층(가산동, 한라시그마밸리)
편집문의 02-6443-8842 **구입문의** 02-6443-8838
홈페이지 http://rhk.co.kr
등록 2004년 1월 15일 제2-3726호

ISBN 978-89-255-5259-0(13690)

※이 책은 ㈜알에이치코리아가 저작권자와의 계약에 따라 발행한 것이므로
　본사의 서면 허락 없이는 어떠한 형태나 수단으로도 이 책의 내용을 이용하지 못합니다.
※잘못된 책은 구입하신 서점에서 바꾸어 드립니다.
※책값은 뒤표지에 있습니다.

RHK 는 랜덤하우스코리아의 새 이름입니다.

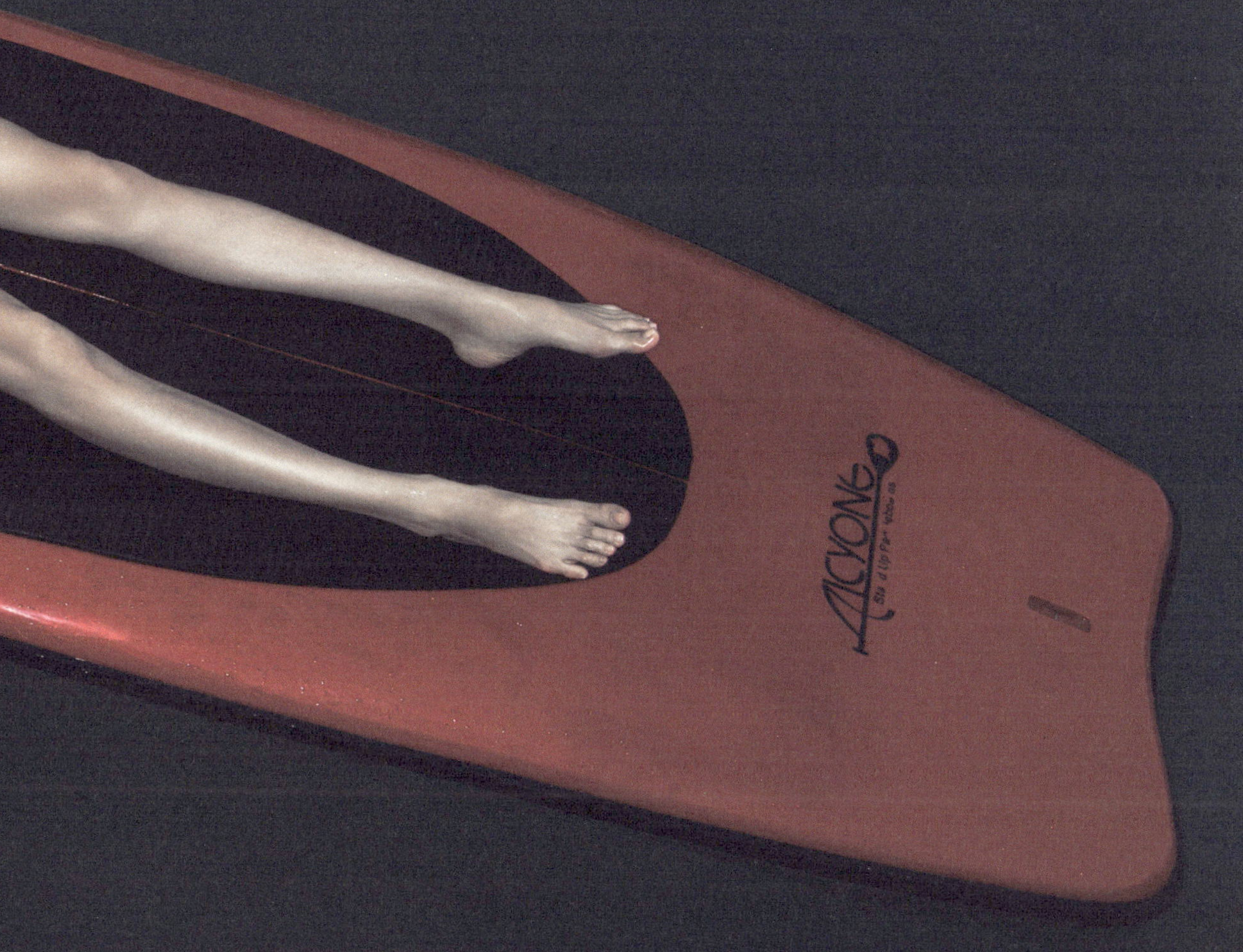

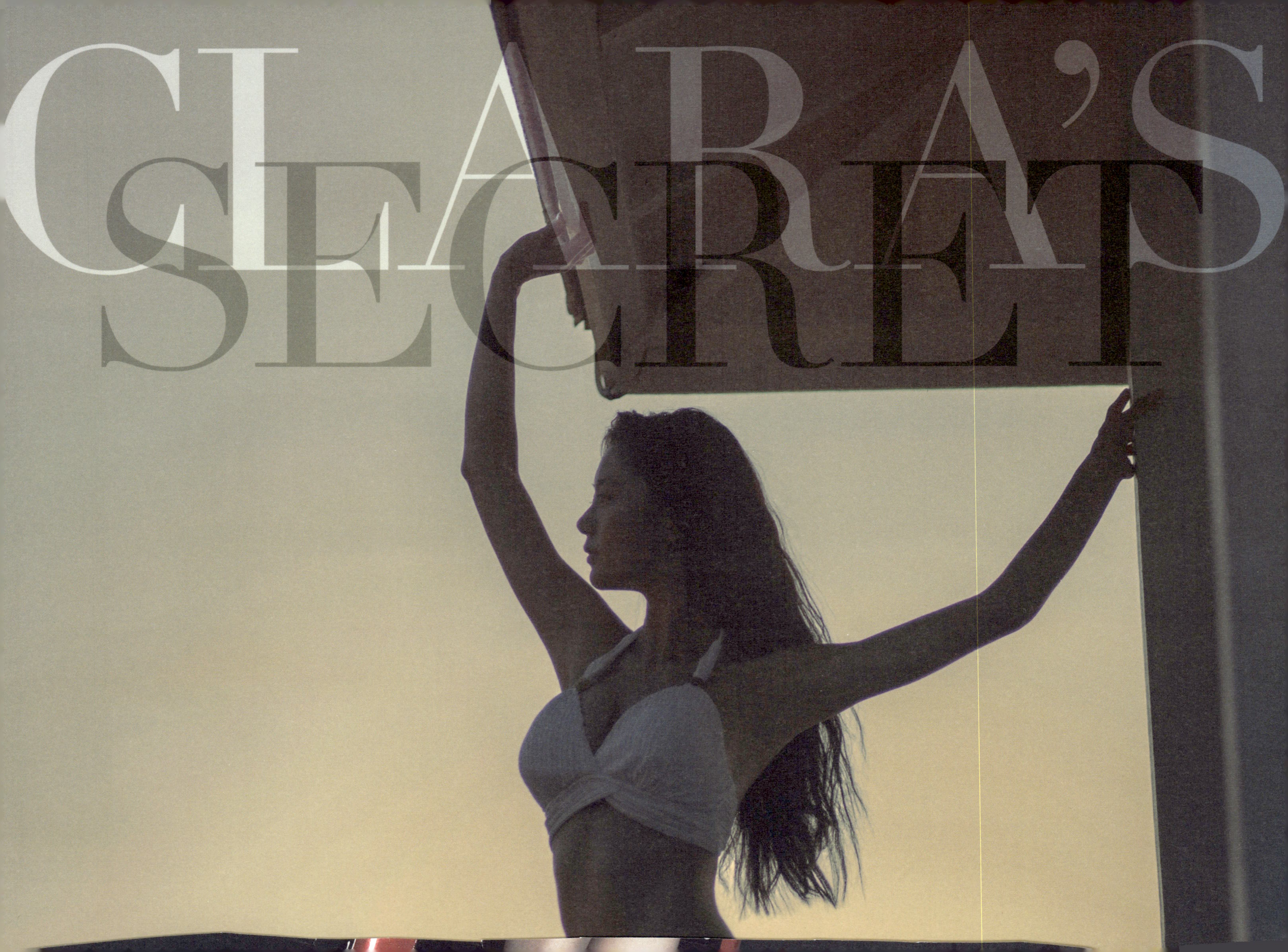
CLARA'S
SECRET

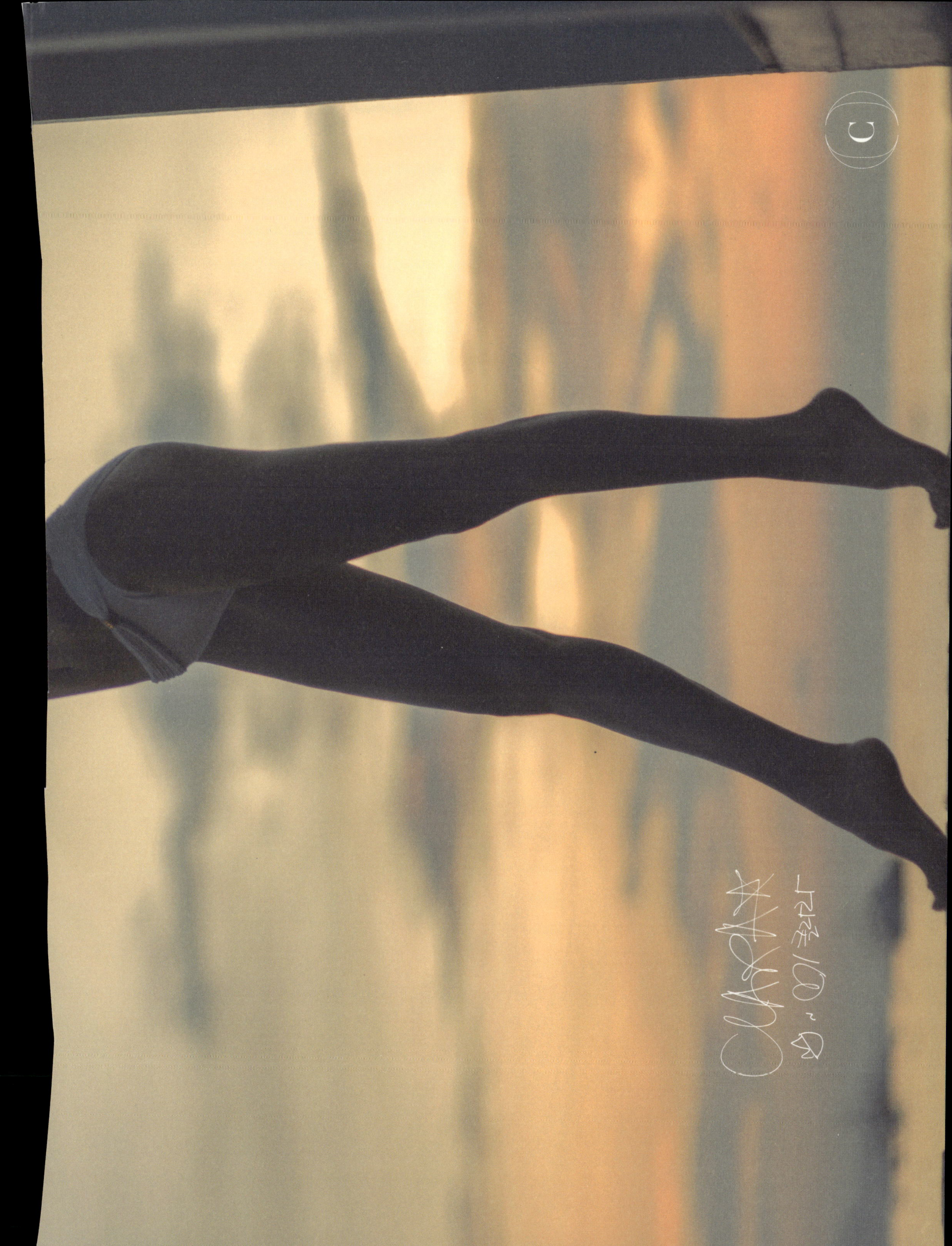

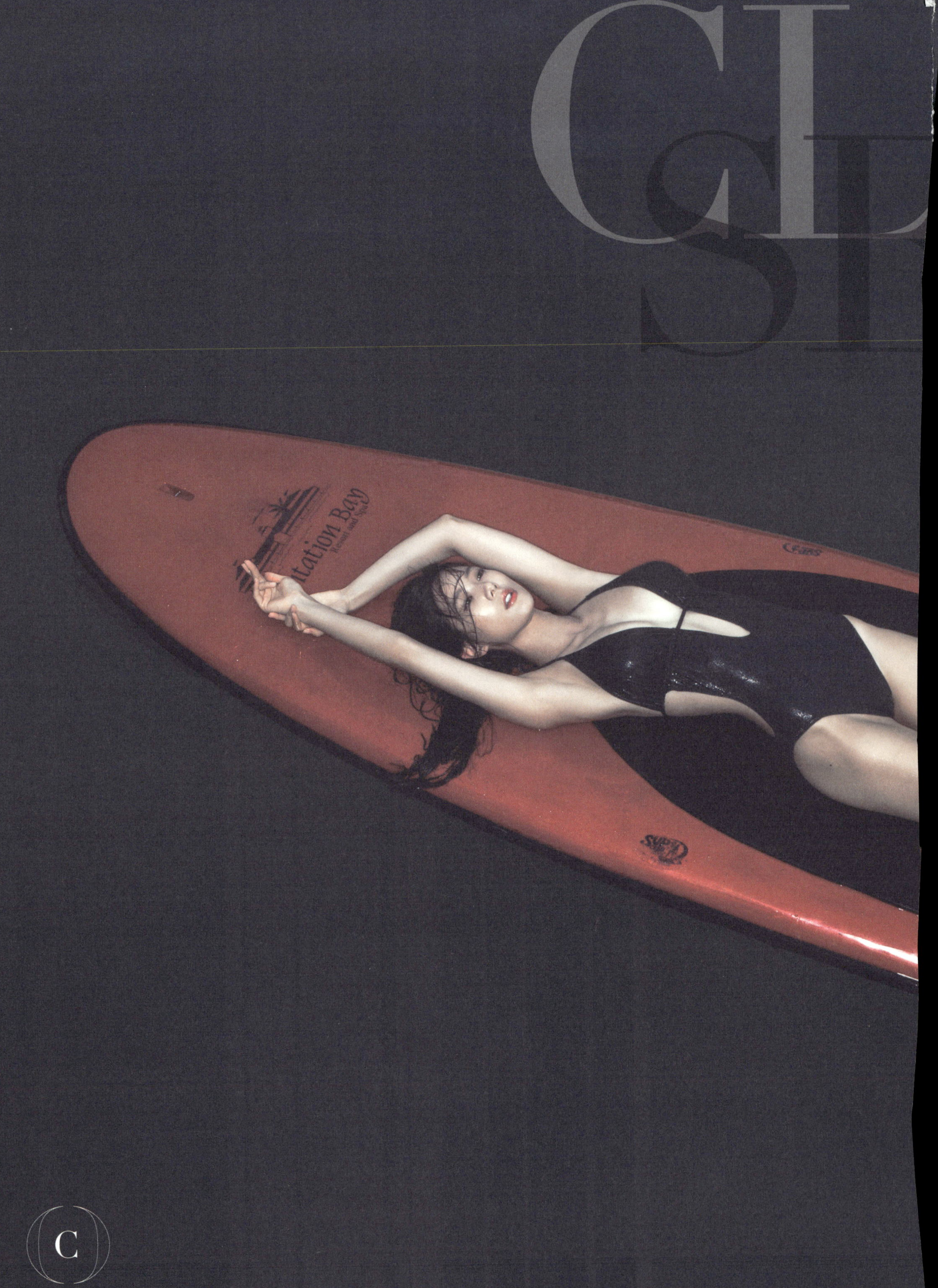